コミックエッセイ

脳はなんで気持ちいいことをやめられないの？

原案・中野信子
医学博士／脳科学者
漫画・ユカクマ

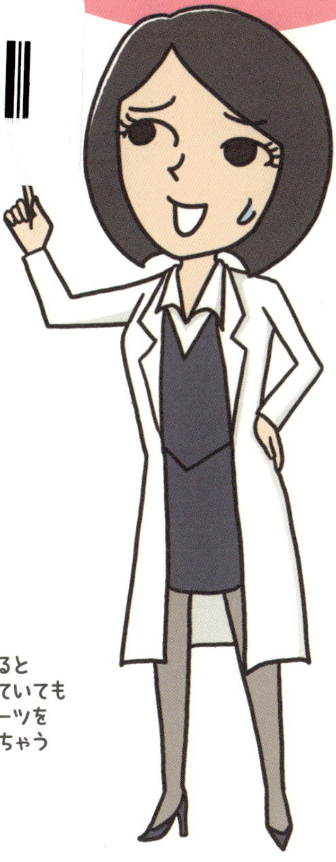

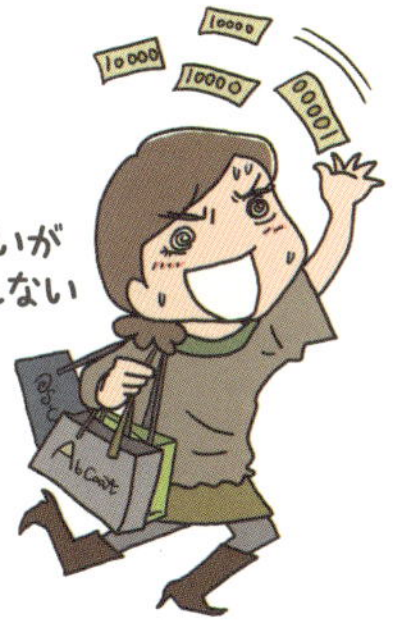

衝動買いが
やめられない

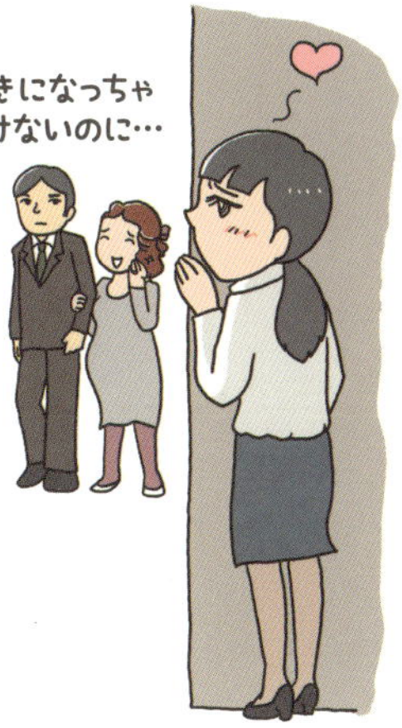

好きになっちゃ
いけないのに…

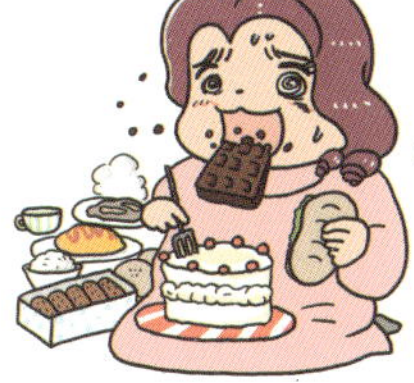

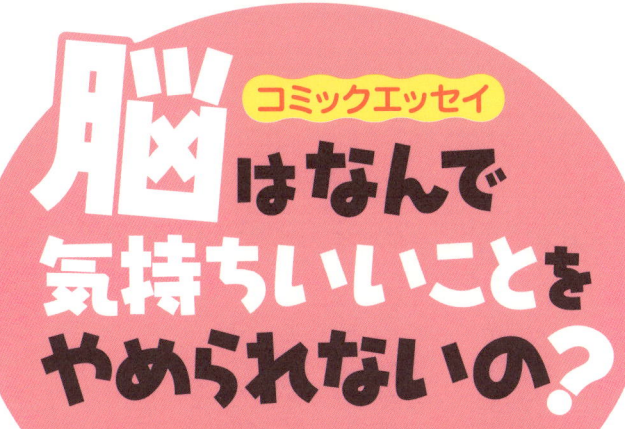

太ると
わかっていても
スイーツを
食べちゃう

アスコム

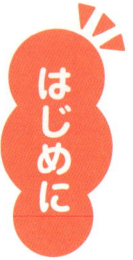

はじめに

皆さん、こんにちは。中野信子と申します。

私は脳を研究する科学者として、大学で授業を受け持ち、テレビや雑誌でコメントし、企業で脳を活用して仕事を効率よく進めるアドバイスをしています。

脳を上手に使えば、記憶や勉強が要領よくでき、やる気や集中力がアップし、時間がうまく使えるようになります。

このように脳は、私たちの生活を支えてくれています。

しかし、です。脳は逆に、困ったこともしてくれます…。

例えば、ダイエットしたいのに食べ過ぎてしまう、結局買っても使わないものを衝動買いしてしまう、彼女がいる男性を好きになってしまう、などなど…。脳は、こんな行動まで私たちに命令します。

「わかっちゃいるけど、やめられない」これらの行動は、「気持ちいいと思うから、ついつ

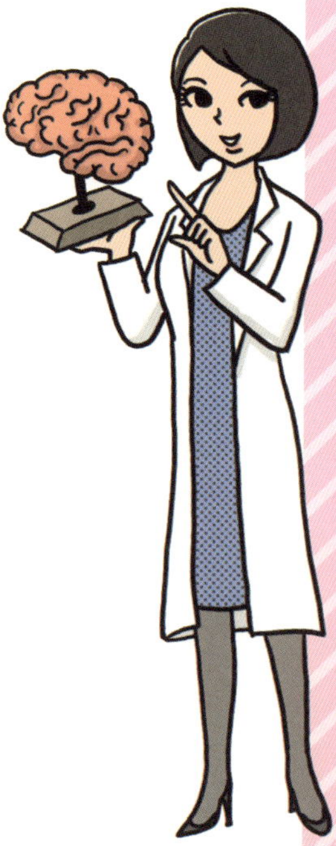

いしてしまう」ものです！　なぜ脳は、こんな理にかなわない行動を、私たちにさせるのでしょうか？　よくよく考えると、不思議ですよね～。

ただし、脳のクセを理解すれば、その真相が明らかになり、「してはいけないのに気持ちいいからやめられない行動」をおさえる方法も見えてきます。

そこで本書では、脳のクセを分析して、どのようにすれば幸せに過ごせるのかを、マンガでわかりやすく紹介しています。20代のさゆりさん、30代の京香さん、40代のユカクマさんに登場していただき、彼女たちが抱える悩みに対し、私が脳の仕組みからアドバイスをします。

恋愛、食欲、人間関係、仕事の成果の上げ方、三日坊主、美容…。いろんなテーマを挙げていきます。「あ～、自分もそれ、あるある！」と登場人物に共感したり笑ったりしながら、気軽に読んでもらえればと思います。

本書の内容が、少しでも皆さんのお役に立てれば、これ以上に嬉《うれ》しいことはありません。

中野信子

目次

第4章 脳を使って成果を上げる

第5章 脳から美しく、脳から幸せに

中野先生の脳コラム

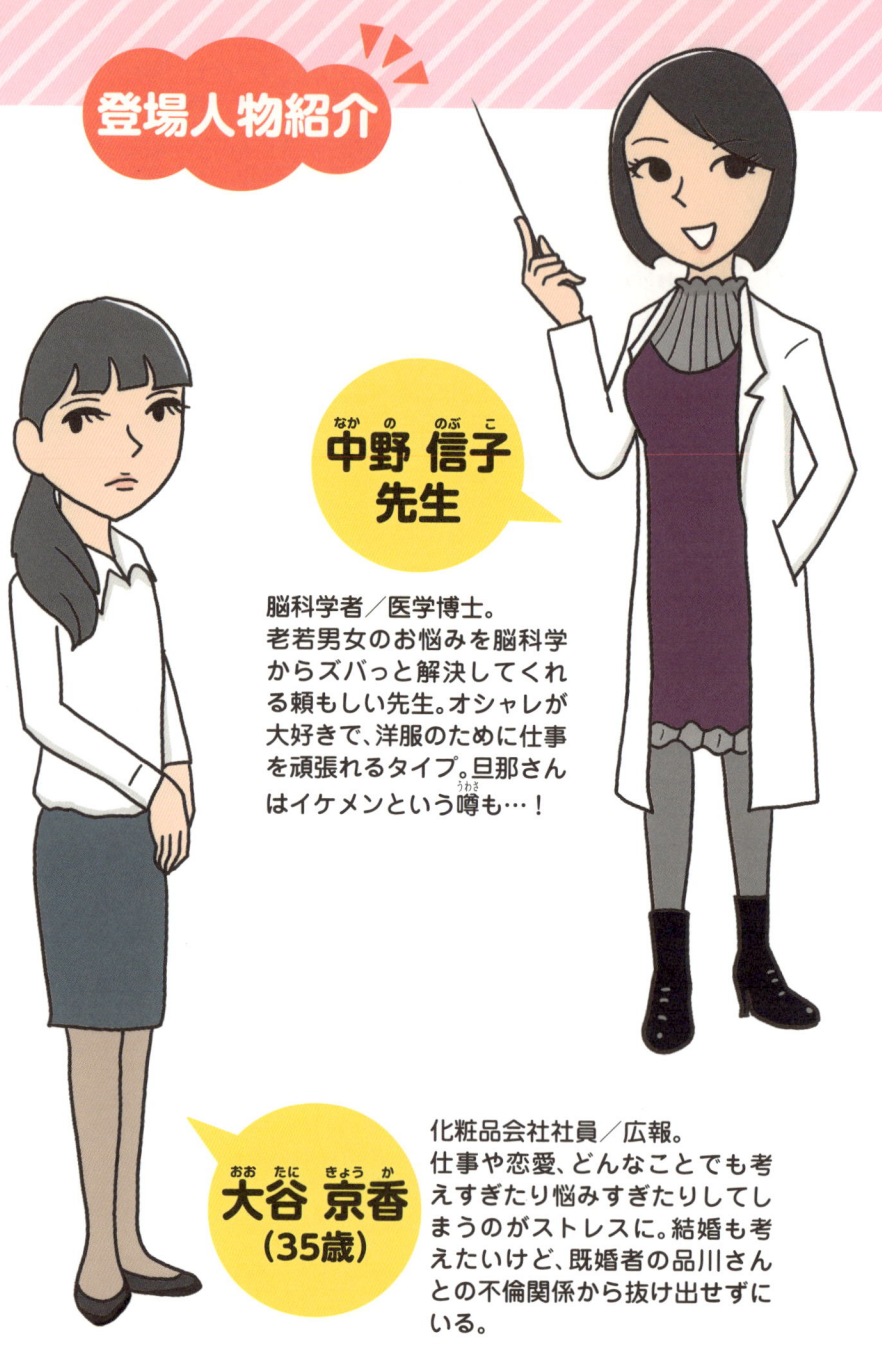

登場人物紹介

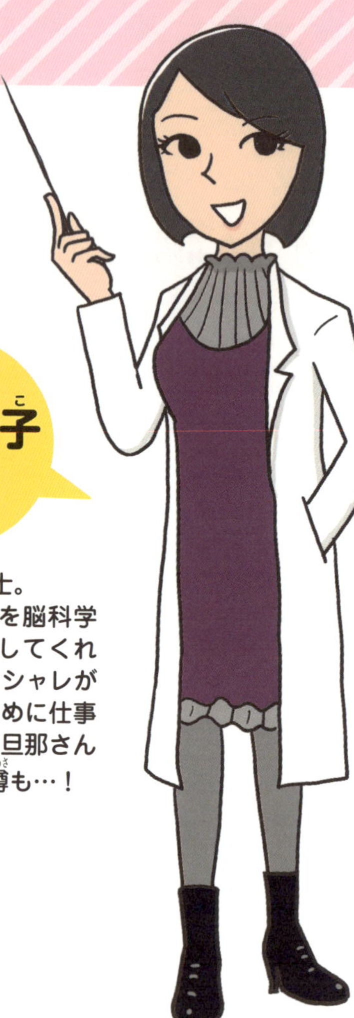

中《なか》野《の》 信《のぶ》子《こ》 先生

脳科学者／医学博士。
老若男女のお悩みを脳科学からズバっと解決してくれる頼もしい先生。オシャレが大好きで、洋服のために仕事を頑張れるタイプ。旦那さんはイケメンという噂《うわさ》も…！

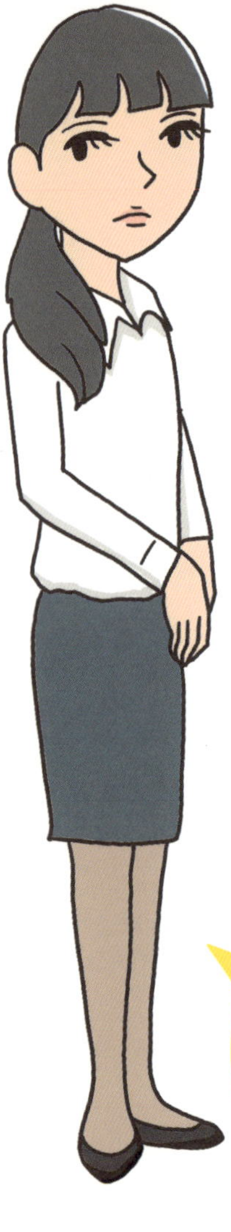

大《おお》谷《たに》 京《きょう》香《か》 （35歳）

化粧品会社社員／広報。
仕事や恋愛、どんなことでも考えすぎたり悩みすぎたりしてしまうのがストレスに。結婚も考えたいけど、既婚者の品川さんとの不倫関係から抜け出せずにいる。

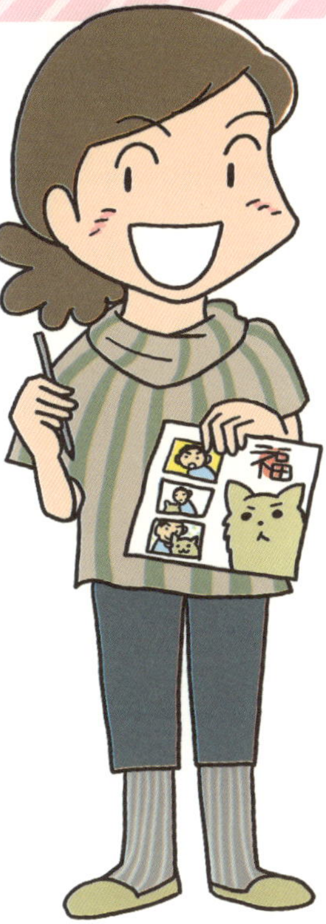

ユカクマ
（45歳）

フリーランス／イラストレーター。
大雑把で、やる気にムラがあるタイプ。面白いことが大好きで、興味の幅は広いので、まだまだ能力も脳力も伸ばしたい！

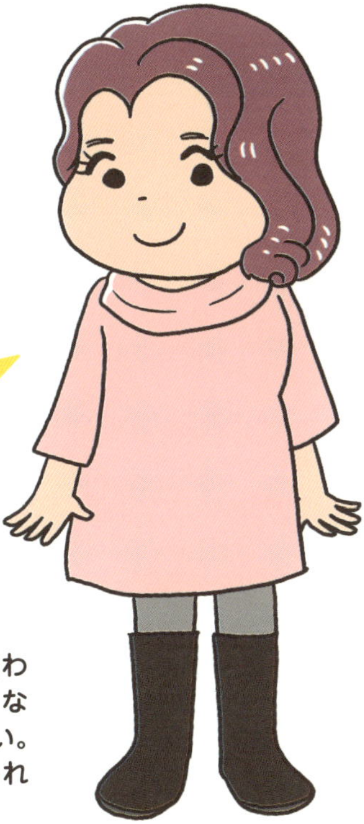

白《しら》枝《えだ》 さゆり
（24歳）

契約社員／事務。
惚《ほ》れやすく、すぐ彼氏が変わる恋愛体質。その分、ダメな男性と付き合うことも多い。恋（性欲）も食欲も、止められないのが悩み。

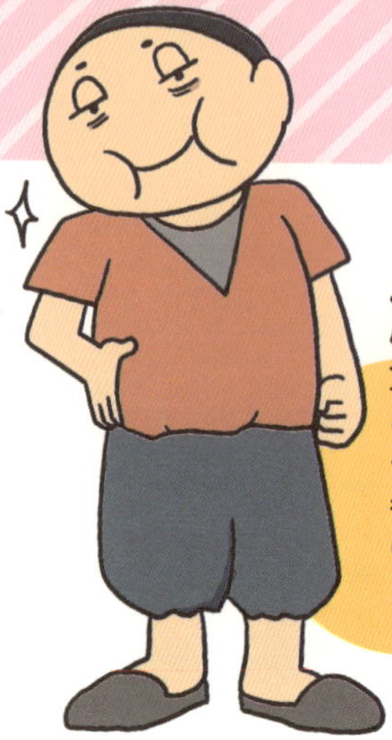

茂《も》手《て》内《ない》 治《おさむ》（29歳）

食品会社／営業。
とにかくモテたい！という願望を抱き、自分に自信もあるのだが、行動が空回りしている。巨乳好き。

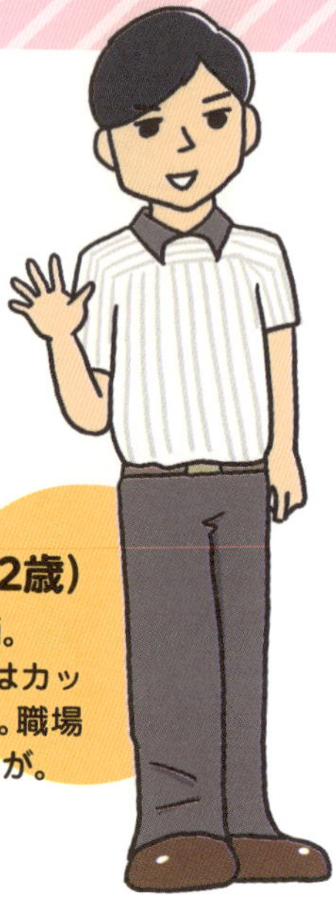

小《お》笠《がさ》原《わら》 譲《ゆずる》（32歳）

電気メーカー／企画。
さゆりの友人。外見はカッコいいが、モテない。職場の人間関係にも悩みが。

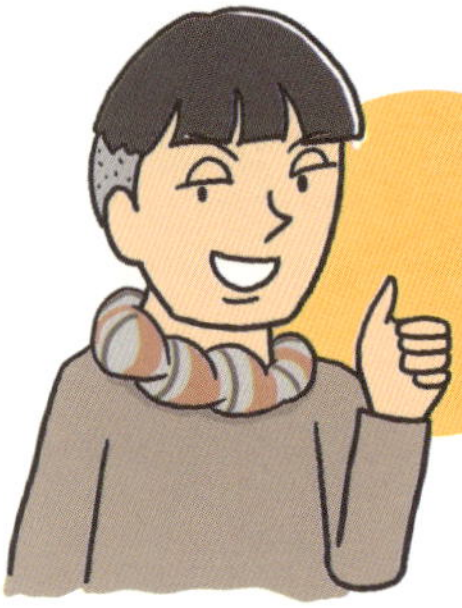

洒《しゃ》落《れ》田《た》 敏《とし》男《お》（29歳）

カフェ店員で、茂手内の友人。
週末はDJをしている。貧乳好き。

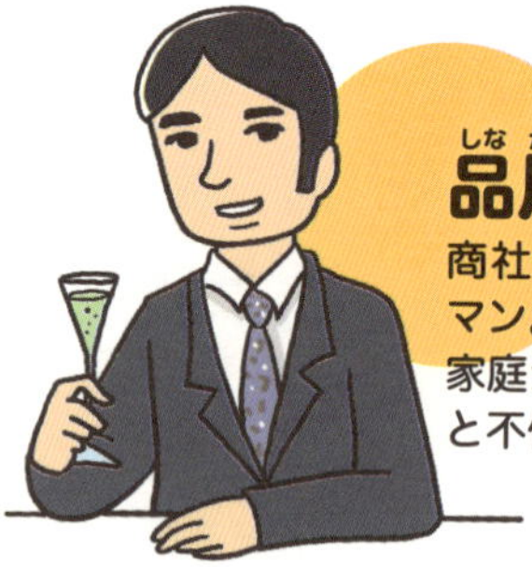

品《しな》川《がわ》 祐《ゆう》二《じ》（43歳）

商社に勤務するサラリーマン。
家庭がありながらも、京香と不倫している。

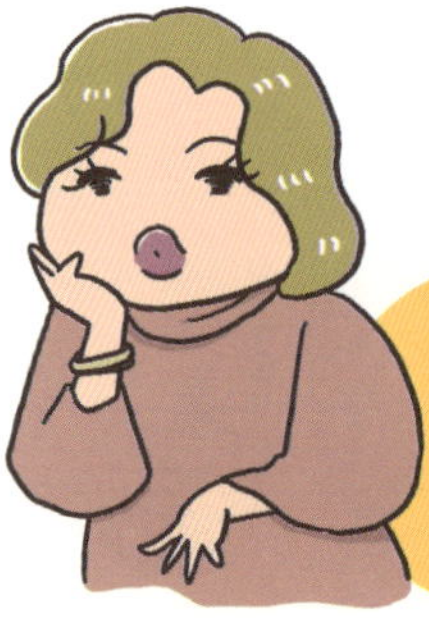

宝《たから》田《だ》 文《ふみ》代《よ》（45歳）

専業主婦で、ユカクマの友人。
夫婦関係のストレスのせいか、買い物依存症気味。

第1章

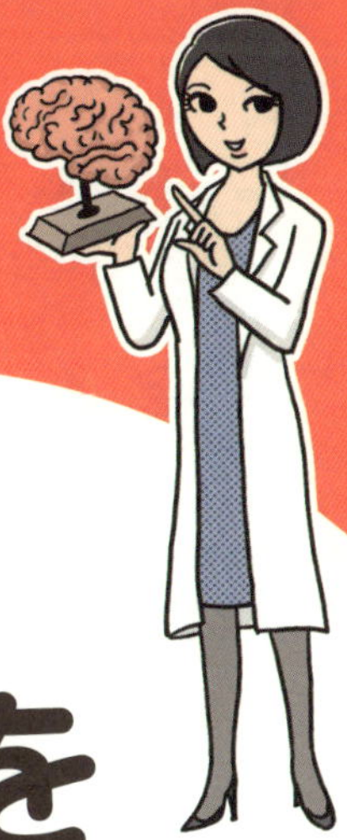

脳を制する者は恋愛を制す

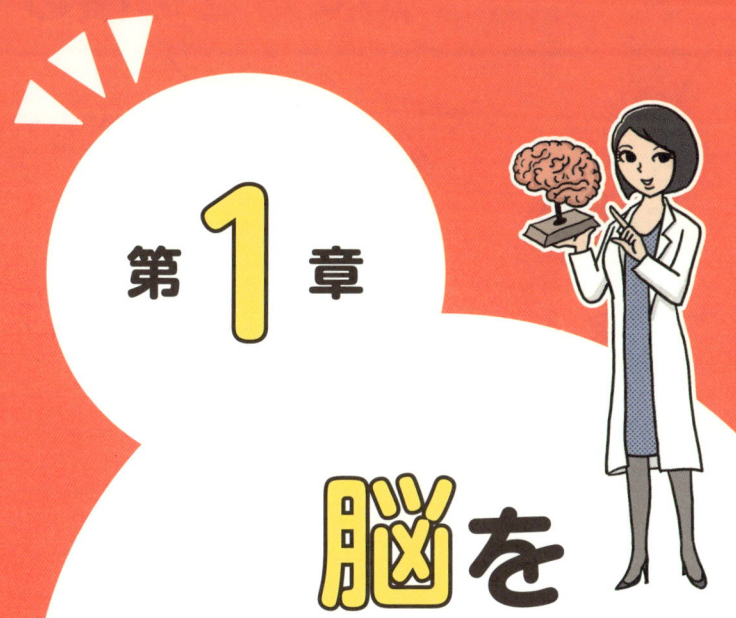

熟女好きの頭の中

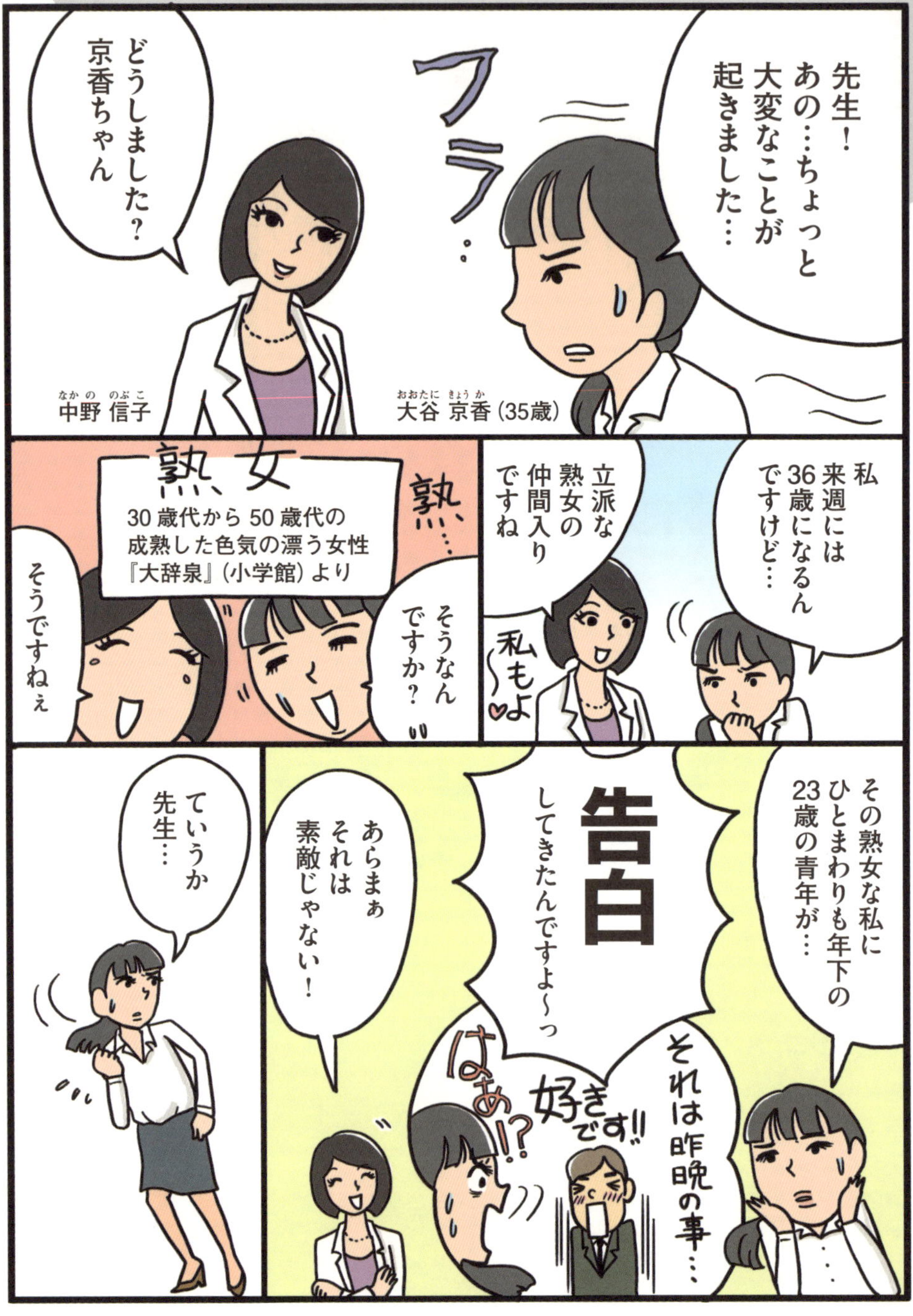

先生！ あの…ちょっと 大変なことが 起きました…
フラ…
どうしました？ 京香ちゃん
中野《なかの》 信子《のぶこ》
大谷《おおたに》 京香《きょうか》（35歳）
私 来週には 36歳になるんですけど…
立派な 熟女の 仲間入りですね
私もよ
熟…
熟女
30歳代から50歳代の 成熟した色気の漂う女性 『大辞泉』（小学館）より
そうなんですか？
そうですねぇ
その熟女な私に ひとまわりも年下の 23歳の青年が…
告白してきたんですよ〜っ
それは昨晩の事…
好きです!!
はぁ!?
あらまぁ それは 素敵じゃない！
ていうか 先生…

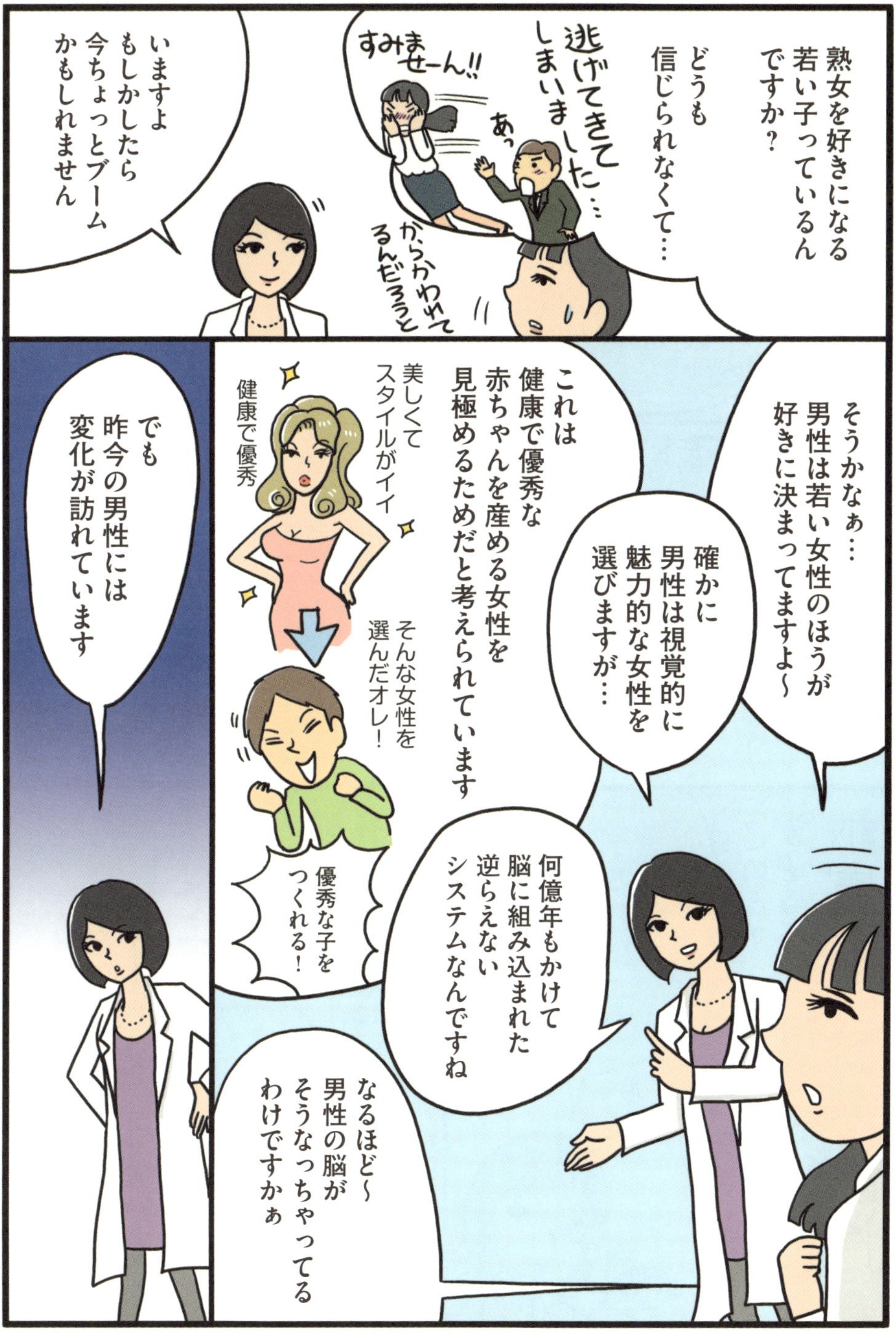
熟女を好きになる若い子っているんですか？
どうも信じられなくて…
逃げてきてしまいました…
すみませーん!!
あっ
からかわれてるんだろうと
いますよ もしかしたら今ちょっとブームかもしれません
そうかなぁ… 男性は若い女性のほうが好きに決まってますよ〜
確かに男性は視覚的に魅力的な女性を選びますが…
これは健康で優秀な赤ちゃんを産める女性を見極めるためだと考えられています
美しくてスタイルがイイ
健康で優秀
そんな女性を選んだオレ！
優秀な子をつくれる！
何億年もかけて脳に組み込まれた逆らえないシステムなんですね
なるほど〜 男性の脳がそうなっちゃってるわけですかぁ
でも昨今の男性には変化が訪れています

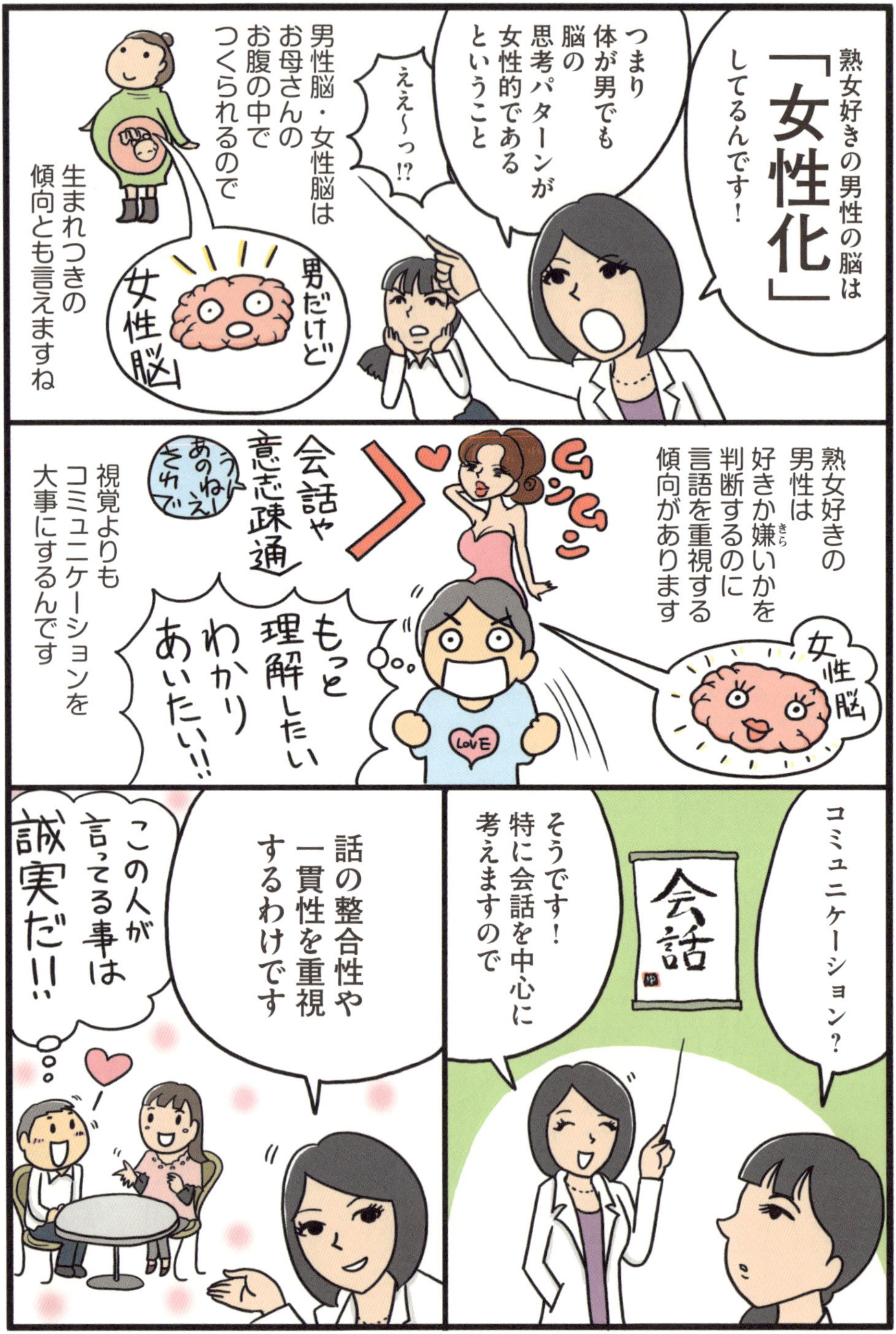
熟女好きの男性の脳は
「女性化」
してるんです！
つまり体が男でも脳の思考パターンが女性的であるということ
ええ〜っ!?
男性脳・女性脳はお母さんのお腹の中でつくられるので
男だけど
女性脳
生まれつきの傾向とも言えますね
熟女好きの男性は好きか嫌《きら》いかを判断するのに言語を重視する傾向があります
女性脳
ムンムン
会話や意志疎通
もっと理解したいわかりあいたい!!
うん！あのねえ！それで
視覚よりもコミュニケーションを大事にするんです
LOVE
コミュニケーション？
そうです！特に会話を中心に考えますので
会話
話の整合性や一貫性を重視するわけです
この人が言ってる事は誠実だ!!

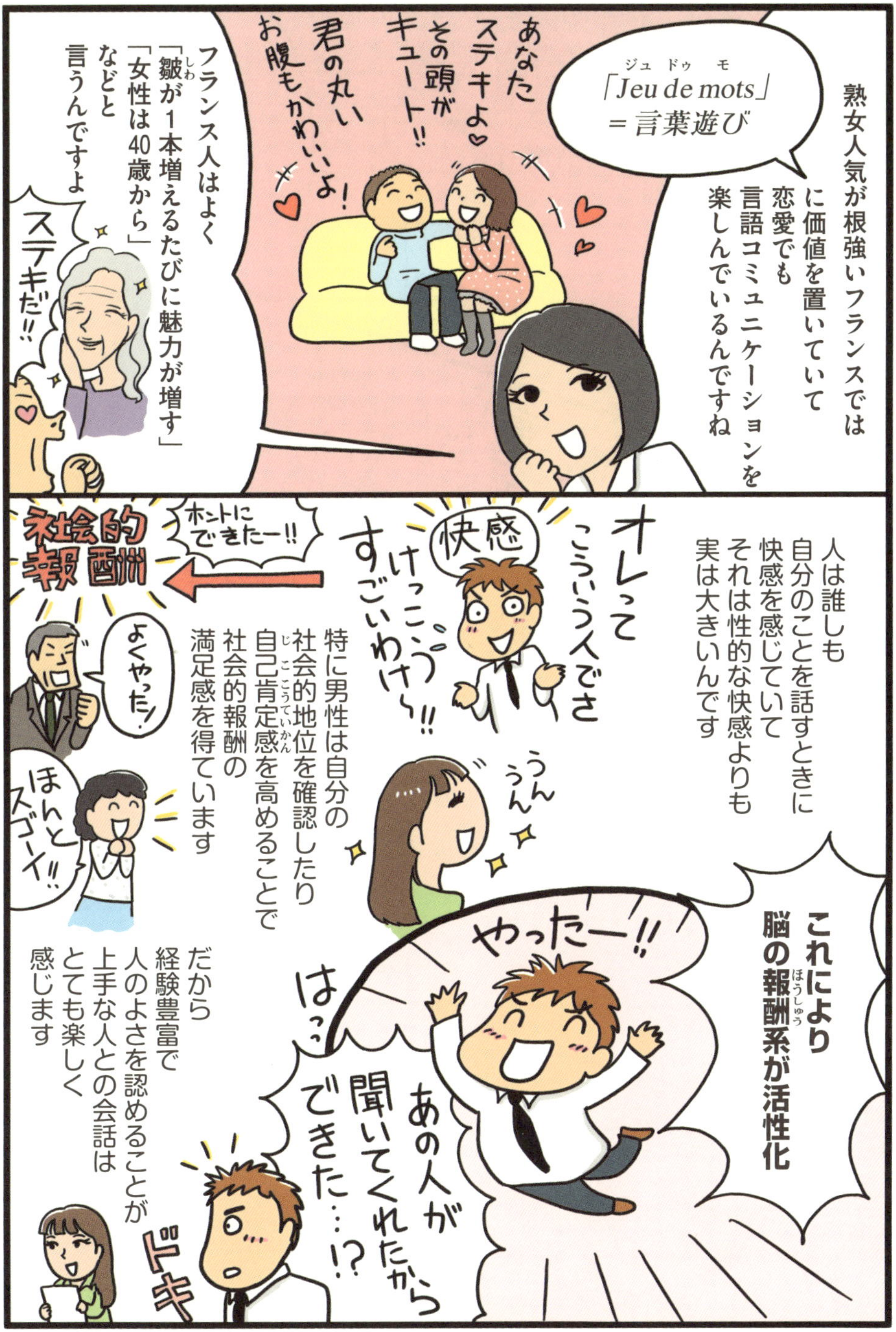
熟女人気が根強いフランスでは
に価値を置いていて
恋愛でも
言語コミュニケーションを
楽しんでいるんですね
「Jeu《ジュ》 de《ドゥ》 mots《モ》」
= 言葉遊び
あなたステキよ♡
その頭がキュート!!
君の丸いお腹もかわいいよ!
フランス人はよく
「皺《しわ》が1本増えるたびに魅力が増す」
「女性は40歳から」
などと言うんですよ
ステキだ!!
人は誰しも
自分のことを話すときに
快感を感じていて
それは性的な快感よりも
実は大きいんです
オレってこういう人でさ
けっこうすごいわけ〜!!
快感
うんうん
これにより
脳の報酬《ほうしゅう》系が活性化
特に男性は自分の
社会的地位を確認したり
自己肯定感《じここうていかん》を高めることで
社会的報酬の
満足感を得ています
ホントにできたー!!
社会的報酬
よくやった!
ほんとスゴーイ!!
やったー!!
あの人が聞いてくれたから
できた…!?
はっ
ドキ
だから
経験豊富で
人のよさを認めることが
上手な人との会話は
とても楽しく
感じます

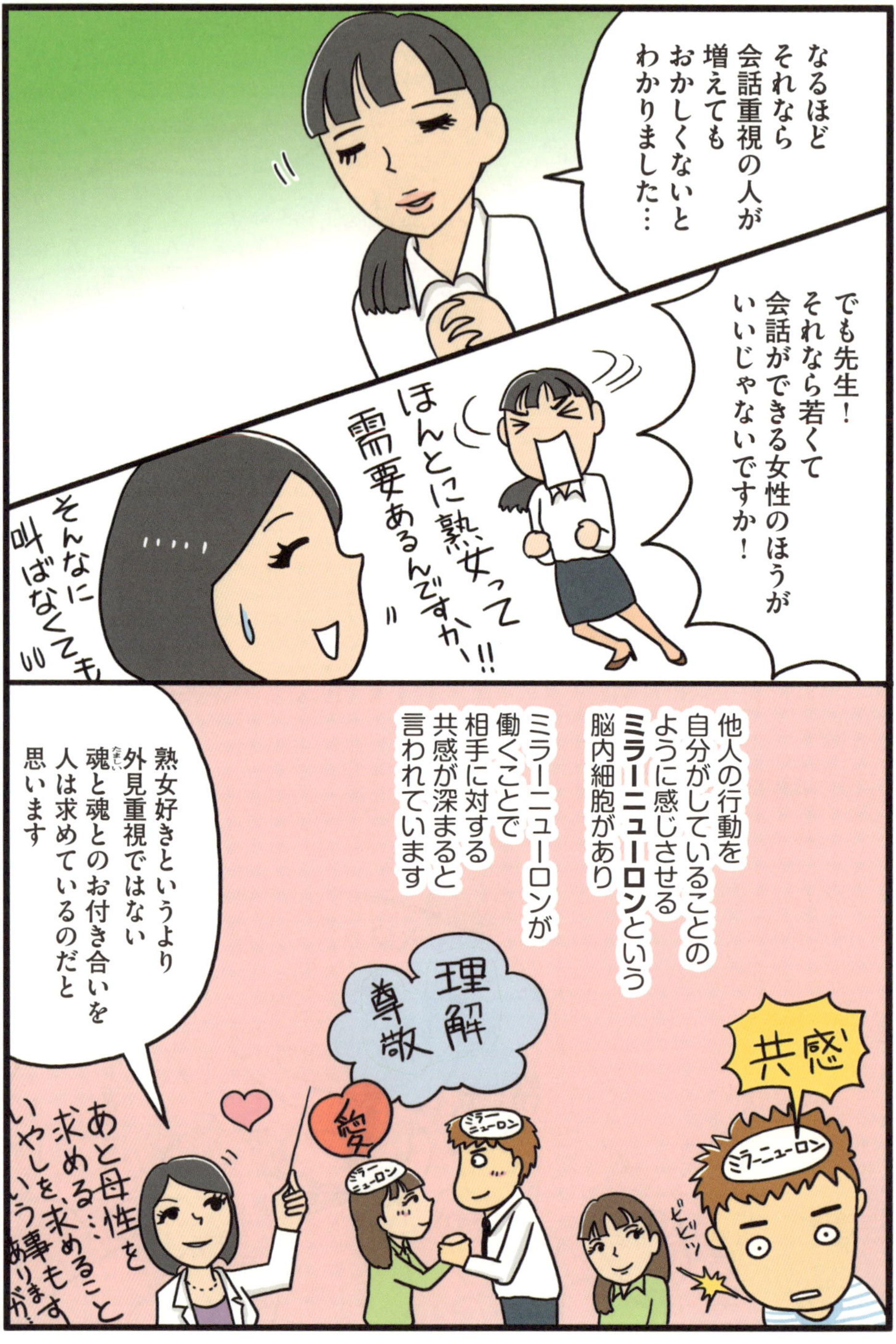
なるほど それなら 会話重視の人が 増えても おかしくないと わかりました…
でも先生！ それなら若くて 会話ができる女性のほうが いいじゃないですか！
ほんとに熟女って 需要あるんですか‼
そんなに 叫ばなくても
他人の行動を 自分がしていることの ように感じさせる **ミラーニューロン**という 脳内細胞があり ミラーニューロンが 働くことで 相手に対する 共感が深まると 言われています
熟女好きというより 外見重視ではない 魂《たましい》と魂とのお付き合いを 人は求めているのだと 思います
理解
尊敬
愛
共感
ミラーニューロン
ミラーニューロン
ミラーニューロン
ビビッ
あと母性を 求める… いやしを求めること という事もありますが…

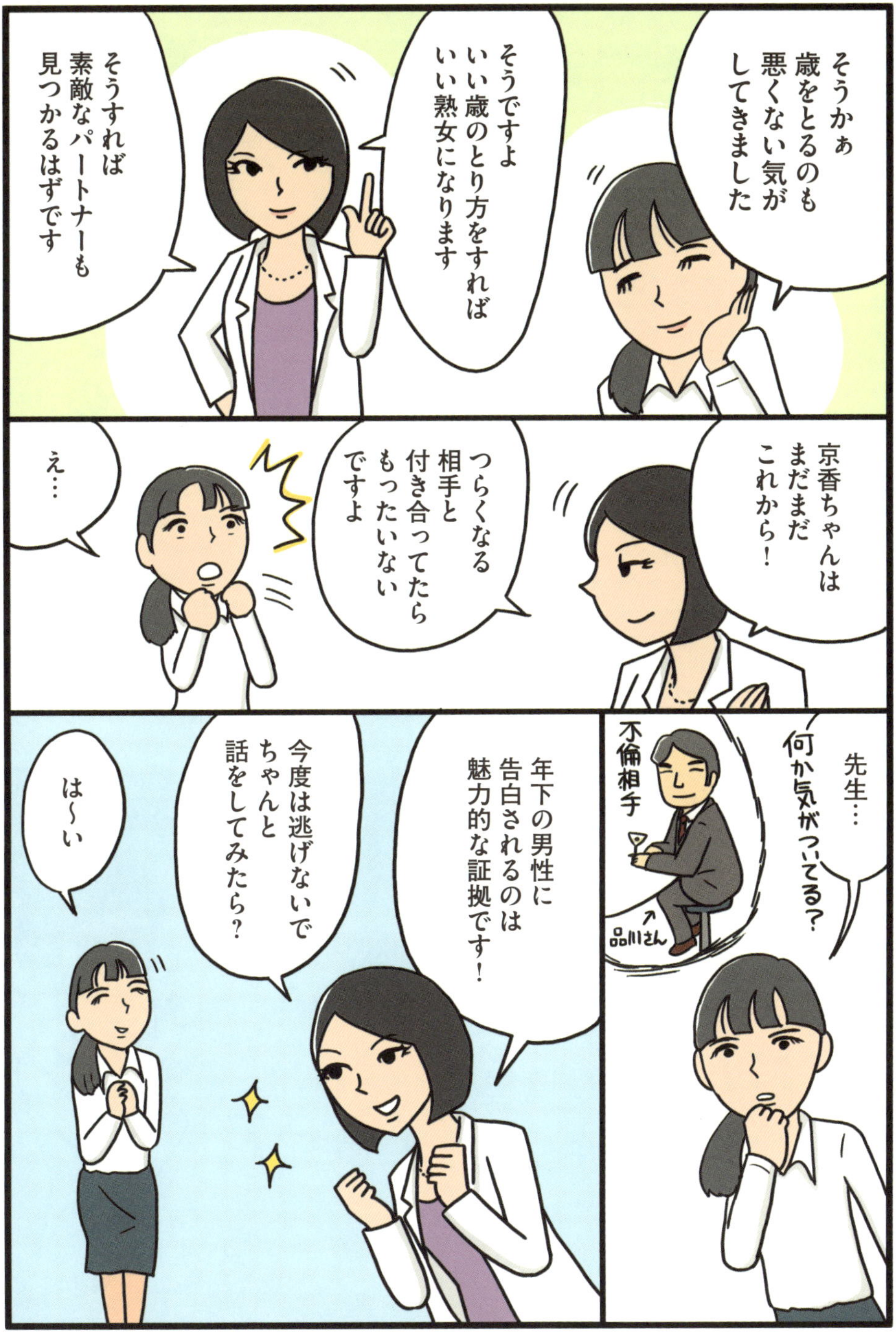
そうかぁ 歳をとるのも 悪くない気が してきました
そうですよ いい歳のとり方をすれば いい熟女になります
そうすれば 素敵なパートナーも 見つかるはずです
京香ちゃんは まだまだ これから！
つらくなる 相手と 付き合ってたら もったいない ですよ
え…
先生… 何か気がついてる？
不倫相手
品川さん
年下の男性に 告白されるのは 魅力的な証拠です！
今度は逃げないで ちゃんと 話をしてみたら？
は〜い

Column 1

なぜ多くの女性は、年上男性が好きなのか？

男性はやっぱり年上のほうが好まれる傾向が…

女性の立場からすると、年上の男性というのは安心感があったり、頼もしく見えたりして、好意を抱きやすい存在のように思えますよね。

なぜ、こんなことが起きるのでしょう？　そのことに関係しそうな研究があるので、ご紹介します。

これは、シンガポールマネージメント大学心理学部のノーマン・リー准教授と、米アリゾナ州立大学心理学博士課程のオリバー・ソン氏が行った調査。リー准教授は、チャットや合コンなどの調査を通じて「**女性は少なくとも平均的なステータスの男性でなければ相手にしない**し、男性は女性に平均的な容姿を期待している」と結論づけています。

では、女性は男性のどういう部分から、社会的ステータスを判断するのでしょうか？

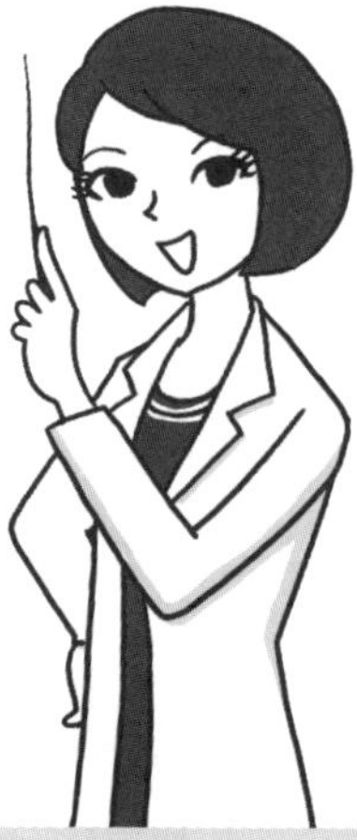

社会的ステータスは、外見には表れにくいですよね。実はそれが、見た目ですぐにわかりやすい「年齢」という評価軸ではないかと考えられるのです。

つまり、「**年上が好き＝自分より社会的ステータスが上の人が好き**」ということ。ちょっと現実主義すぎるような感じもしますが、これは、女性が子どもを産み育てていく上で、最適なパートナーを選ぶための生物としての知恵なのでしょう。

何歳の異性が好きなのかは、両親の年齢が大きく関係する？

さらに、両親が何歳のときに自分を産んだのかが、女性がパートナーを選ぶときの価値観に影響することを示す調査もあります。

この調査では、生まれたときの父親の年齢が高かった女性ほど、年上の男性と結婚することが多いという結果が出たのです。

また、スコットランド、セント・アンドリュース大学のデヴィット・ペレット氏も面白い実験を行っています。20代の男女80人以上に、しわ・たるみ・肌のキメを荒くするなどの加工をした男女の合成写真を見せ、魅力度を点数で評価させたのです。

すると女性は、長期的な関係において、歳をとった男性の顔に高い点数をつけました。

しかし、若い両親に育てられた女性は、歳をとった男性の顔に厳しい点数をつけました。これは、結婚相手を選ぶとき、異性の親に似ている相手を選ぶという、性的刷りこみによるものだと考えられます。

おそらく女性は、結婚相手を選ぶとき、性的魅力の強さよりも、親しみや精神的な価値を優先することが多いのだろうと、ペレット氏は解釈しています。

先の話も合わせると、女性は社会的なステータスを重視するため年上男性を好みがちではありますが、両親の年齢も影響して、最終的にはこれらを合わせて男性を選んでいると考えられそうです。

では、男性のほうはどうかというと、短期的な関係において、年齢が高い女性の顔に厳しい点数をつける傾向がありました。男性が女性を見るときには、身体的な魅力を無意識に重視して選択しているという研究結果もあるからかもしれません。

でも面白いことに、**母親が30歳以上で自分を産んでいた場合には、歳をとった女性の顔に高い点数をつけた**のです。

もしかしたら最近の「熟女ブーム」は、女性の出産年齢が高くなってきていることに起因するのかもしれませんね。

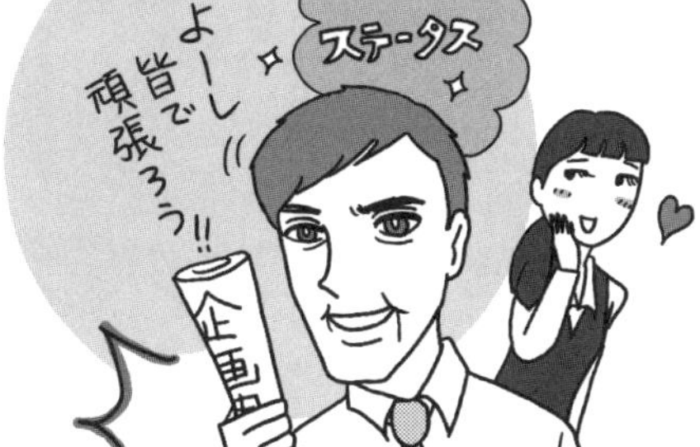
よーし 皆で 頑張ろう!!
ステータス
企画

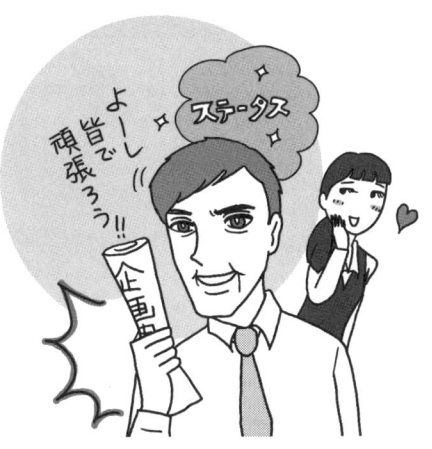

浮気は脳のせい!?（前編）

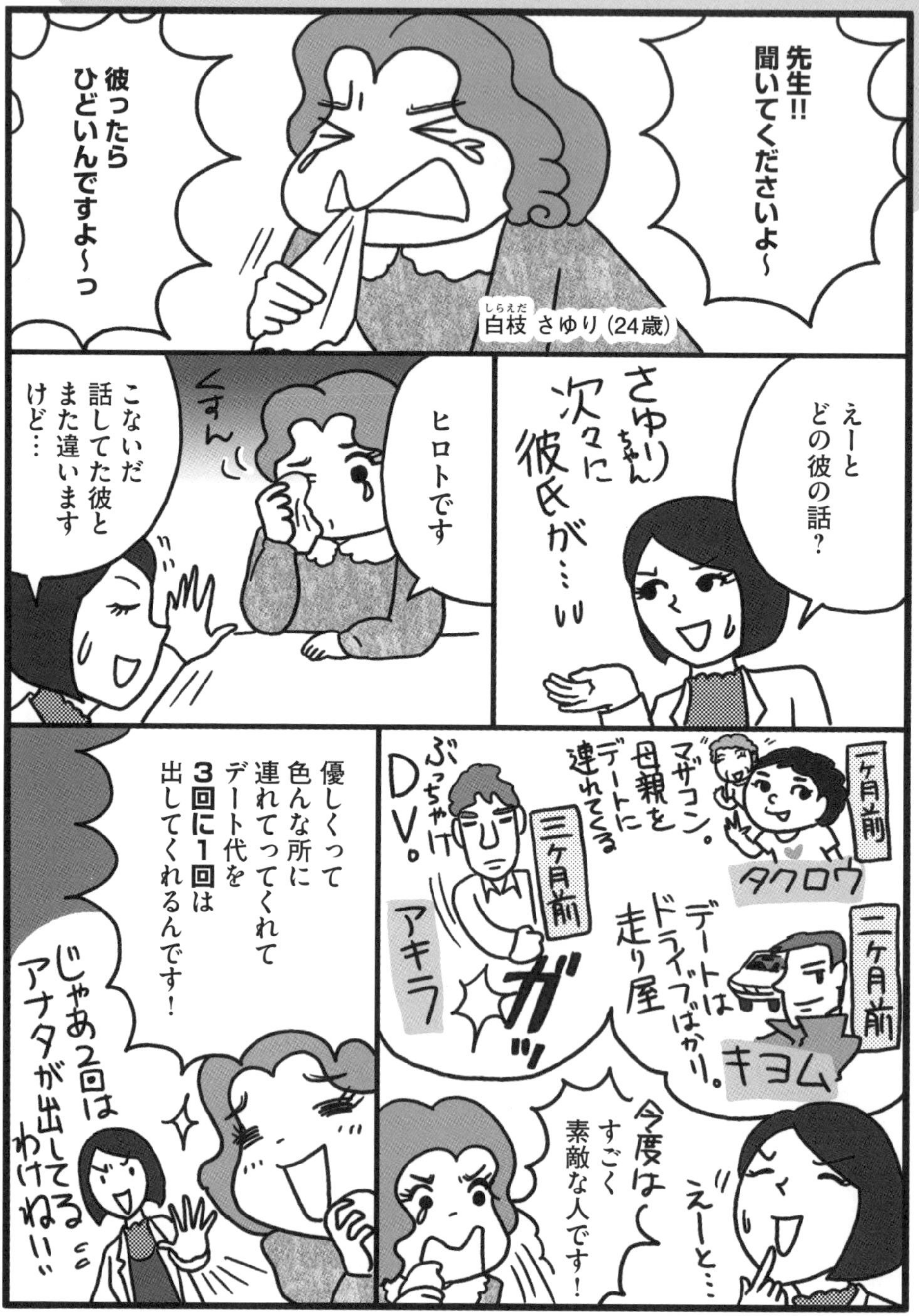

先生!!
聞いてくださいよ～
彼ったら
ひどいんですよ～っ
白枝《しらえだ》 さゆり（24歳）
えーと
どの彼の話？
さゆりちゃん
次々に彼氏が……
ヒロトです
くすん
こないだ
話してた彼と
また違います
けど…
一ヶ月前
マザコン。
母親を
デートに
連れてくる
タクロウ
二ヶ月前
デートは
ドライブばかり。
走り屋
キヨム
三ヶ月前
ぶっちゃけ
DV。
ガッ
アキラ
今度は
すごく
素敵な人です！
えーと…
優しくって
色んな所に
連れてってくれて
デート代を
3回に1回は
出してくれるんです！
じゃあ2回は
アナタが出してる
わけね!!

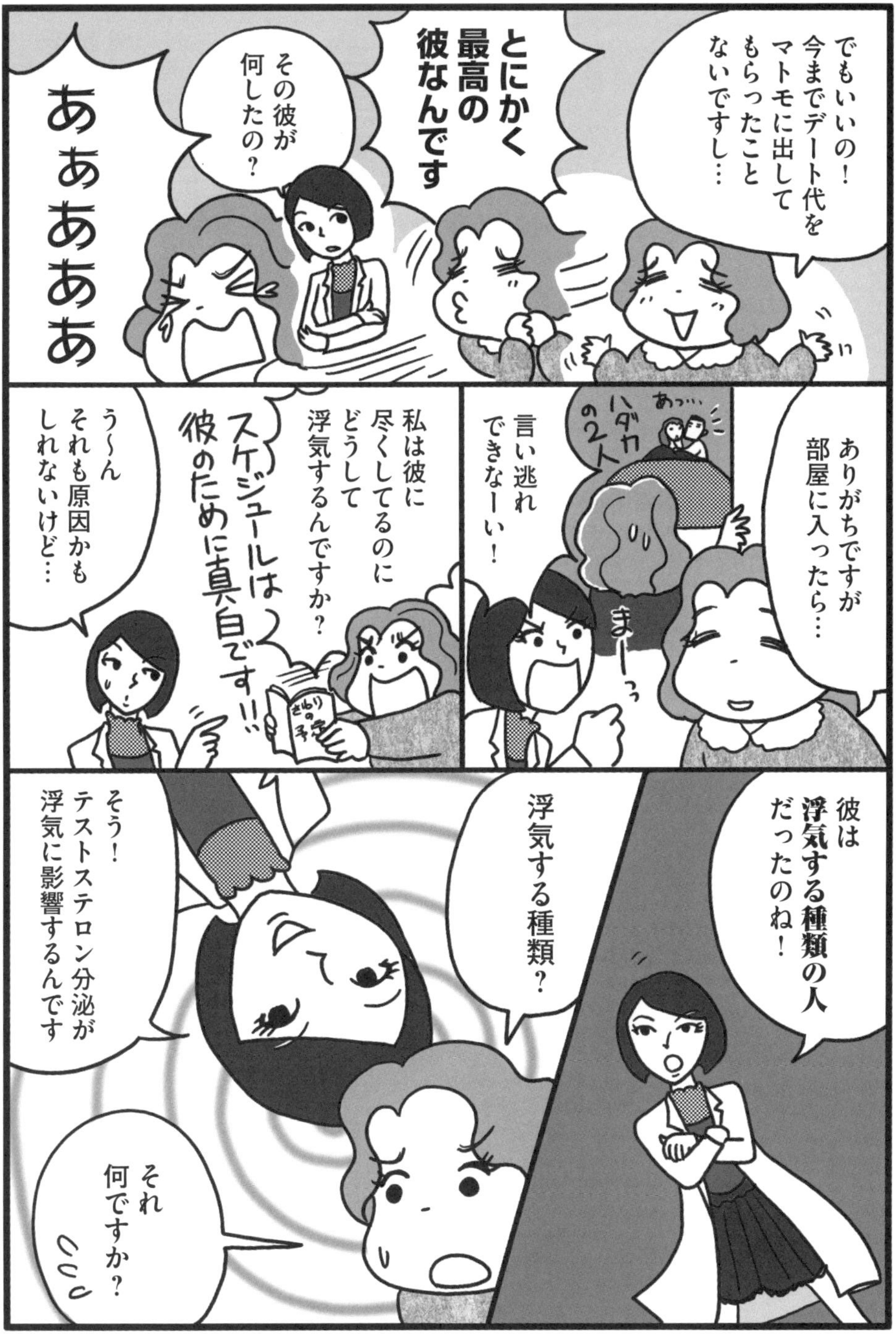
でもいいの！今までデート代をマトモに出してもらったことないですし…
とにかく最高の彼なんです
その彼が何したの？
あああああ
ありがちですが部屋に入ったら…
あつ〜い
ハダカの2人
言い逃れできなーい！
ま〜っ
私は彼に尽くしてるのにどうして浮気するんですか？
スケジュールは彼のために真白です!!!
さゆりの予定
う〜んそれも原因かもしれないけど…
彼は浮気する種類の人だったのね！
浮気する種類？
そう！テストステロン分泌が浮気に影響するんです
それ何ですか？

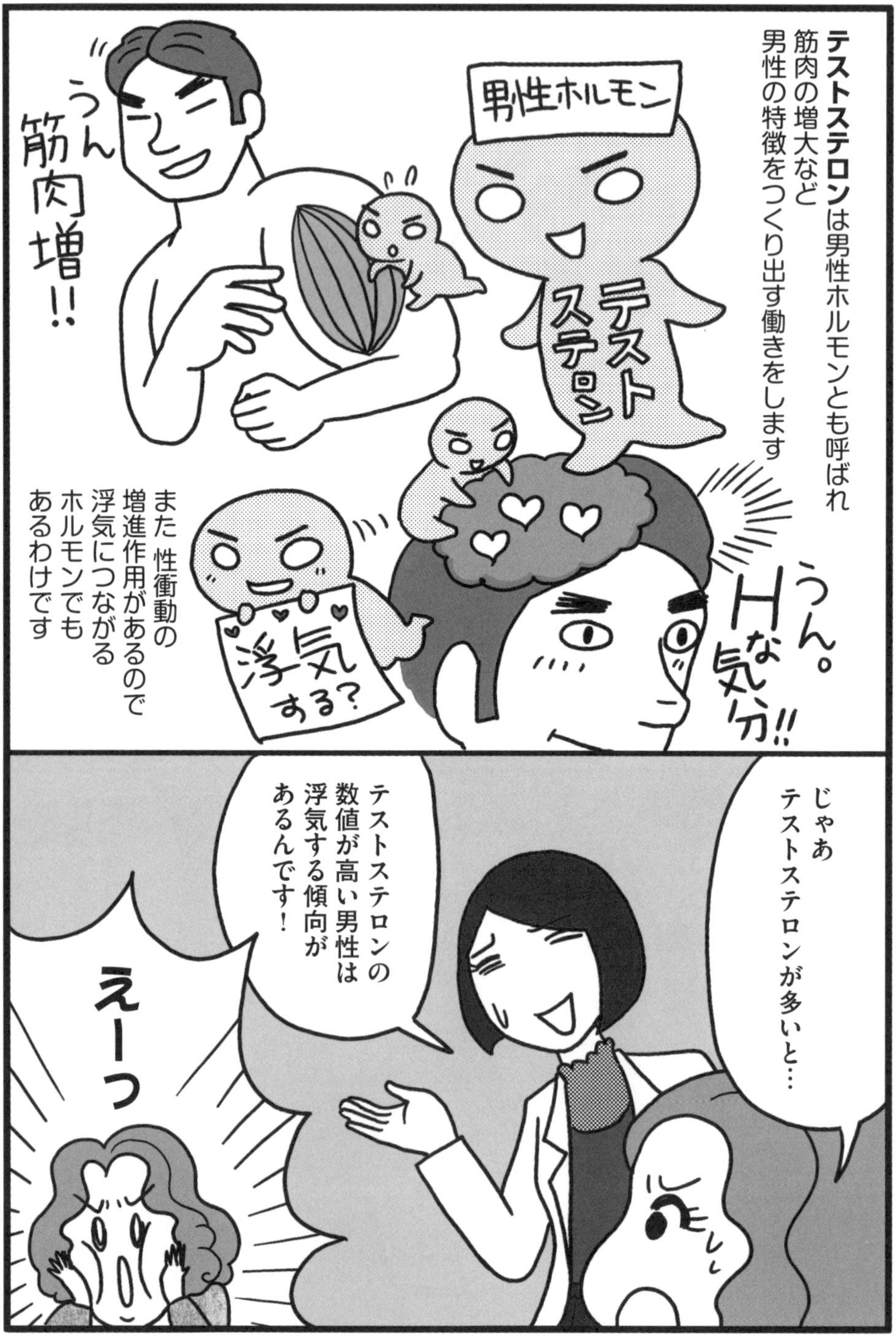
テストステロンは男性ホルモンとも呼ばれ
筋肉の増大など
男性の特徴をつくり出す働きをします
男性ホルモン
テストステロン
うん 筋肉増!!
うん。Hな気分!!
また 性衝動の増進作用があるので浮気につながるホルモンでもあるわけです
浮気する?
じゃあ テストステロンが多いと…
テストステロンの数値が高い男性は浮気する傾向があるんです!
えーっ

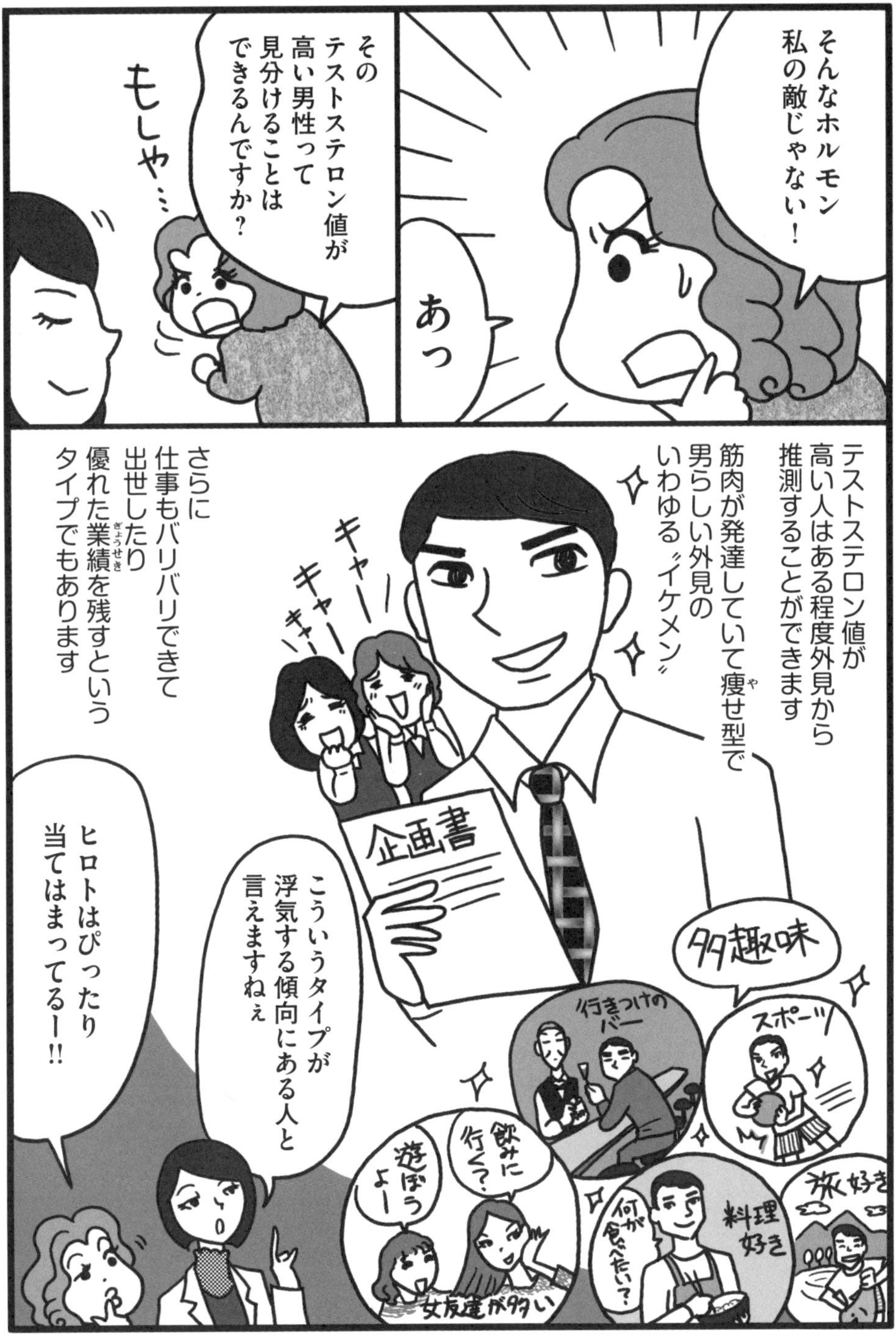

そんなホルモン私の敵じゃない!
あっ
そのテストステロン値が高い男性って見分けることはできるんですか?
もしや…
テストステロン値が高い人はある程度外見から推測することができます
筋肉が発達していて痩《や》せ型で男らしい外見のいわゆる〝イケメン〟
さらに仕事もバリバリできて出世したり優れた業績《ぎょうせき》を残すというタイプでもあります
キャー
キャー
キャー
企画書
多趣味
スポーツ
行きつけのバー
旅好き
料理好き
何が食べたい?
飲みに行く?
遊ぼうよー
女友達が多い
こういうタイプが浮気する傾向にある人と言えますねぇ
ヒロトはぴったり当てはまってるー!!

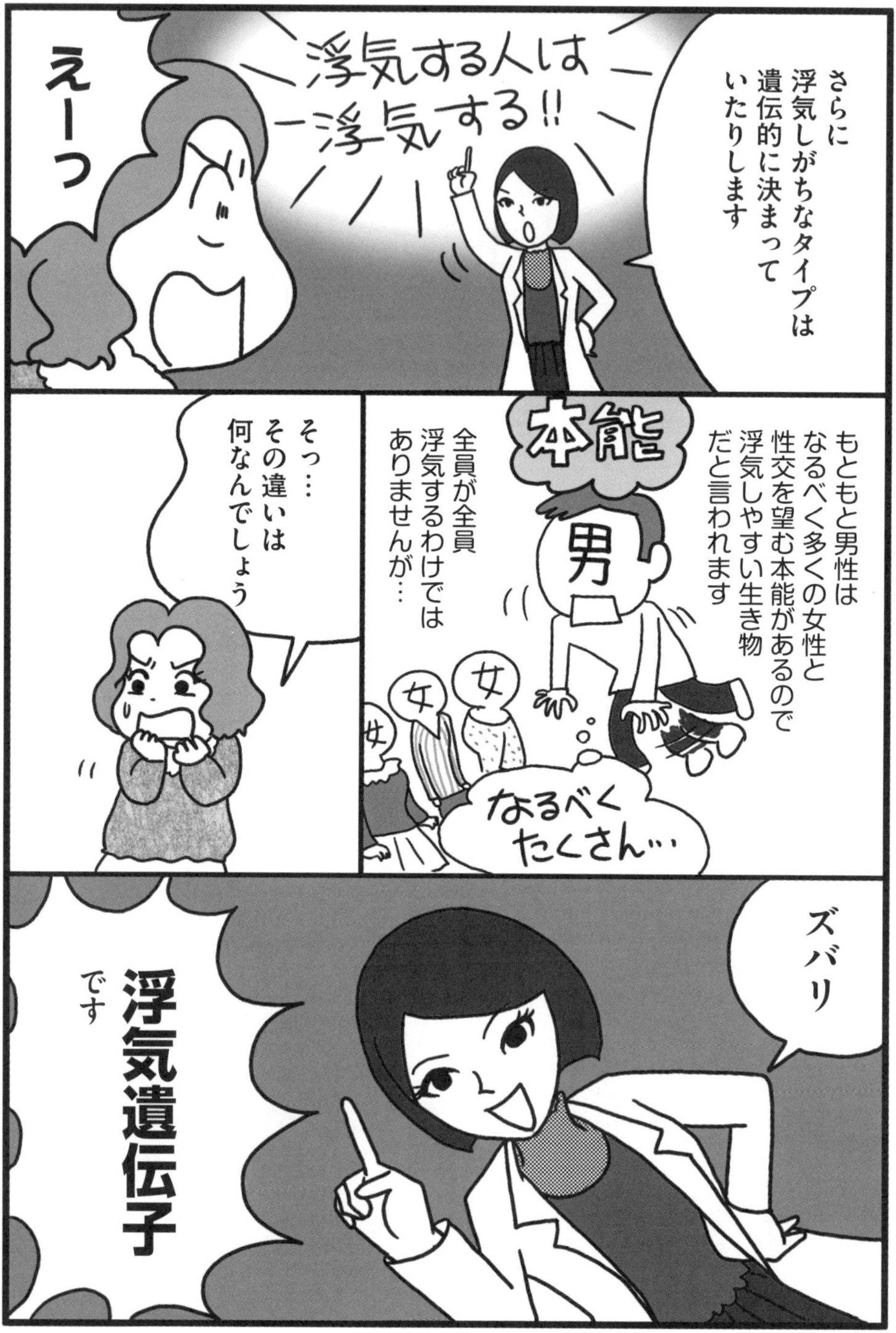
さらに浮気しがちなタイプは遺伝的に決まっていたりします
浮気する人は浮気する!!
えーっ
もともと男性はなるべく多くの女性と性交を望む本能があるので浮気しやすい生き物だと言われます
本能
男
女
女
女
なるべくたくさん…
全員が全員浮気するわけではありませんが…
そっ…その違いは何なんでしょう
ズバリ
浮気遺伝子です

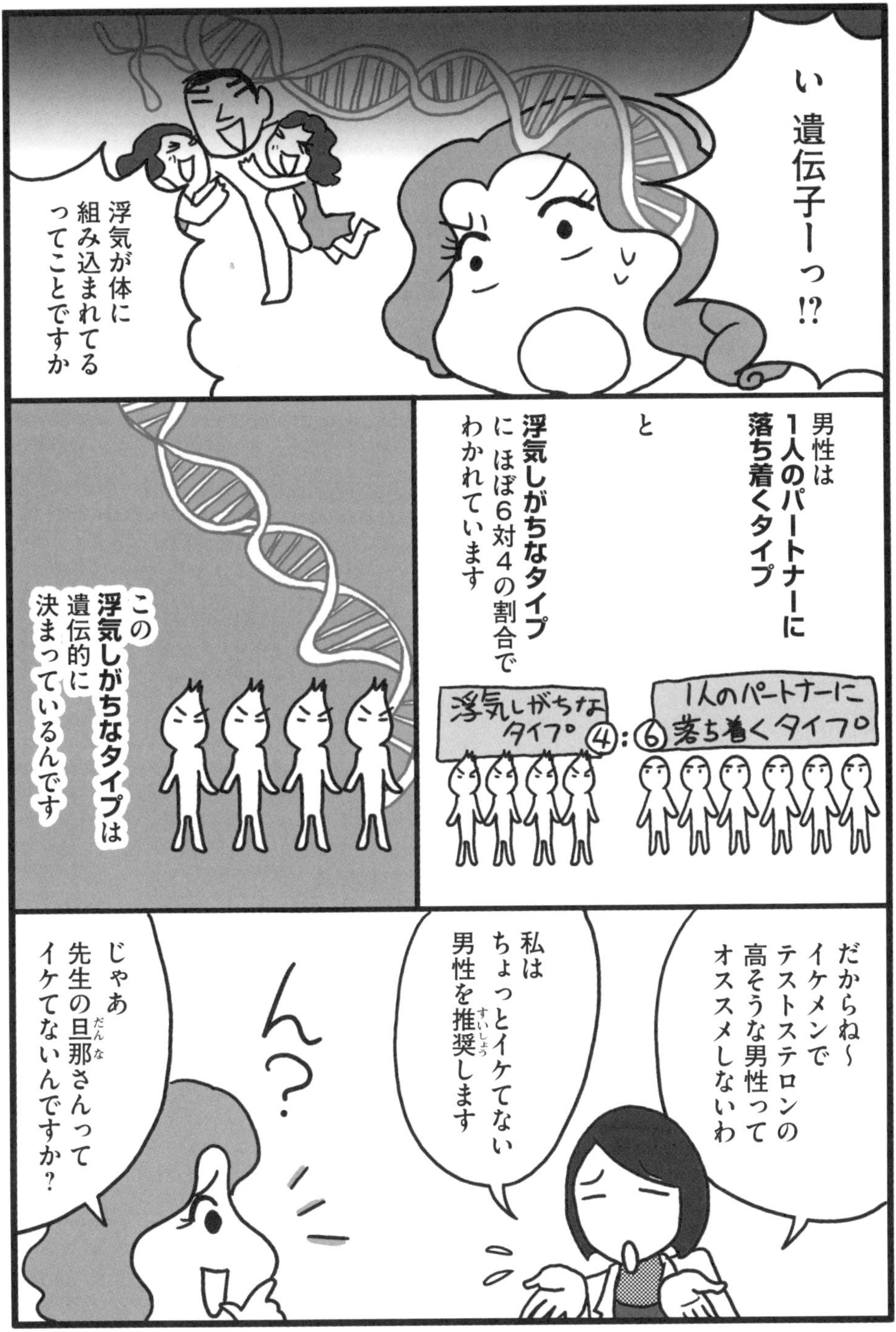
い 遺伝子ーっ!?
浮気が体に組み込まれてるってことですか
男性は1人のパートナーに落ち着くタイプと浮気しがちなタイプにほぼ6対4の割合でわかれています
1人のパートナーに落ち着くタイプ
浮気しがちなタイプ
4：6
この浮気しがちなタイプは遺伝的に決まっているんです
だからね～イケメンでテストステロンの高そうな男性ってオススメしないわ
私はちょっとイケてない男性を推奨《すいしょう》します
ん？
じゃあ先生の旦那《だんな》さんってイケてないんですか？

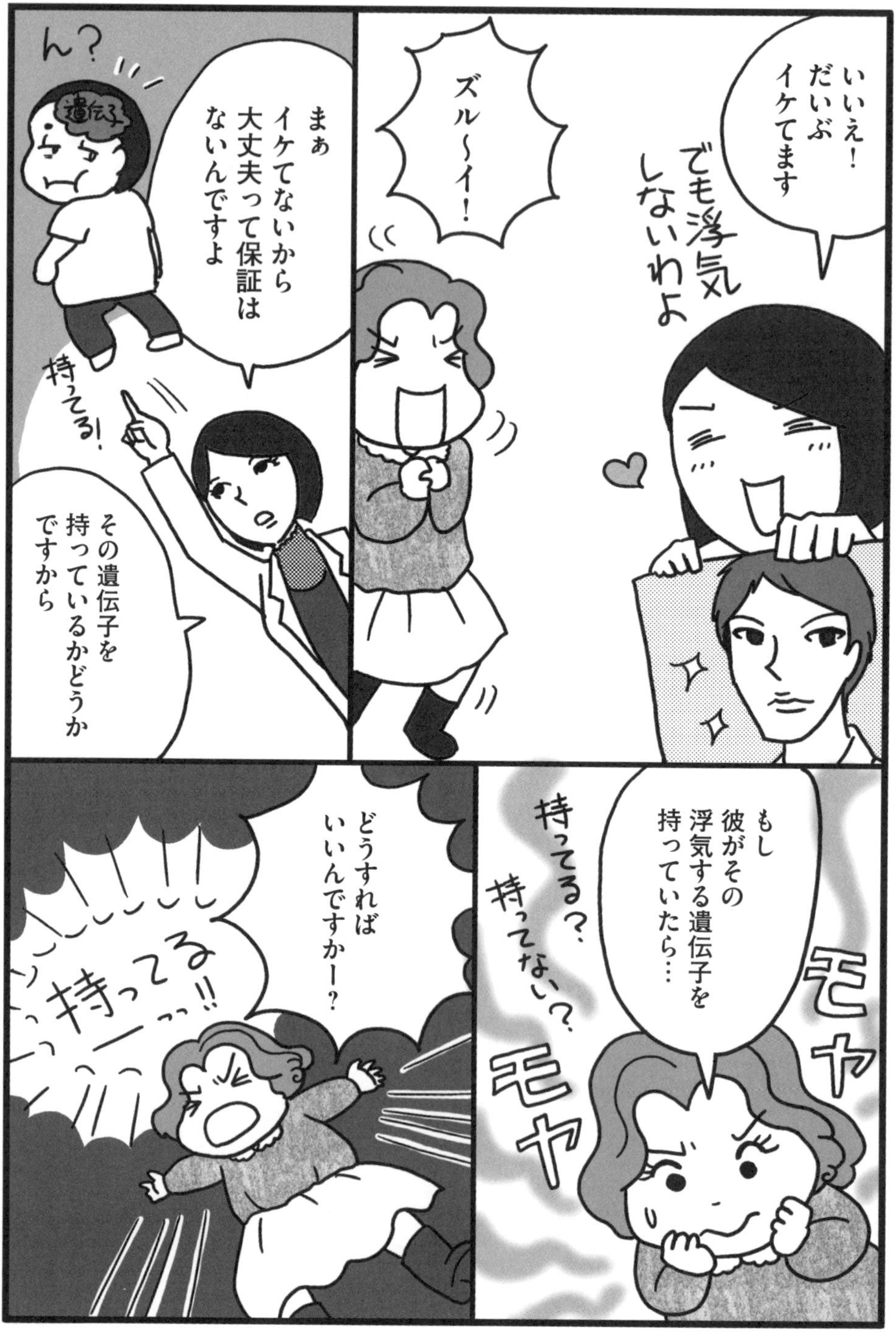
いいえ！
だいぶ
イケてます
でも浮気しないわよ
ズル～イ！
ん？
遺伝子
まぁ
イケてないから
大丈夫って保証は
ないんですよ
持ってる！
その遺伝子を
持っているかどうか
ですから
もし
彼がその
浮気する遺伝子を
持っていたら…
持ってる？
持ってない？
モヤ
モヤ
どうすれば
いいんですかー？
持ってる――!!

続きは２ページ後！

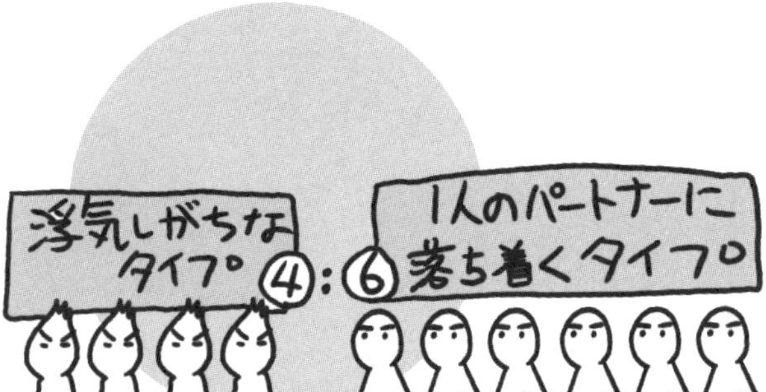
浮気しがちなタイプ
4:6
1人のパートナーに落ち着くタイプ

浮気は脳のせい!?（後編）

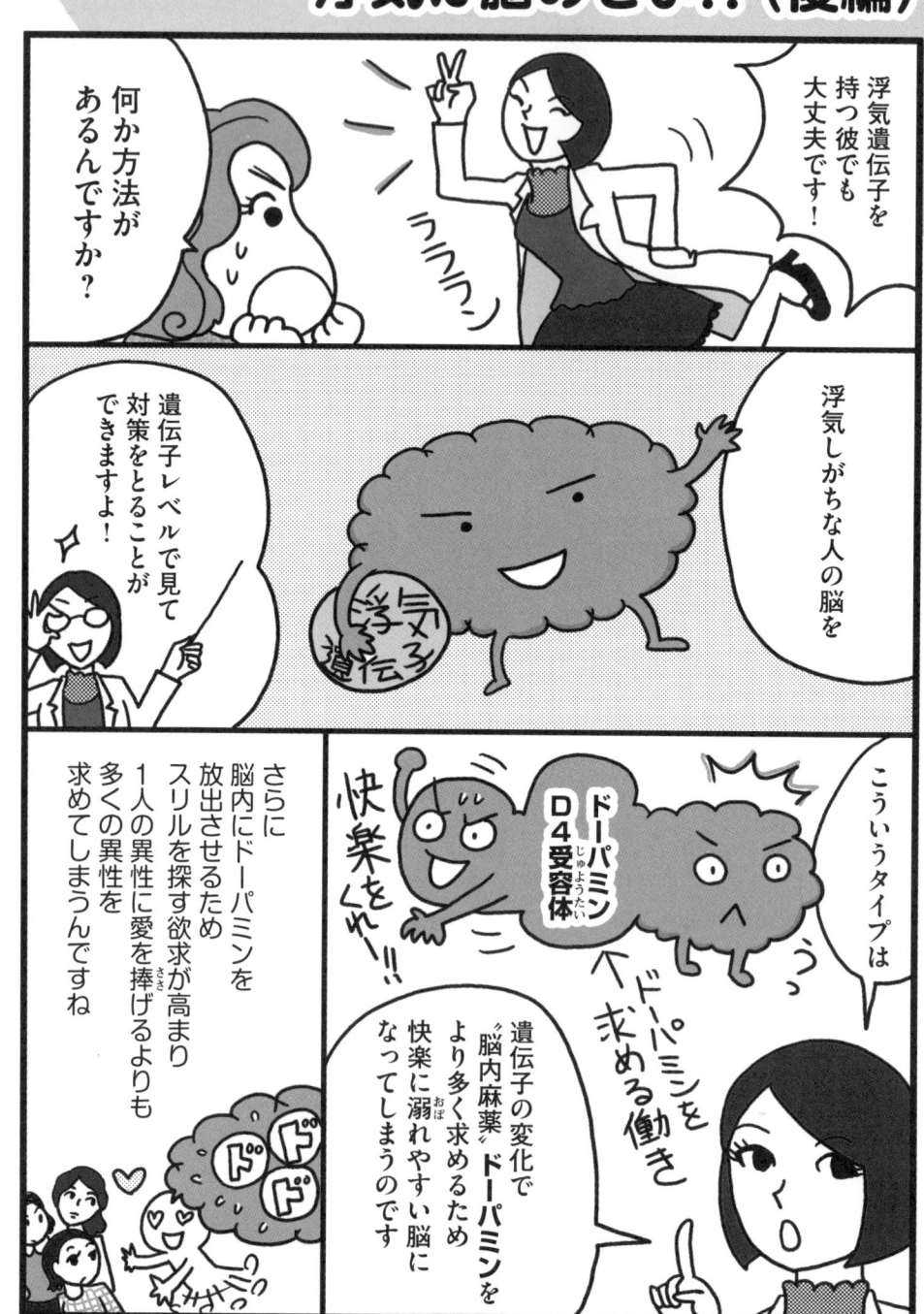

浮気遺伝子を持つ彼でも大丈夫です！
ラララン
何か方法があるんですか？
浮気しがちな人の脳を
浮気遺伝子
遺伝子レベルで見て対策をとることができますよ！
こういうタイプは
ドーパミンD4受容体《じゅようたい》
快楽をくれー!!
う…
ドーパミンを求める働き
遺伝子の変化で〝脳内麻薬〟ドーパミンをより多く求めるため快楽に溺《おぼ》れやすい脳になってしまうのです
さらに脳内にドーパミンを放出させるためスリルを探す欲求が高まり1人の異性に愛を捧《ささ》げるよりも多くの異性を求めてしまうんですね
ドドド

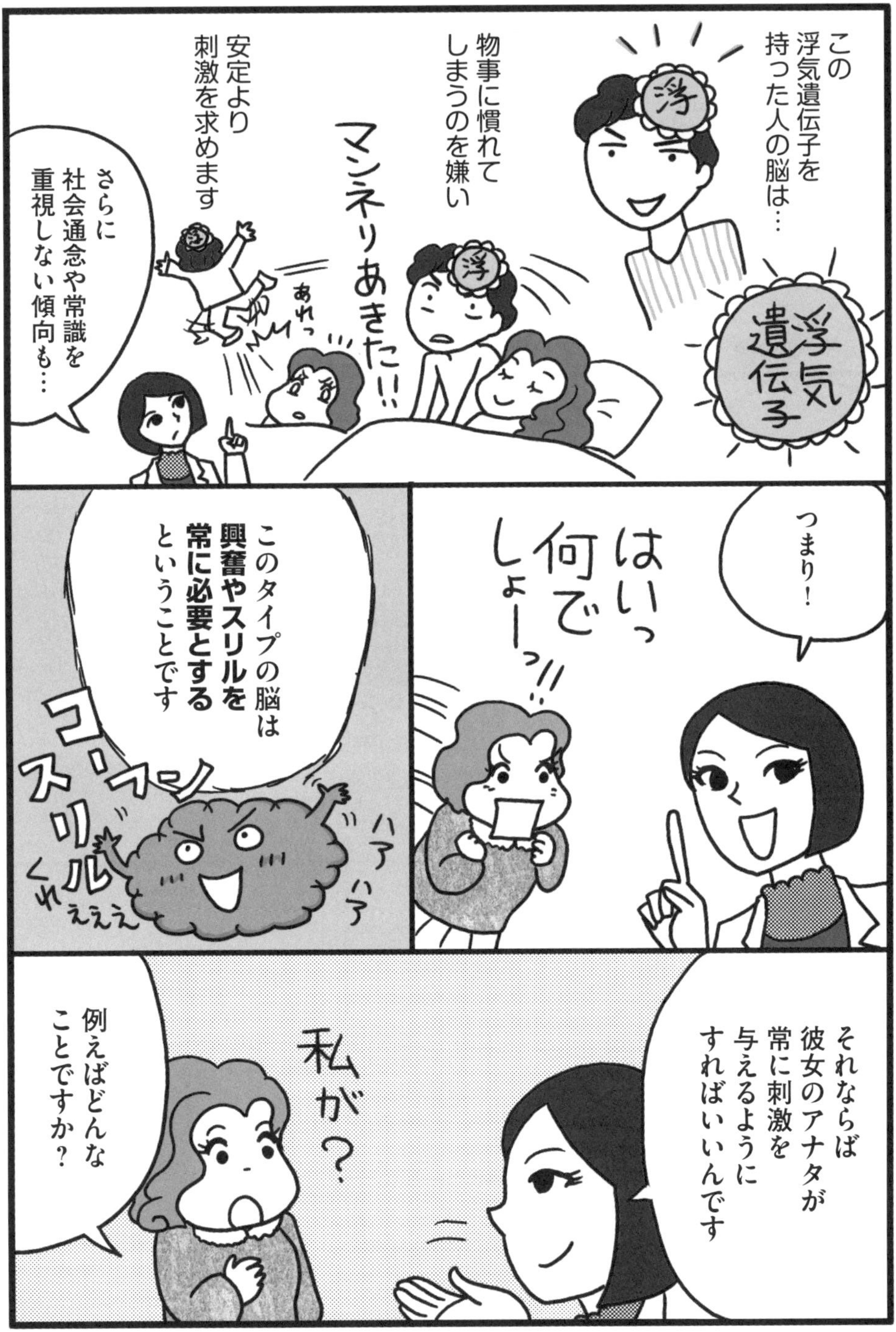

この浮気遺伝子を持った人の脳は…
浮
浮気遺伝子
物事に慣れてしまうのを嫌い
マンネリあきた!!
浮
あれっ
安定より刺激を求めます
さらに社会通念や常識を重視しない傾向も…
つまり!
はいっ何でしょーっ!!
このタイプの脳は**興奮やスリルを常に必要とする**ということです
コーフーン
スリルくれえええ
ハァハァ
それならば彼女のアナタが常に刺激を与えるようにすればいいんです
私が?
例えばどんなことですか?

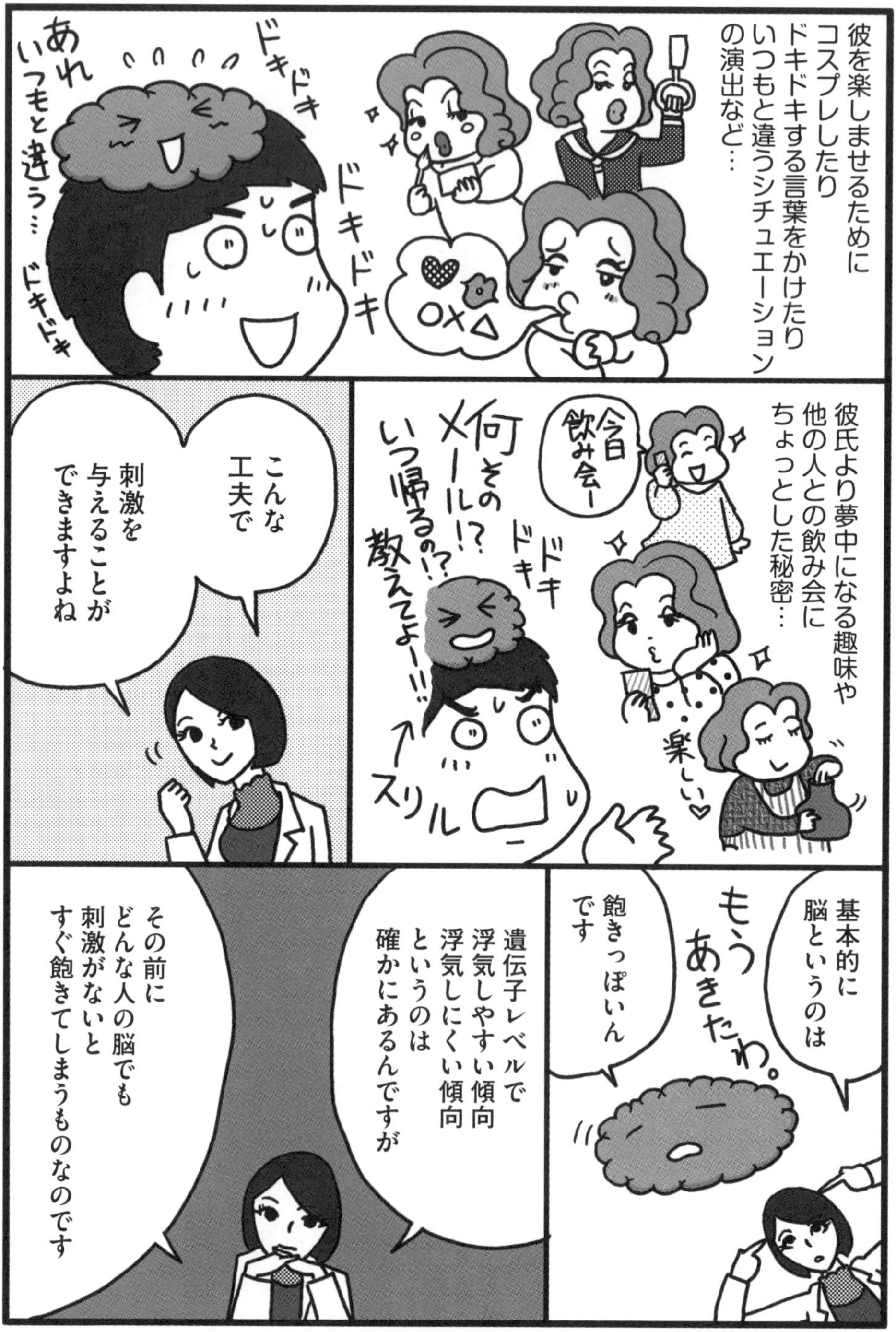
彼を楽しませるために
コスプレしたり
ドキドキする言葉をかけたり
いつもと違うシチュエーション
の演出など…
ドキドキ
ドキドキ
あれ
いつもと違う…
ドキドキ
彼氏より夢中になる趣味や
他の人との飲み会に
ちょっとした秘密…
今日飲み会ー
楽しい♡
ドキドキ
何そのメール!?
いつ帰るの!?
教えてよー!!
スリル
こんな
工夫で
刺激を
与えることが
できますよね
基本的に
脳というのは
もう
あきたわ。
飽きっぽいん
です
遺伝子レベルで
浮気しやすい傾向
浮気しにくい傾向
というのは
確かにあるんですが
その前に
どんな人の脳でも
刺激がないと
すぐ飽きてしまうものなのです

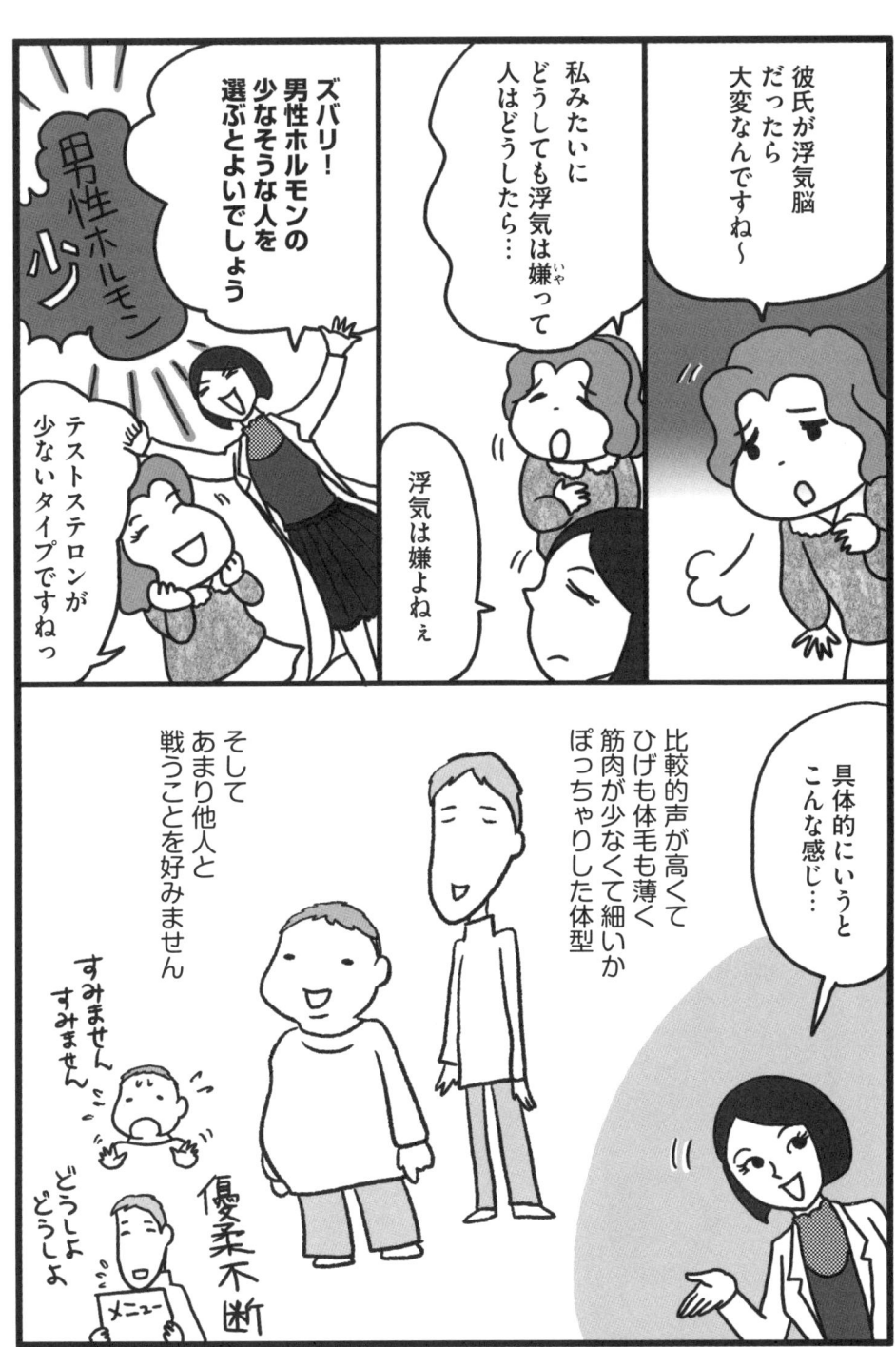

彼氏が浮気脳だったら大変なんですね～
私みたいにどうしても浮気は嫌《いや》って人はどうしたら…
浮気は嫌よねぇ
ズバリ！男性ホルモンの少なそうな人を選ぶとよいでしょう
男性ホルモン少
テストステロンが少ないタイプですねっ
具体的にいうとこんな感じ…
比較的声が高くてひげも体毛も薄く筋肉が少なくて細いかぽっちゃりした体型
そしてあまり他人と戦うことを好みません
すみませんすみません
優柔不断
どうしよどうしよ
メニュー

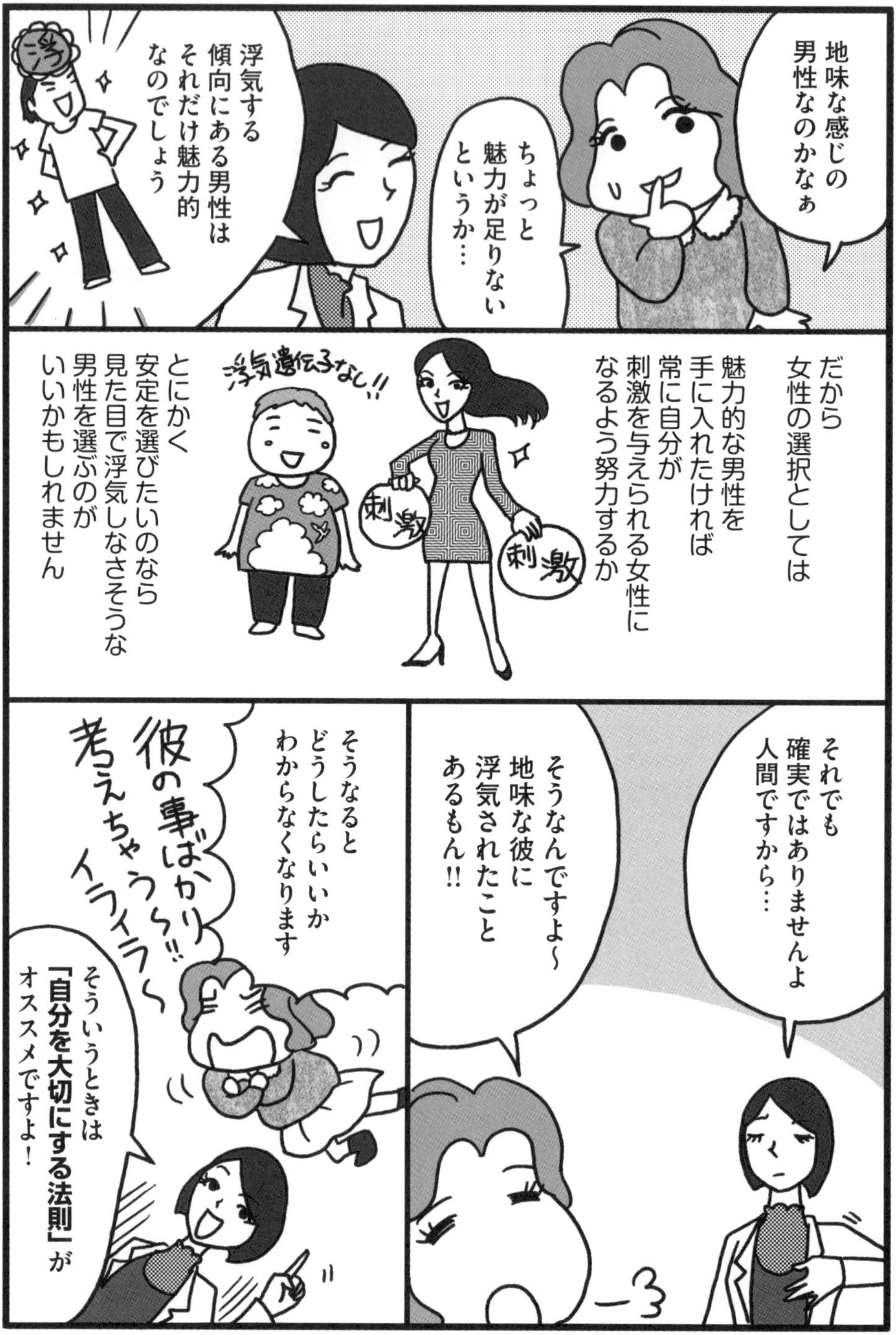

地味な感じの
男性なのかなぁ
ちょっと
魅力が足りない
というか…
浮気する
傾向にある男性は
それだけ魅力的
なのでしょう
だから
女性の選択としては
魅力的な男性を
手に入れたければ
常に自分が
刺激を与えられる女性に
なるよう努力するか
刺激
刺激
浮気遺伝子なし!!
とにかく
安定を選びたいのなら
見た目で浮気しなさそうな
男性を選ぶのが
いいかもしれません
それでも
確実ではありませんよ
人間ですから…
そうなんですよ～
地味な彼に
浮気されたこと
あるもん!!
ー3
そうなると
どうしたらいいか
わからなくなります
彼の事ばかり
考えちゃう～
イライラ～!!
そういうときは
「自分を大切にする法則」が
オススメですよ!

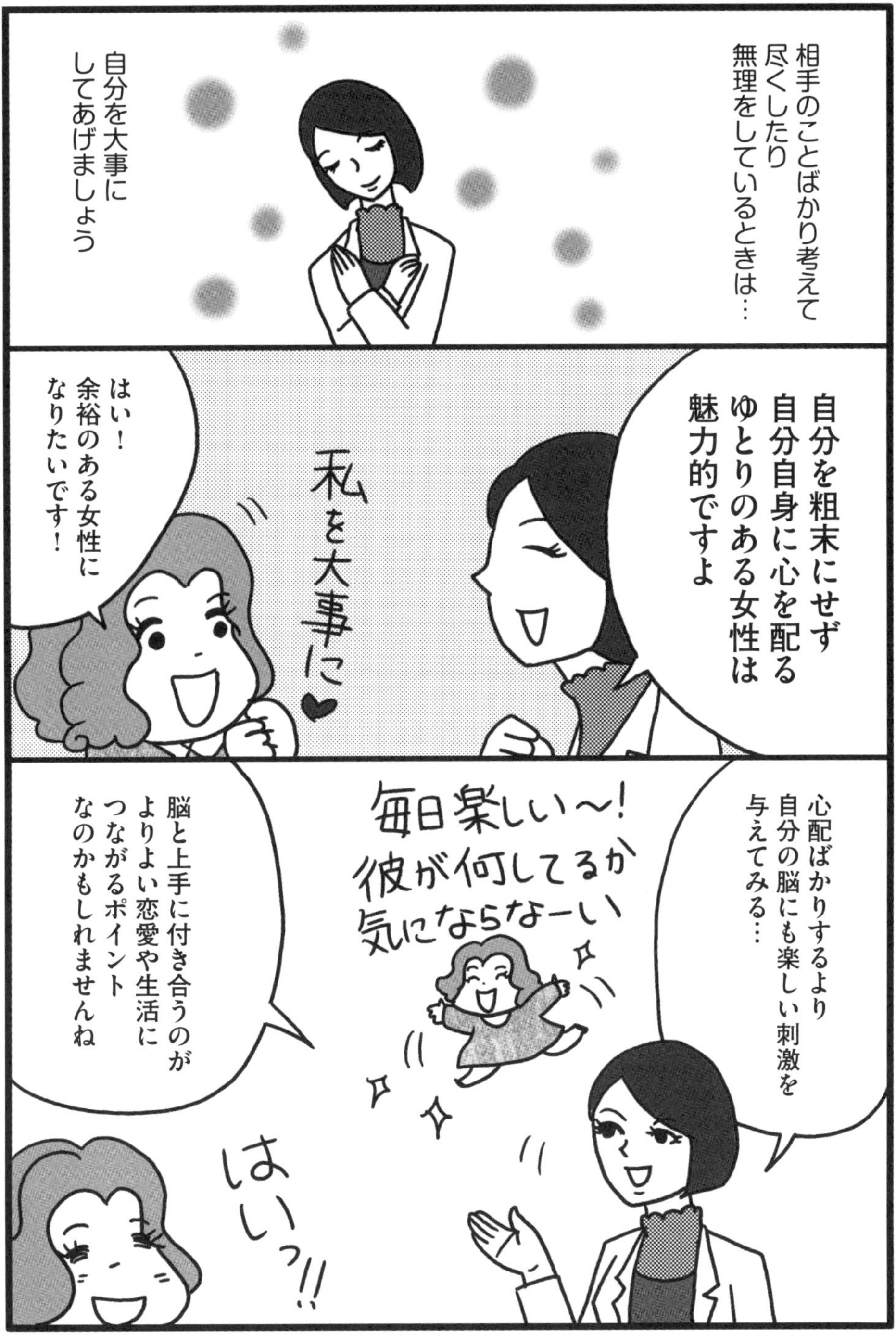

相手のことばかり考えて尽くしたり無理をしているときは…
自分を大事にしてあげましょう
自分を粗末にせず自分自身に心を配るゆとりのある女性は魅力的ですよ
私を大事に
はい！余裕のある女性になりたいです！
心配ばかりするより自分の脳にも楽しい刺激を与えてみる…
毎日楽しい〜！彼が何してるか気にならなーい
脳と上手に付き合うのがよりよい恋愛や生活につながるポイントなのかもしれませんね
はいっ!!

人はどうしてときめくの？

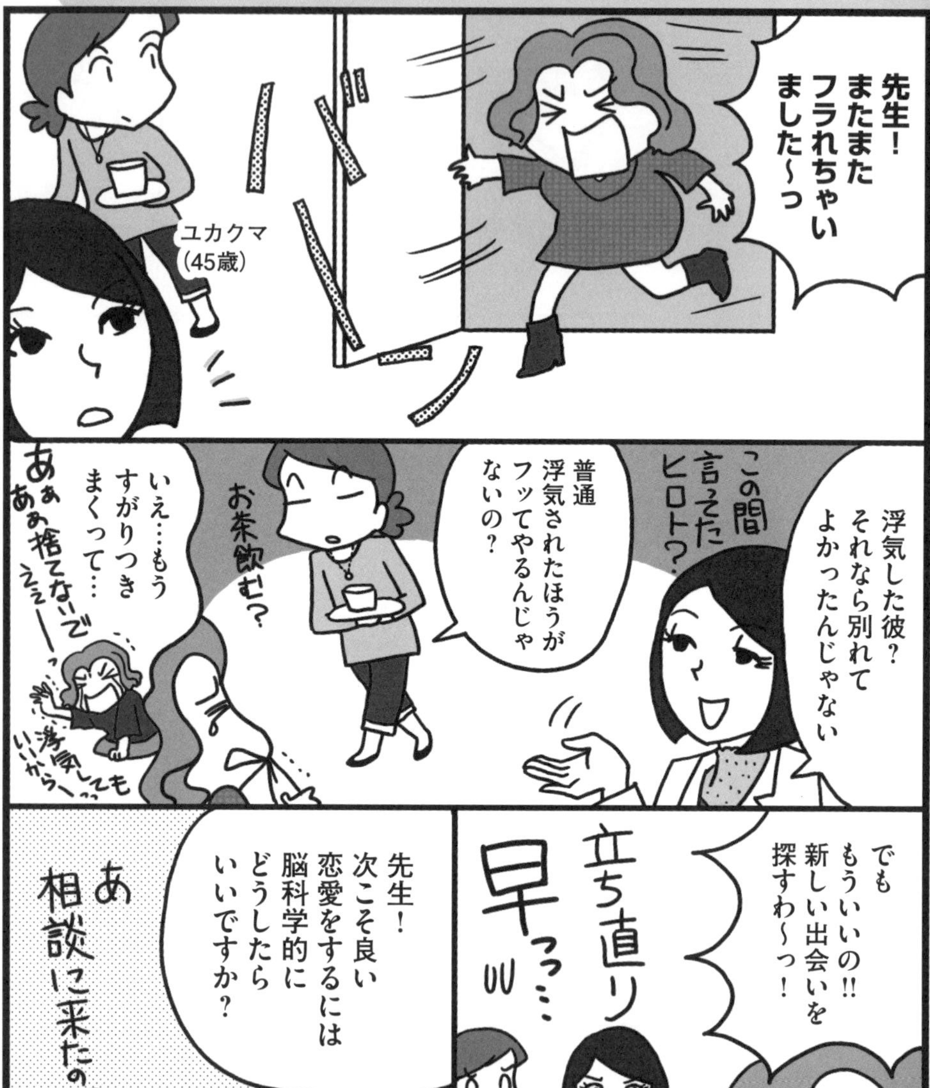
先生！またまたフラれちゃいました～っ
ユカクマ（45歳）
浮気した彼？それなら別れてよかったんじゃない
この間言ってたヒロト？
普通浮気されたほうがフッてやるんじゃないの？
お茶飲む？
いえ…もうすがりつきまくって…
ああぁあぁ捨てないでぇぇーっ
浮気してもいいから～っ
でももういいの!!新しい出会いを探すわ～っ！
立ち直り早っっ…
先生！次こそ良い恋愛をするには脳科学的にどうしたらいいですか？
あ相談に来たのね

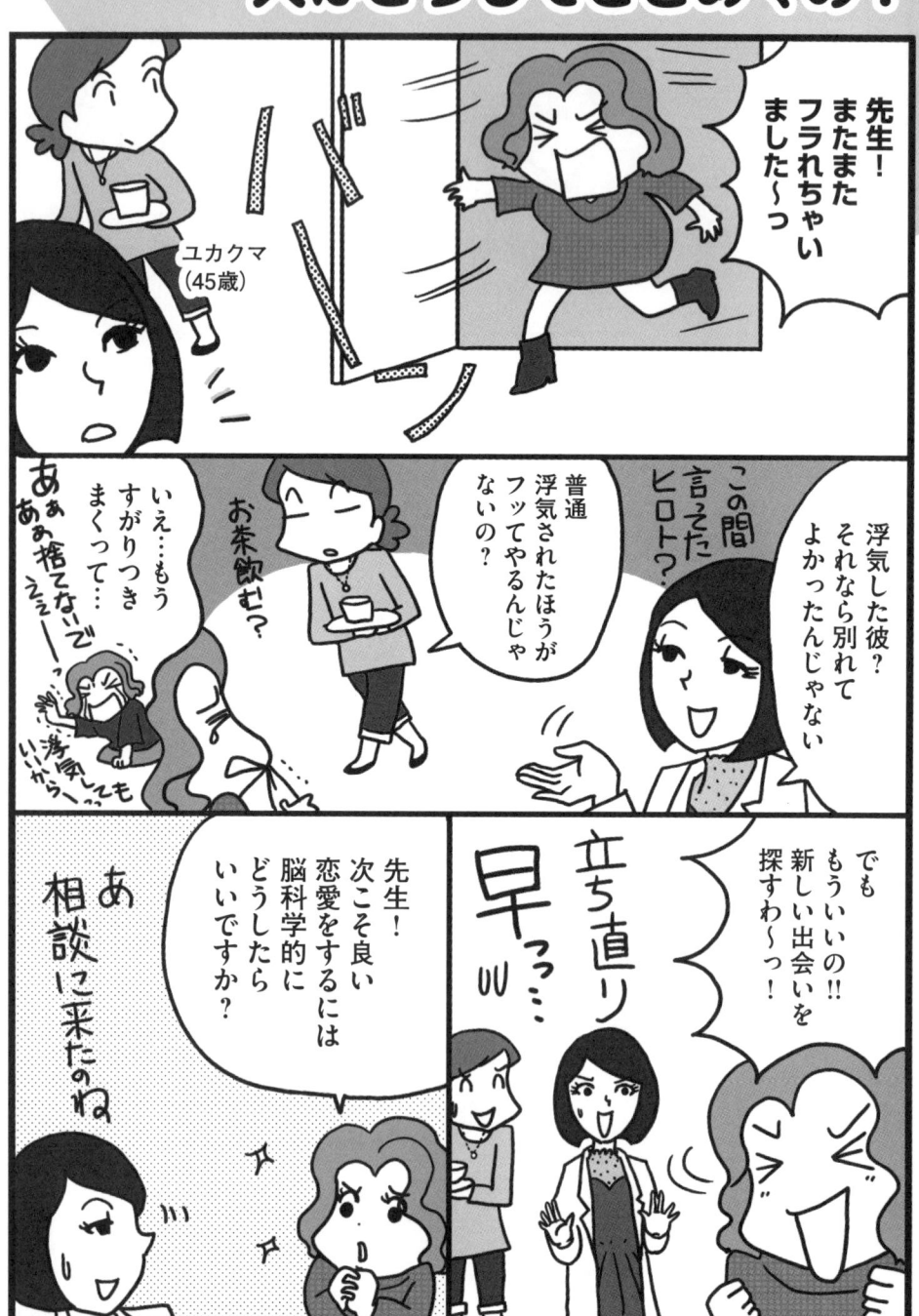

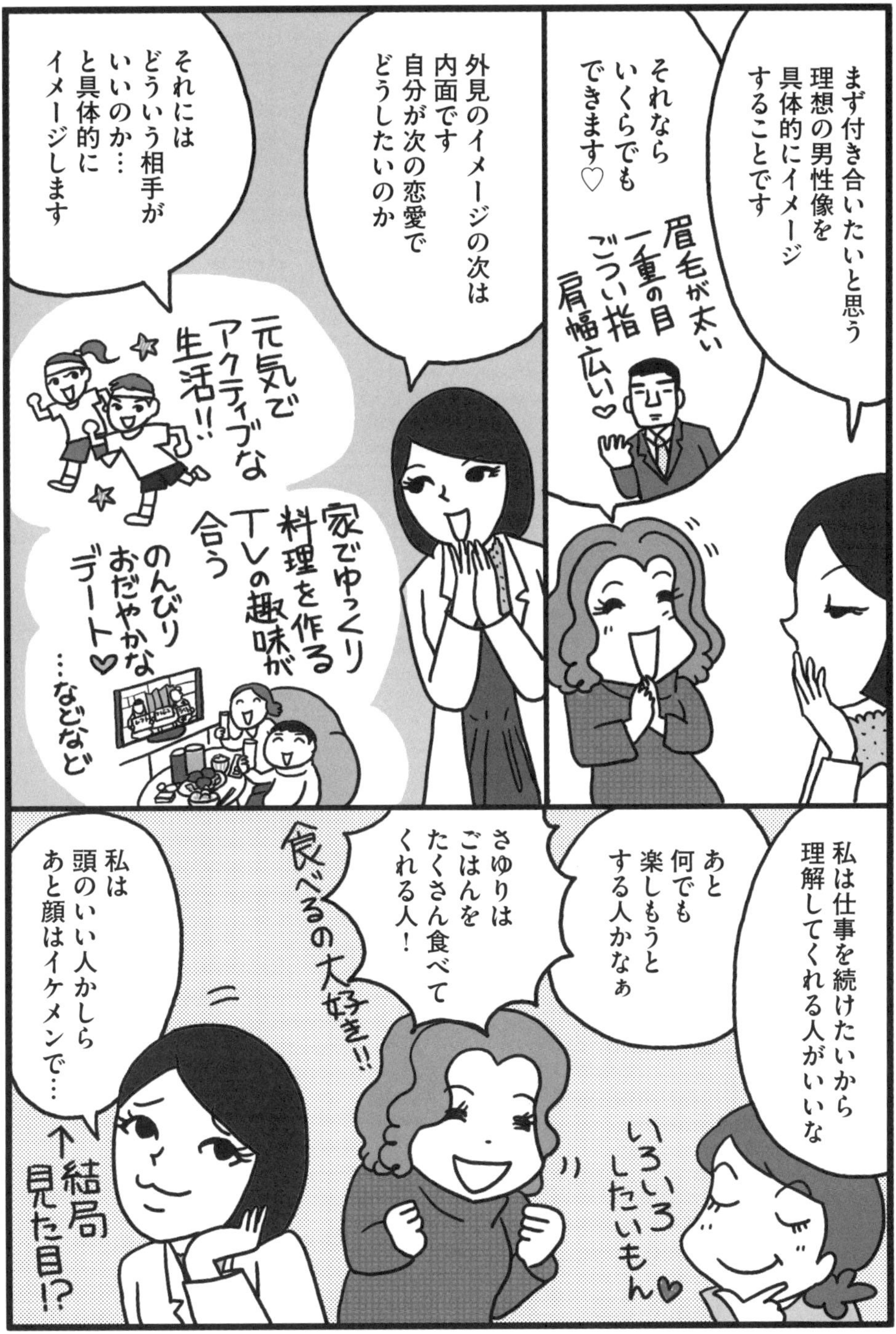
まず付き合いたいと思う理想の男性像を具体的にイメージすることです
それならいくらでもできます♡
眉毛が太い 一重の目 ごつい指 肩幅広い♡
外見のイメージの次は内面です 自分が次の恋愛でどうしたいのか
それにはどういう相手がいいのか…と具体的にイメージします
元気でアクティブな生活!!
家でゆっくり料理を作る TVの趣味が合う のんびりおだやかなデート♡
…などなど
私は仕事を続けたいから理解してくれる人がいいな
あと何でも楽しもうとする人かなぁ
いろいろしたいもん♡
さゆりはごはんをたくさん食べてくれる人！
食べるの大好き!!
私は頭のいい人かしら あと顔はイケメンで…
↑結局見た目!?

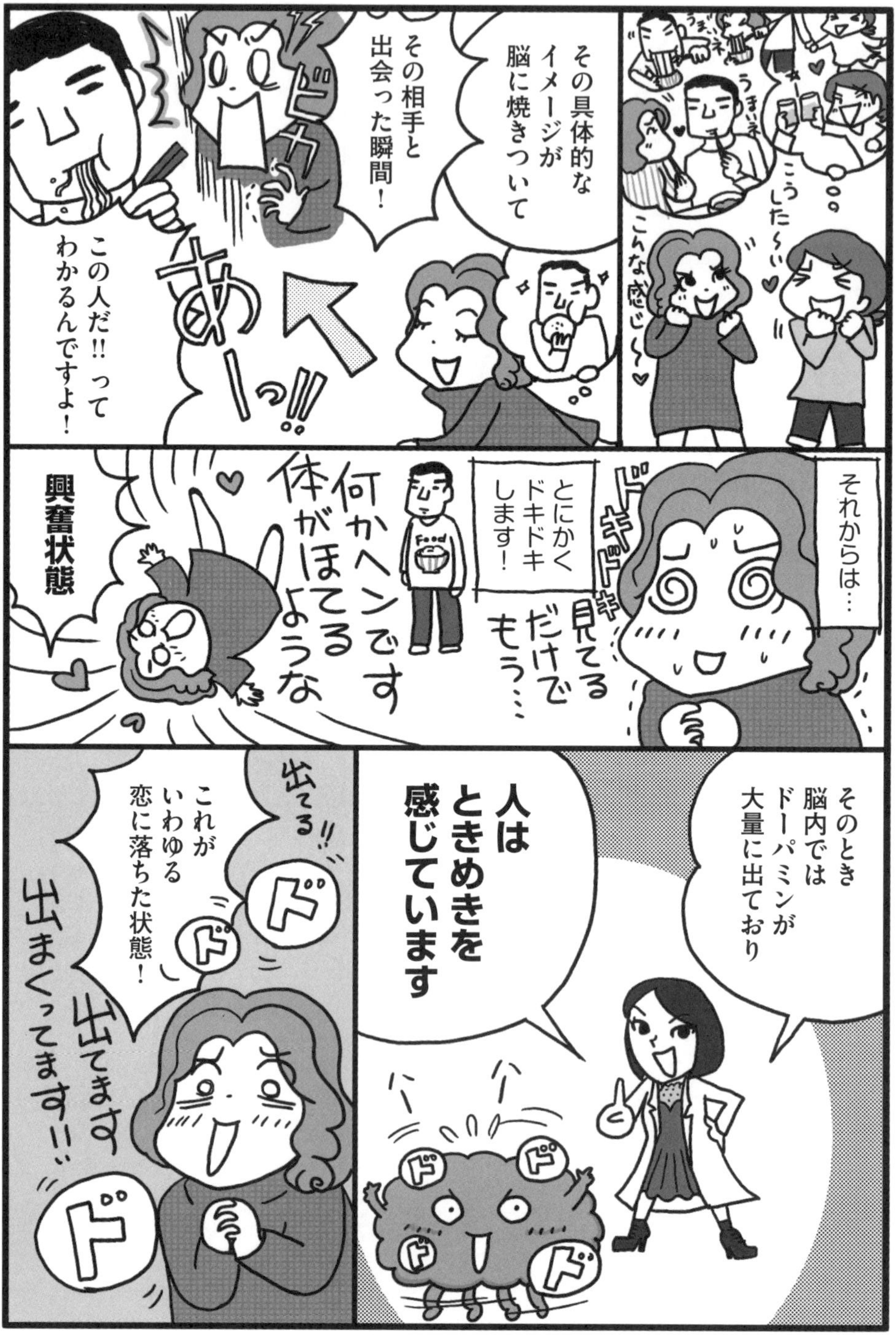
うまいネ
うまいネ
こうしたら〜い
こんな感じ〜
その具体的なイメージが脳に焼きついて
その相手と出会った瞬間！
ビビカ
あーっ!!
この人だ!! ってわかるんですよ！
それからは…
ドキドキ
見てるだけでもう…
とにかくドキドキします！
Food
何かヘンです
体がほてるような
興奮状態
そのとき脳内ではドーパミンが大量に出ており
人はときめきを感じています
ド
ド
ド
ド
出てる!!
ド
ド
これがいわゆる恋に落ちた状態！
出てます
出まくってます!!
ド

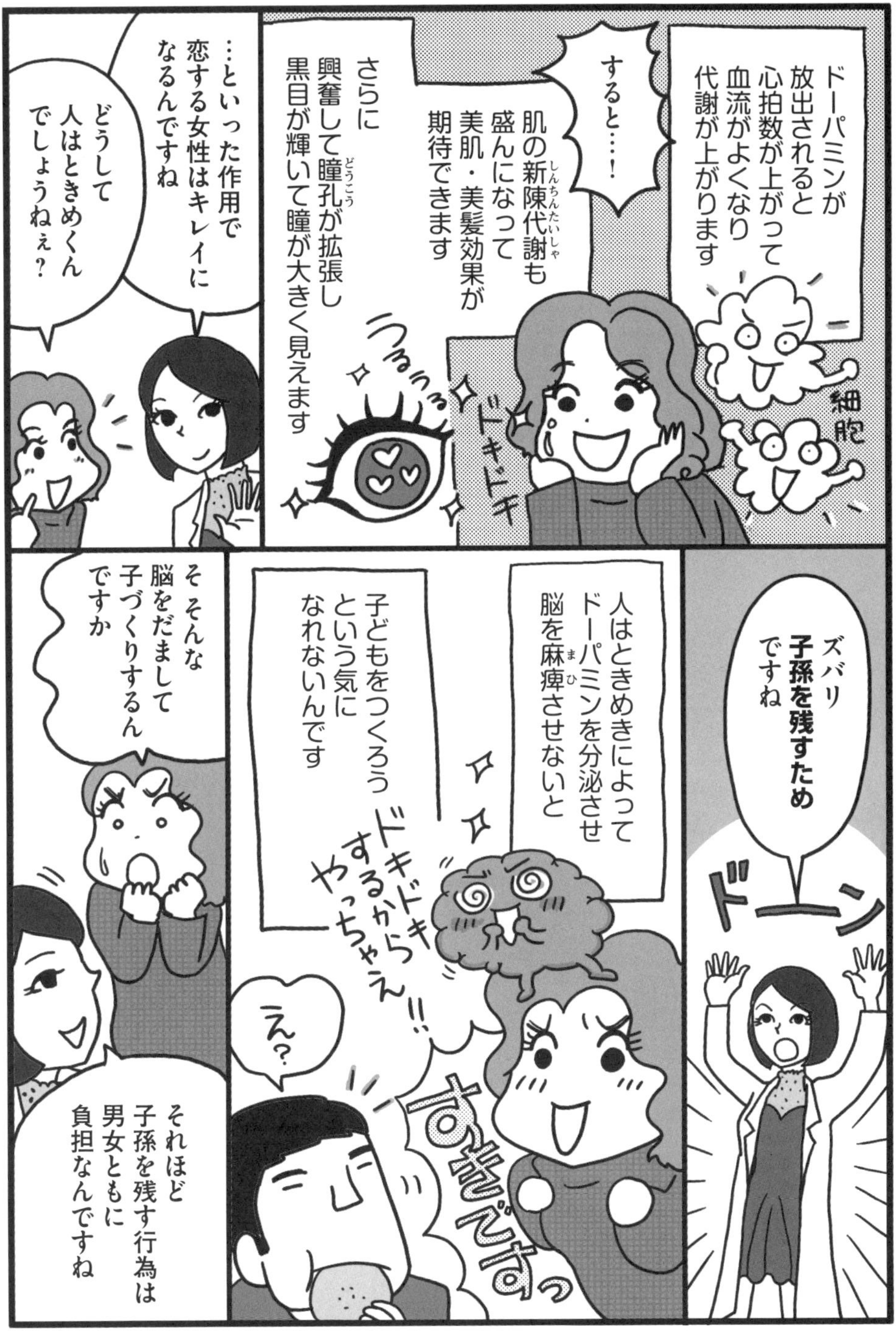

ドーパミンが放出されると心拍数が上がって血流がよくなり代謝が上がります
細胞
すると…！
肌の新陳代謝《しんちんたいしゃ》も盛んになって美肌・美髪効果が期待できます
ドキドキ
さらに興奮して瞳孔《どうこう》が拡張し黒目が輝いて瞳が大きく見えます
うるうる
…といった作用で恋する女性はキレイになるんですね
どうして人はときめくんでしょうねぇ？
ズバリ子孫を残すためですね
ドーン
人はときめきによってドーパミンを分泌させ脳を麻痺《まひ》させないと
子どもをつくろうという気になれないんです
ドキドキするからやっちゃえ!!
え？
すきですっ
そ そんな脳をだまして子づくりするんですか
それほど子孫を残す行為は男女ともに負担なんですね

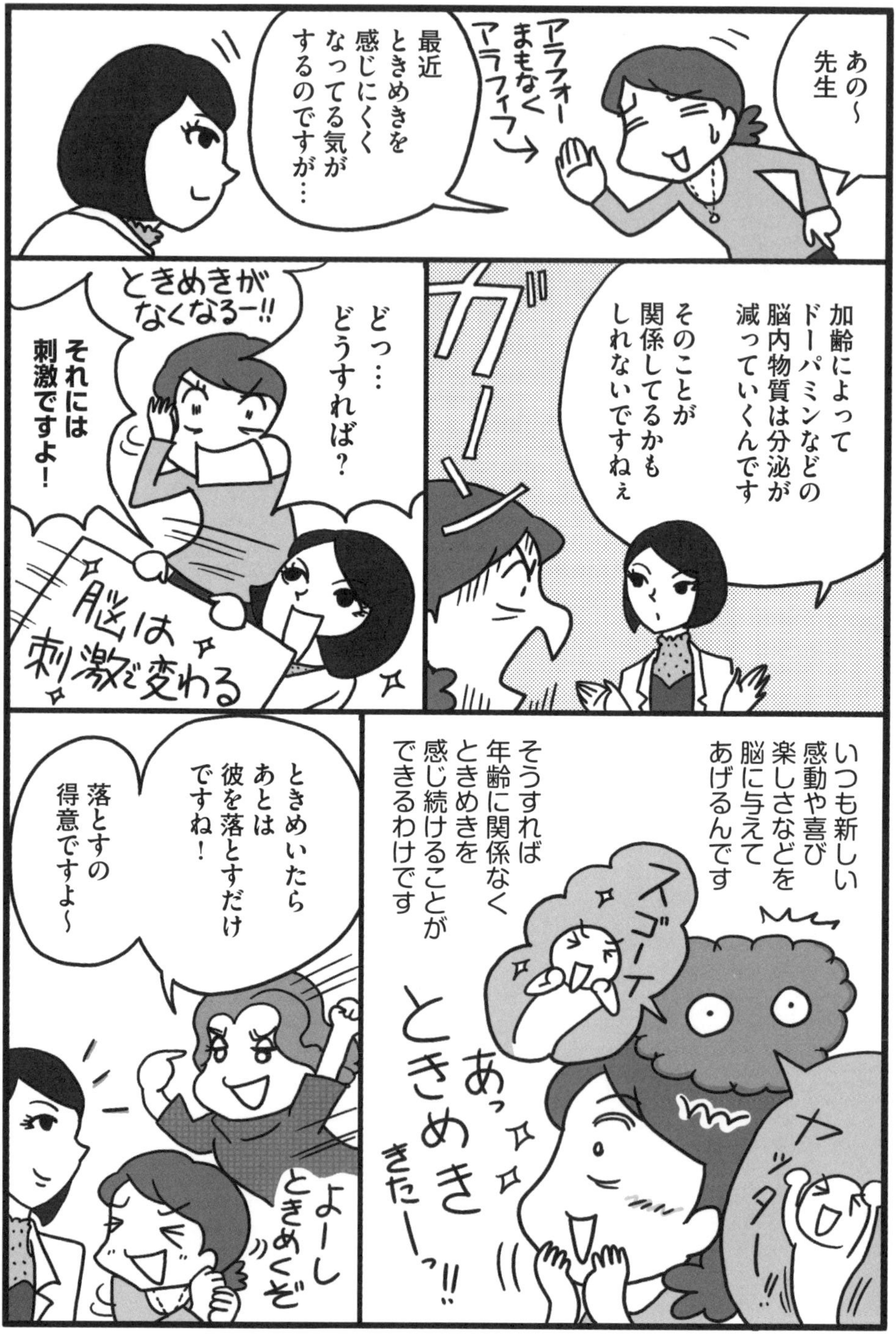
あの～先生
アラフォーまもなくアラフィフ→
最近ときめきを感じにくくなってる気がするのですが…
加齢によってドーパミンなどの脳内物質は分泌が減っていくんです
そのことが関係してるかもしれないですねぇ
ガーン
ときめきがなくなるー!!
どっ…どうすれば?
それには刺激ですよ!
脳は刺激で変わる
いつも新しい感動や喜び楽しさなどを脳に与えてあげるんです
そうすれば年齢に関係なくときめきを感じ続けることができるわけです
スゴーイ
あっときめききたーっ!!
ヤッター
ときめいたらあとは彼を落とすだけですね!
落とすの得意ですよ～
よーしときめくぞ

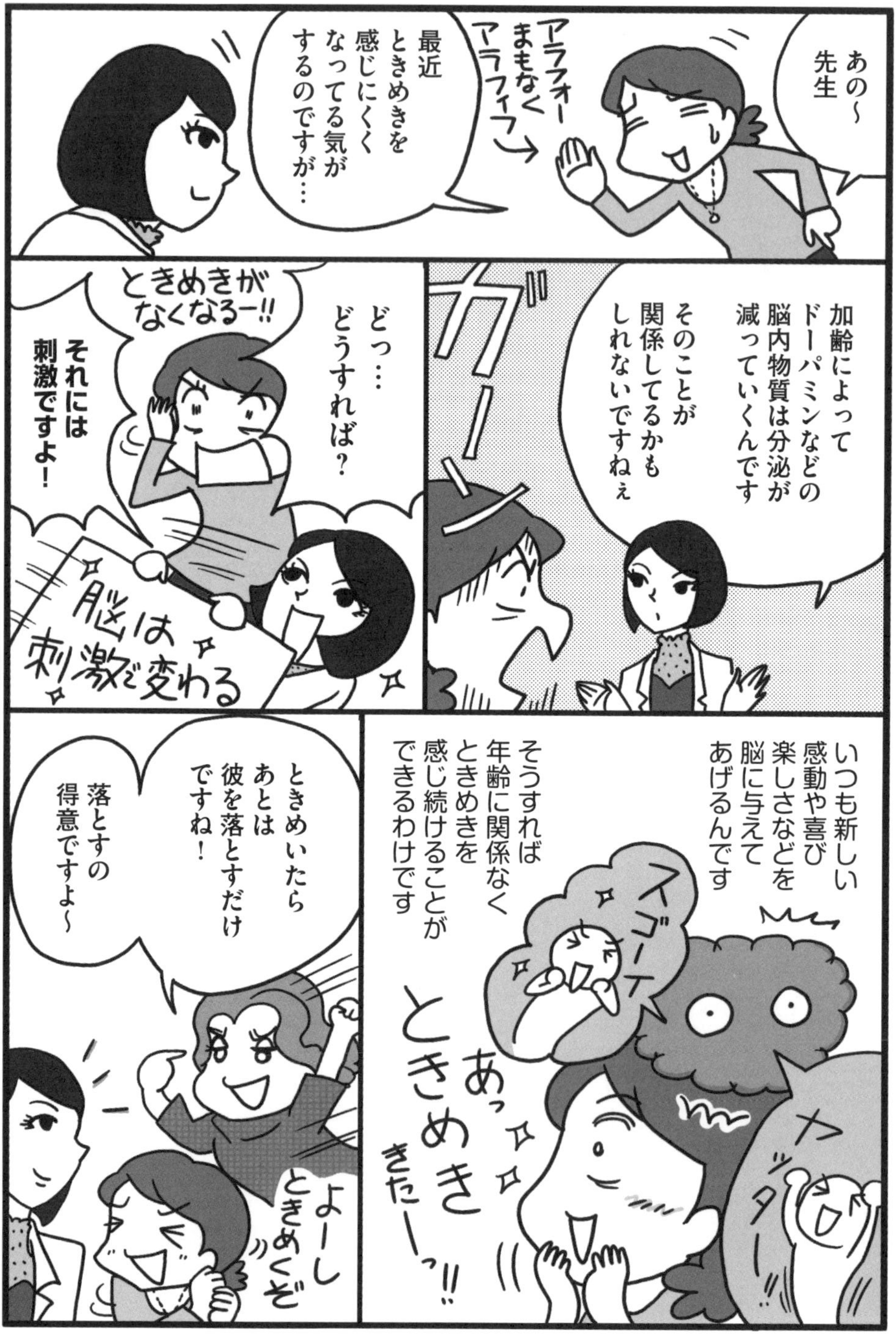

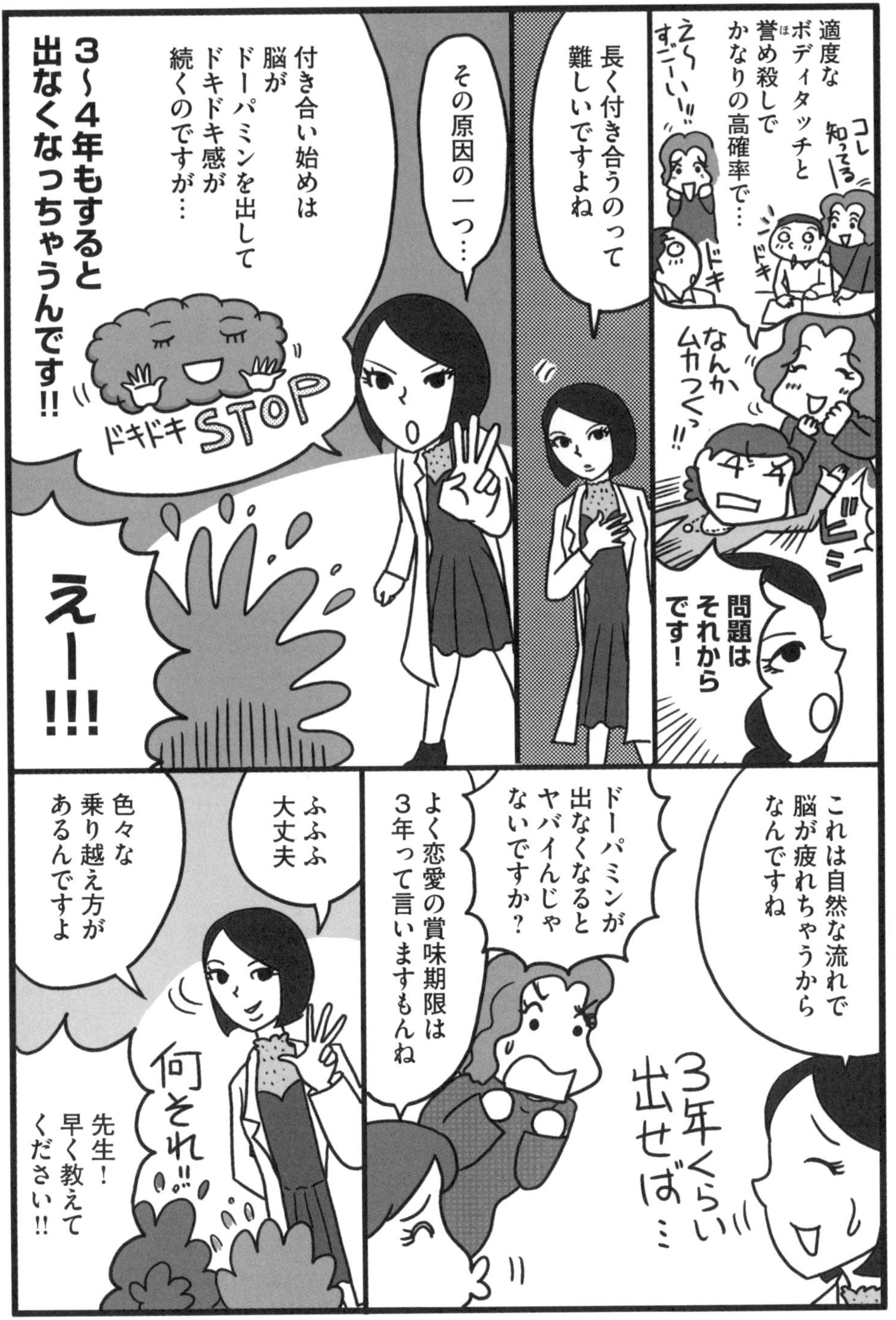
適度なボディタッチと誉《ほ》め殺しでかなりの高確率で…
コレ知ってる
え〜すごーい!!
ドキ
ドキ
なんかムカつくっ!!
ビシ
問題はそれからです!
長く付き合うのって難しいですよね
その原因の一つ…
付き合い始めは脳がドーパミンを出してドキドキ感が続くのですが…
3〜4年もすると出なくなっちゃうんです!!
ドキドキSTOP
えー!!!
これは自然な流れで脳が疲れちゃうからなんですね
3年くらい出せば
ドーパミンが出なくなるとヤバイんじゃないですか?
よく恋愛の賞味期限は3年って言いますもんね
ふふふ大丈夫
色々な乗り越え方があるんですよ
何それ!!
先生!早く教えてください!!

ときめきが減っても大丈夫！

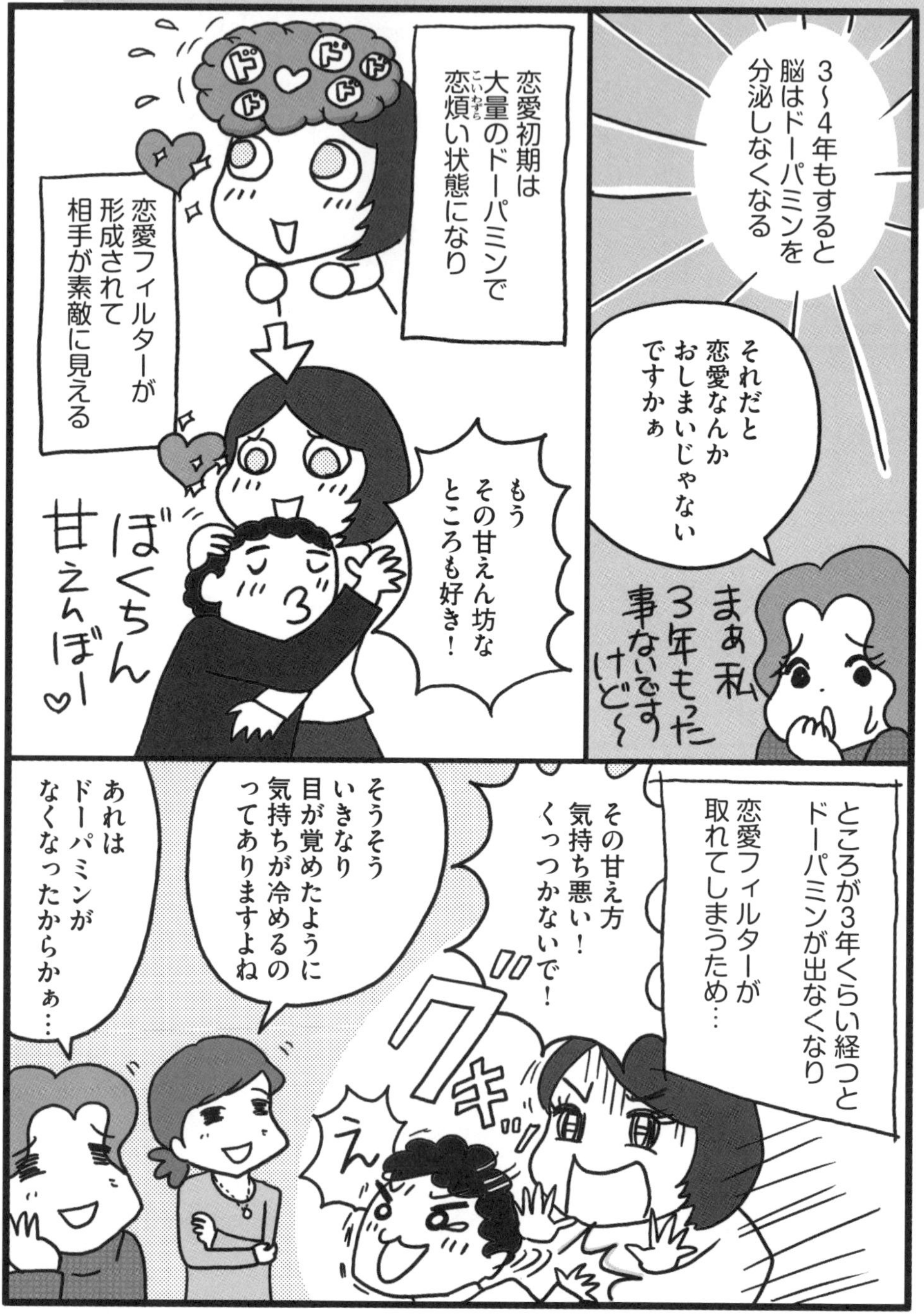

3～4年もすると
脳はドーパミンを
分泌しなくなる
それだと
恋愛なんか
おしまいじゃない
ですかぁ
まぁ私
3年もった
事ないです
けど～
恋愛初期は
大量のドーパミンで
恋煩《こいわずら》い状態になり
恋愛フィルターが
形成されて
相手が素敵に見える
もう
その甘えん坊な
ところも好き！
ぼくちん
甘えんぼー♡
ところが3年くらい経つと
ドーパミンが出なくなり
恋愛フィルターが
取れてしまうため…
その甘え方
気持ち悪い！
くっつかないで！
そうそう
いきなり
目が覚めたように
気持ちが冷めるの
ってありますよね
あれは
ドーパミンが
なくなったからかぁ…

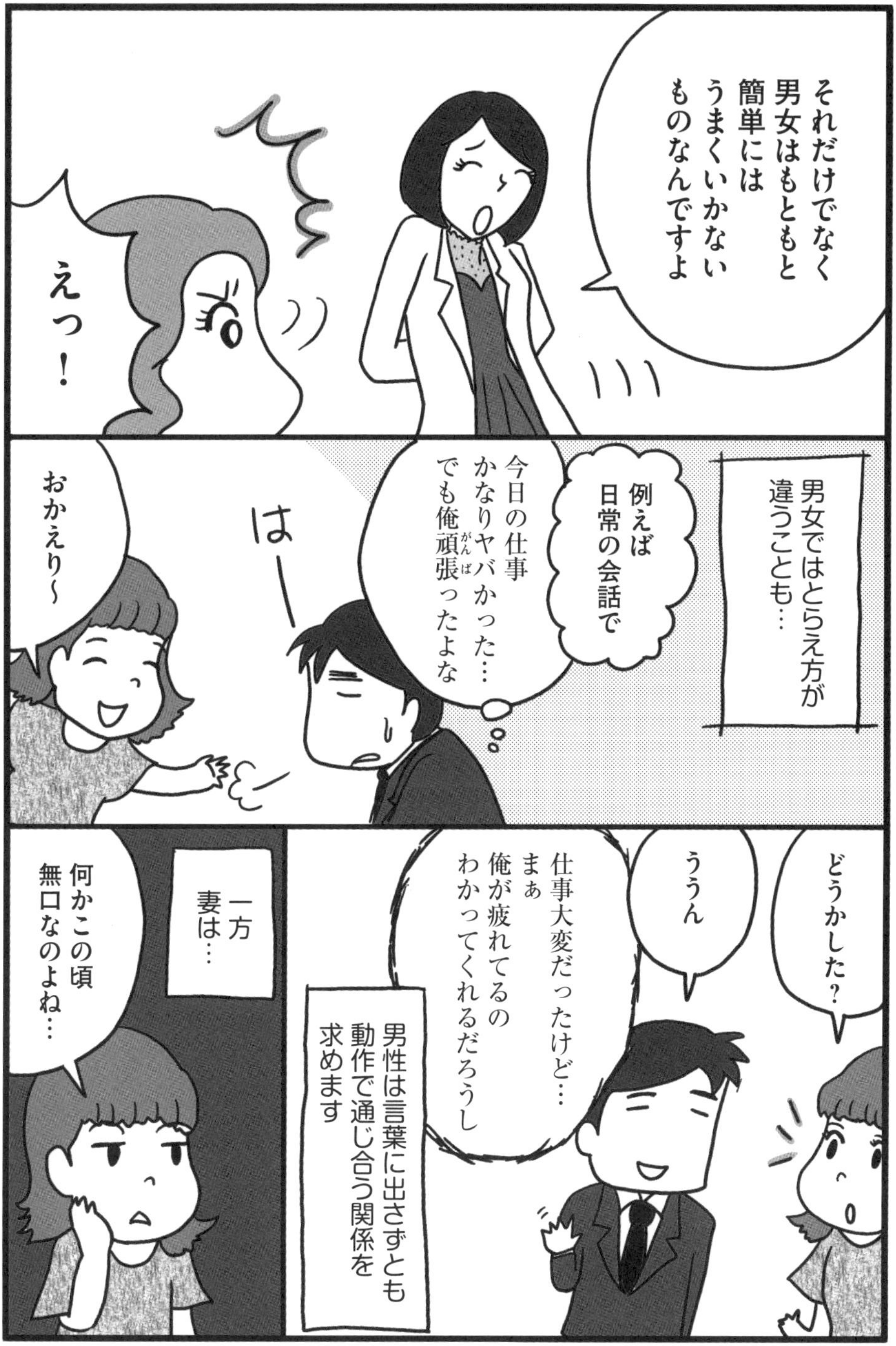
それだけでなく
男女はもともと
簡単には
うまくいかない
ものなんですよ
えっ！
男女ではとらえ方が
違うことも…
例えば
日常の会話で
今日の仕事
かなりヤバかった…
でも俺頑張《がんば》ったよな
はー
おかえり〜
どうかした？
ううん
仕事大変だったけど…
まぁ
俺が疲れてるの
わかってくれるだろうし
男性は言葉に出さずとも
動作で通じ合う関係を
求めます
一方
妻は…
何かこの頃
無口なのよね…

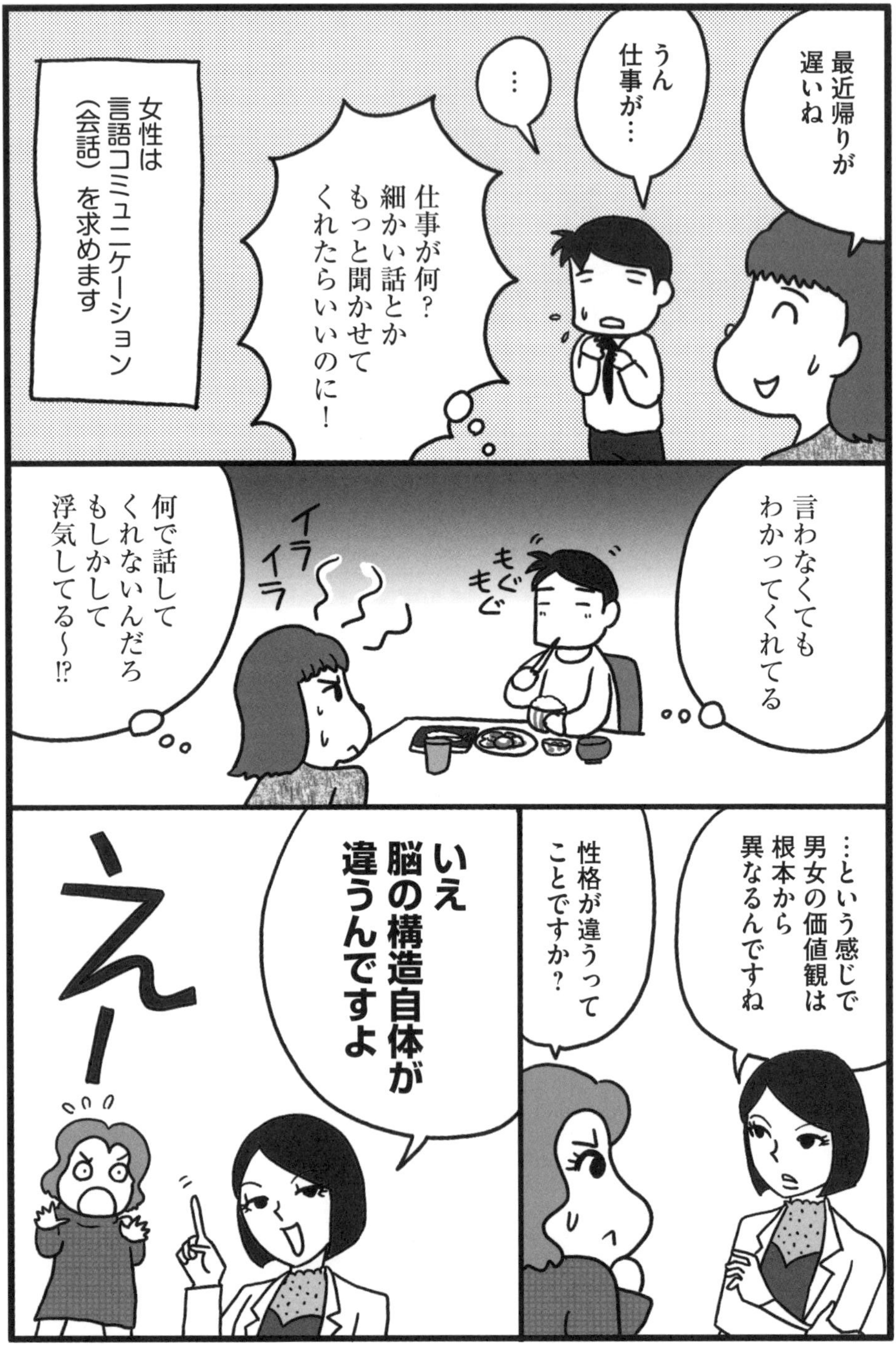
最近帰りが遅いね
うん仕事が…
…
仕事が何？細かい話とかもっと聞かせてくれたらいいのに！
女性は言語コミュニケーション（会話）を求めます
言わなくてもわかってくれてる
もぐもぐ
イライラ
何で話してくれないんだろもしかして浮気してる～!?
…という感じで男女の価値観は根本から異なるんですね
性格が違うってことですか？
いえ脳の構造自体が違うんですよ
えー

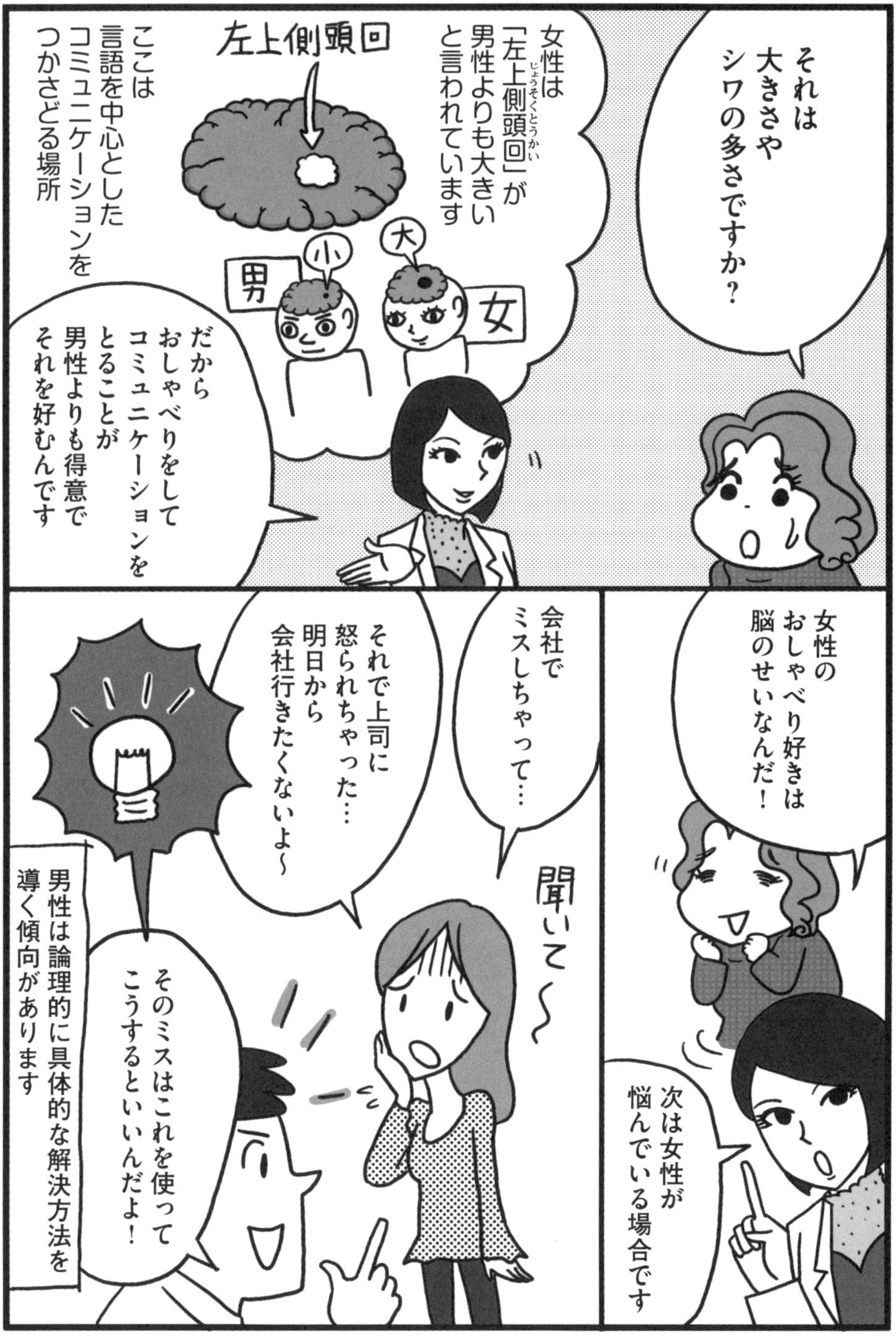
それは大きさやシワの多さですか？
女性は「左上側頭回《じょうそくとうかい》」が男性よりも大きいと言われています
左上側頭回
ここは言語を中心としたコミュニケーションをつかさどる場所
大
女
小
男
だからおしゃべりをしてコミュニケーションをとることが男性よりも得意でそれを好むんです
女性のおしゃべり好きは脳のせいなんだ！
次は女性が悩んでいる場合です
会社でミスしちゃって…
それで上司に怒られちゃった…明日から会社行きたくないよ～
聞いて～
そのミスはこれを使ってこうするといいんだよ！
男性は論理的に具体的な解決方法を導く傾向があります

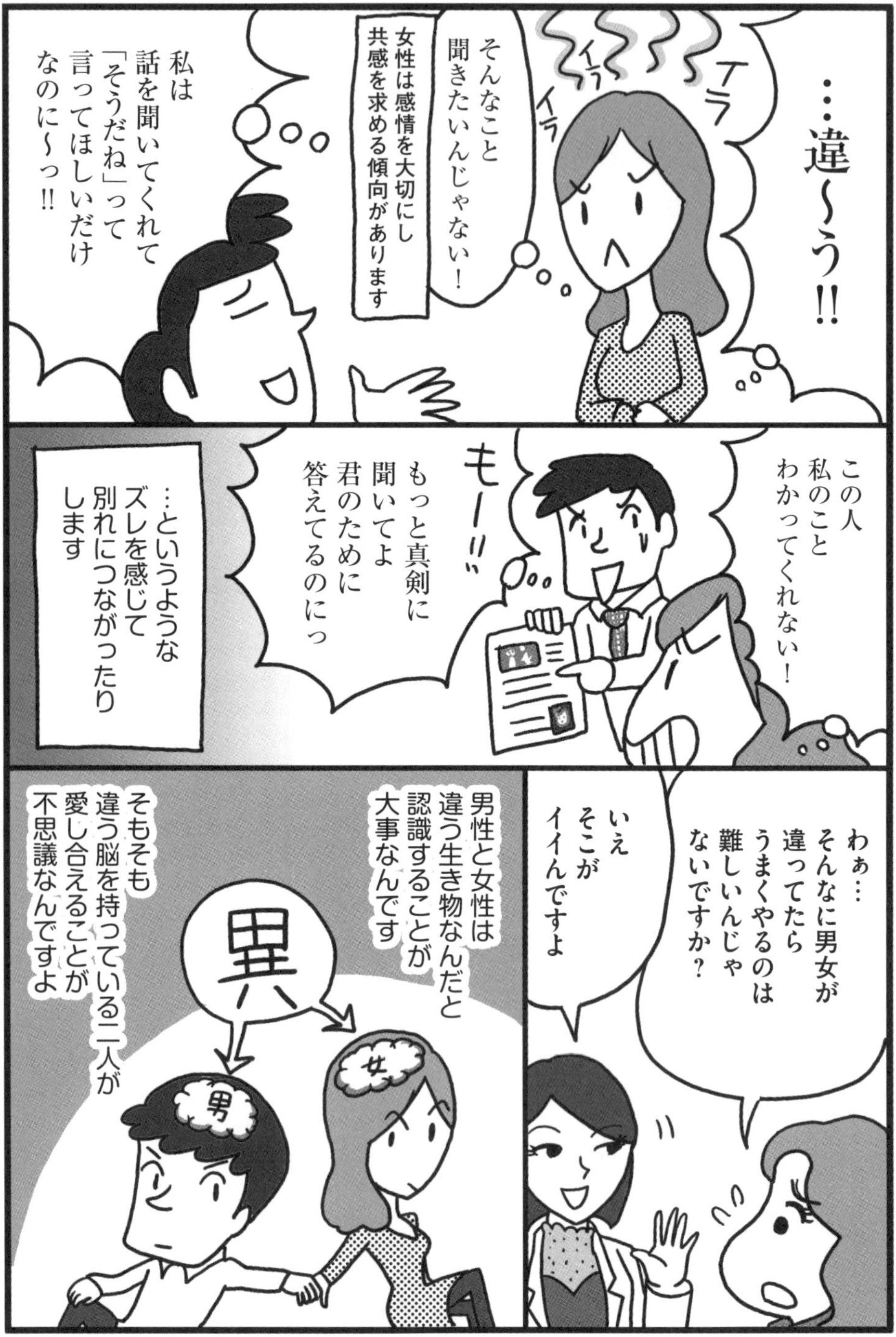
…違～う!!
イラ イラ イラ
そんなこと聞きたいんじゃない！
女性は感情を大切にし共感を求める傾向があります
私は話を聞いてくれて「そうだね」って言ってほしいだけなのに～っ!!
この人私のことわかってくれない！
もー!!
もっと真剣に聞いてよ君のために答えてるのにっ
…というようなズレを感じて別れにつながったりします
わぁ…そんなに男女が違ってたらうまくやるのは難しいんじゃないですか？
いえ そこがイイんですよ
男性と女性は違う生き物なんだと認識することが大事なんです
異
男
女
そもそも違う脳を持っている二人が愛し合えることが不思議なんですよ

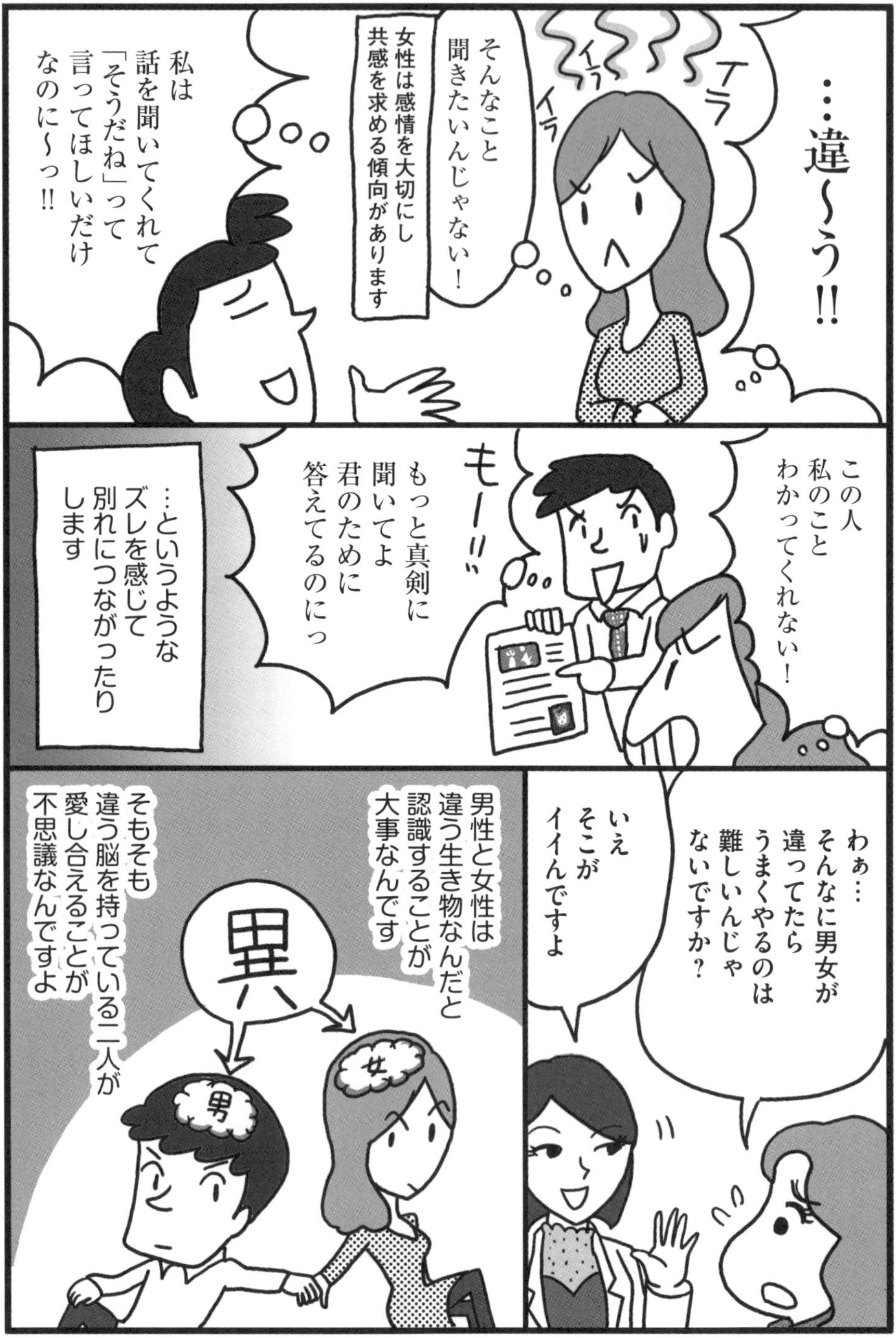

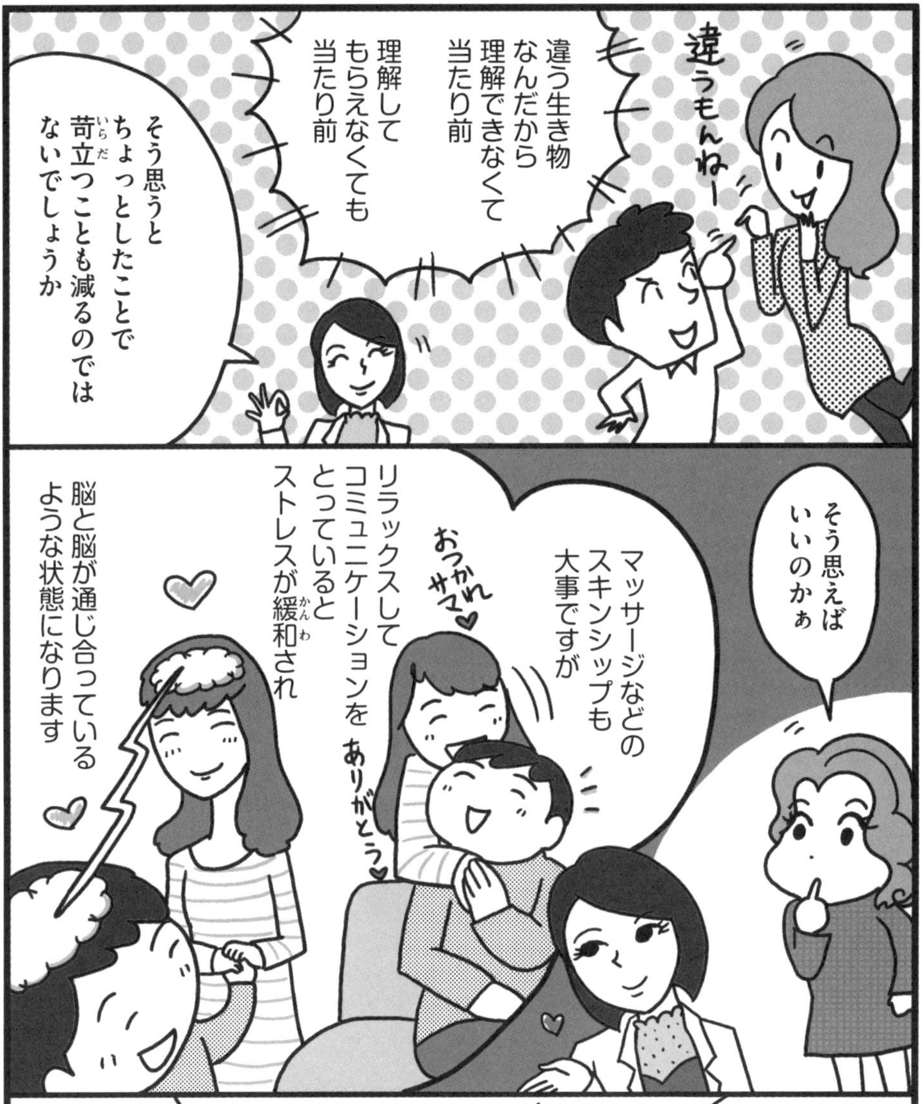
違うもんねー
違う生き物なんだから理解できなくて当たり前
理解してもらえなくても当たり前
そう思うとちょっとしたことで苛立《いらだ》つことも減るのではないでしょうか
そう思えばいいのかぁ
マッサージなどのスキンシップも大事ですが
おつかれサマ♡
リラックスしてコミュニケーションをとっているとストレスが緩和《かんわ》され
ありがとう♡
脳と脳が通じ合っているような状態になります
でも先生！長年連れ添うとマンネリになるんじゃないですか～
すぐあきちゃうの。
ホラ
脳って飽きやすいから…

ときめきが減っても人として尊敬し合える間柄《あいだがら》になることが重要なんだと思います
ドーパミンが出なくなっても相手が好きならセロトニンやオキシトシンが出て安心や幸せを感じられます
一番は相手への思いやりを持ち続けること
それがお互いを尊敬し慈《いつく》しんでいける秘けつなのかもしれませんね
わぁ！そういう関係って素敵です！
さゆり早く次の恋愛したくなってきました〜っ
私もーっ
まずはイメージよ！

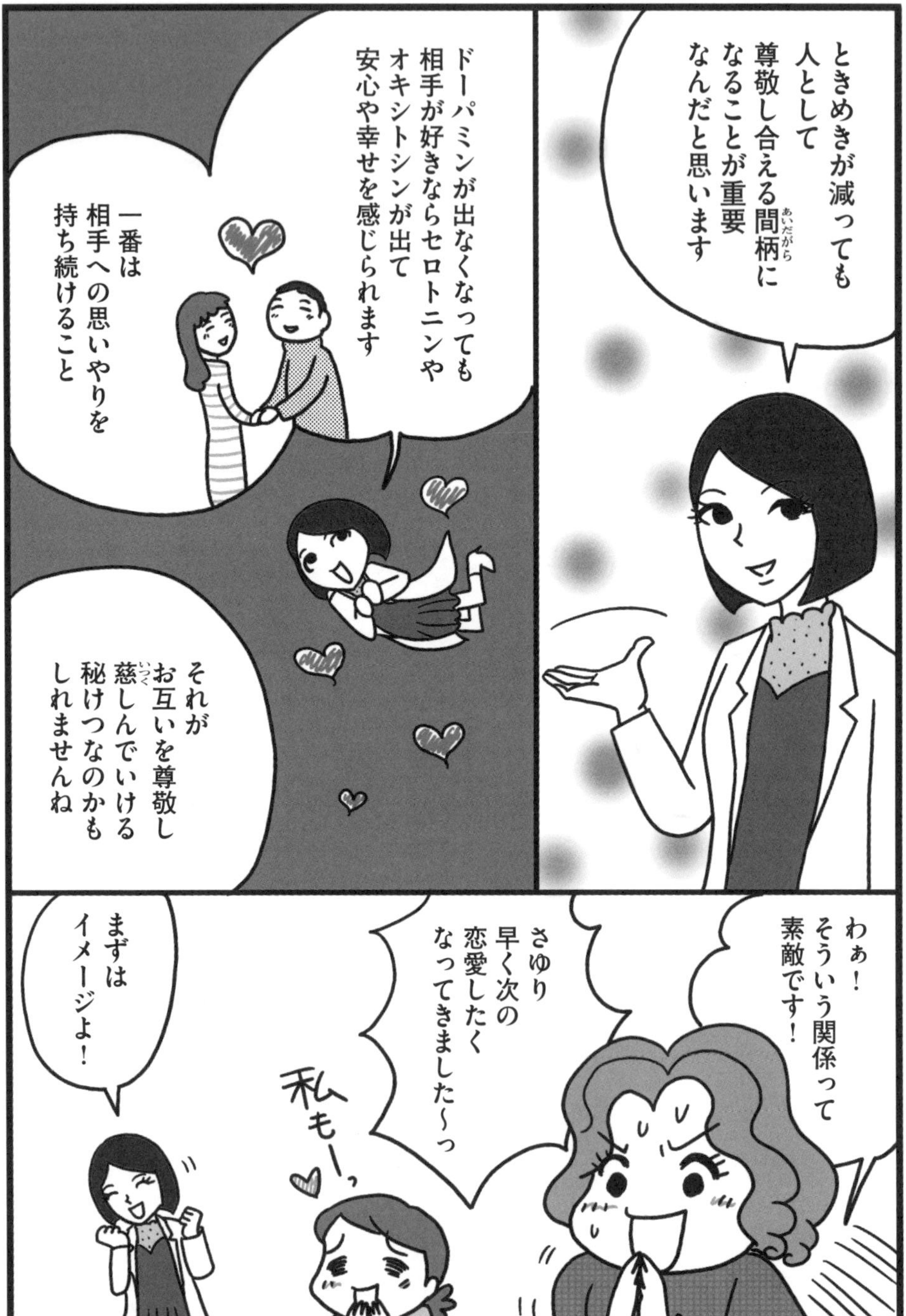

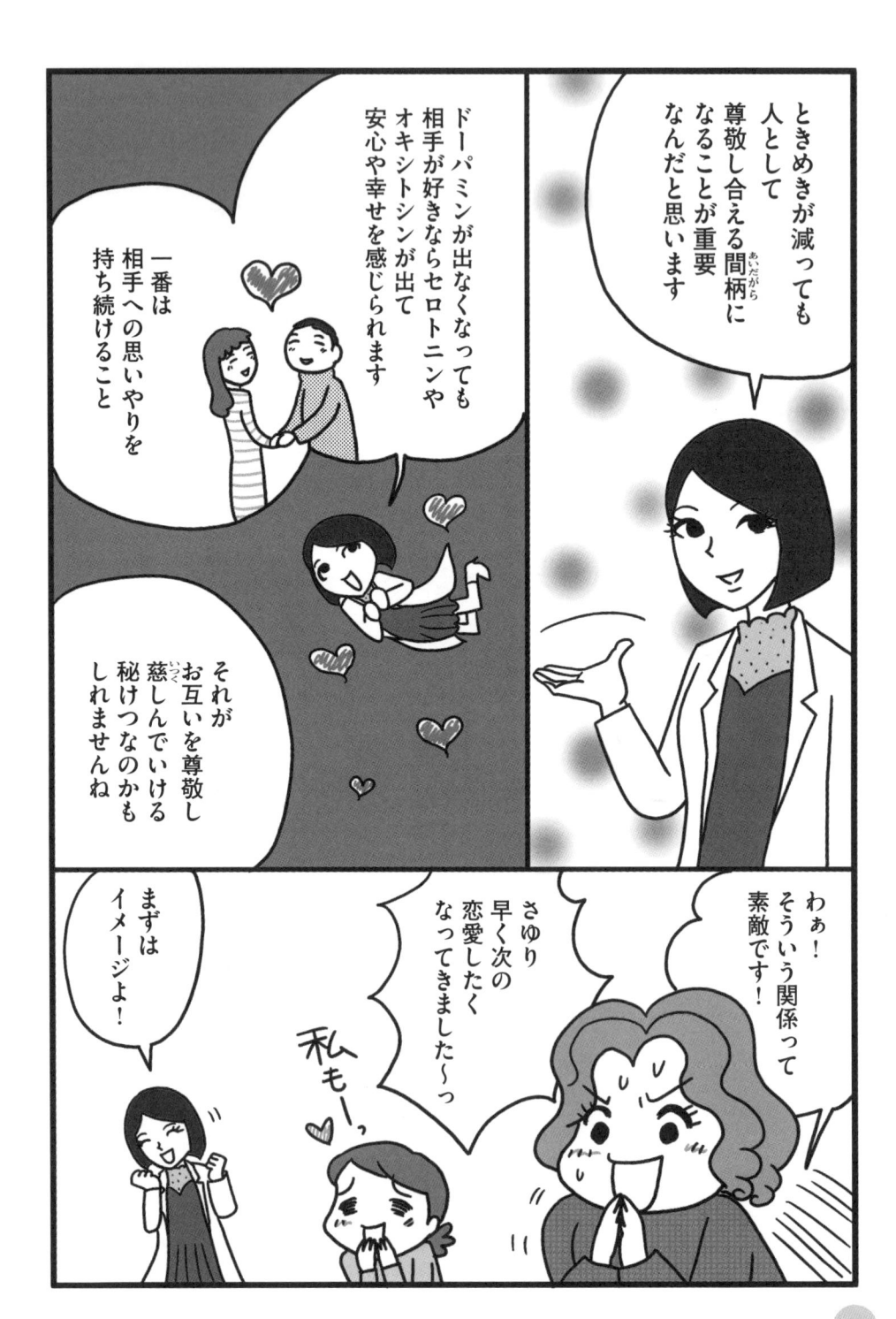

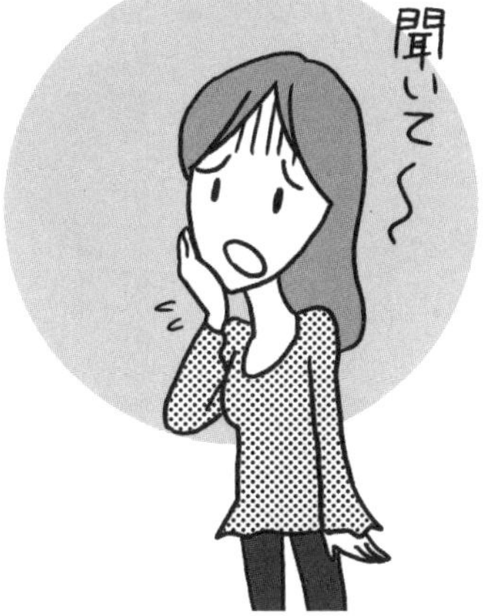
聞いて〜

イケメンなのにモテないのはなぜ？

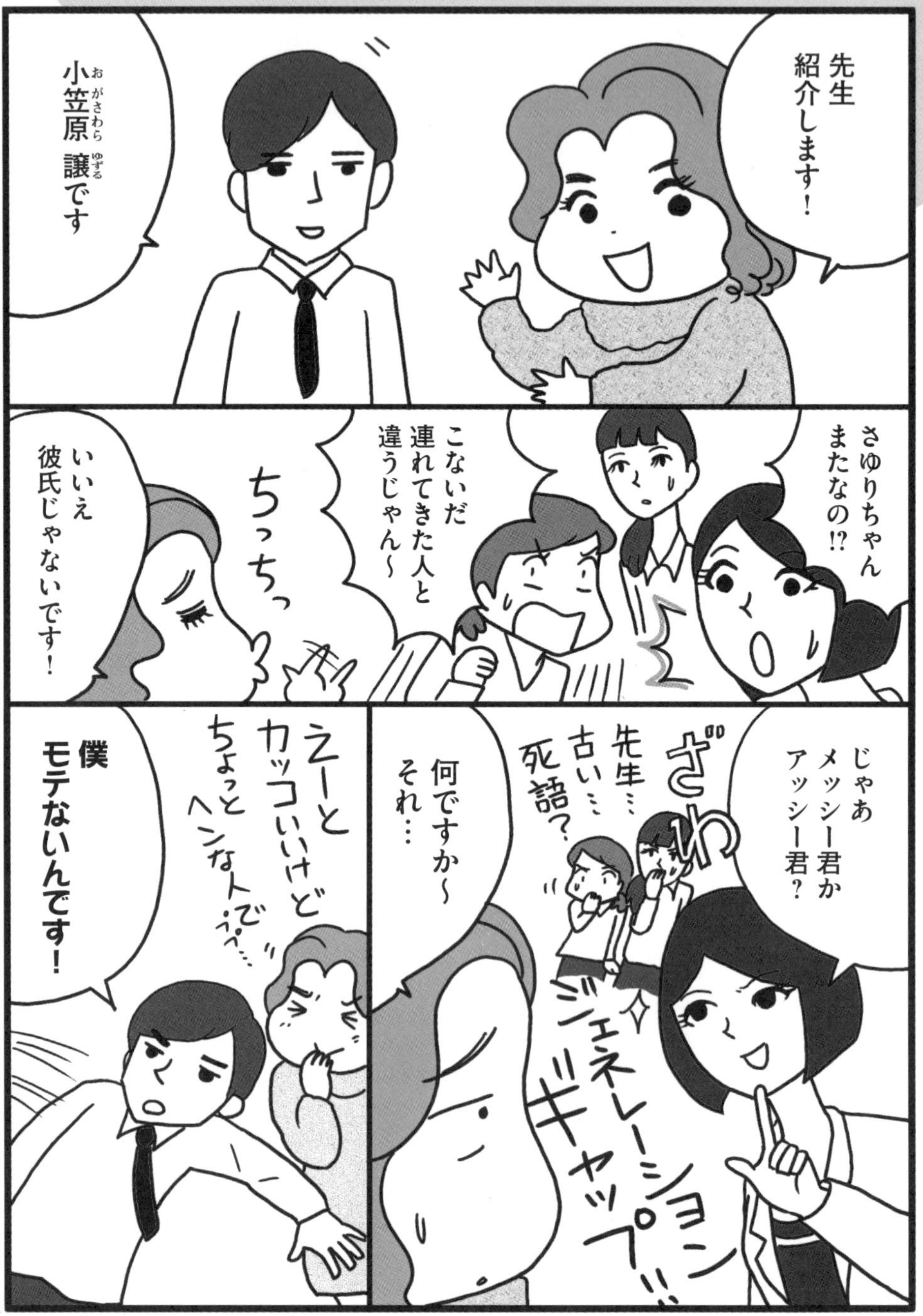
先生 紹介します！
小笠原《おがさわら》 譲《ゆずる》です
さゆりちゃん またなの!?
こないだ 連れてきた人と 違うじゃん～
ちっちっ
いいえ 彼氏じゃないです！
じゃあ メッシー君か アッシー君？
ざわ
先生… 古い… 死語？
何ですか～ それ…
ジェネレーションギャップ!!
えーと カッコいいけど ちょっと ヘンな人で
僕 モテないんです！

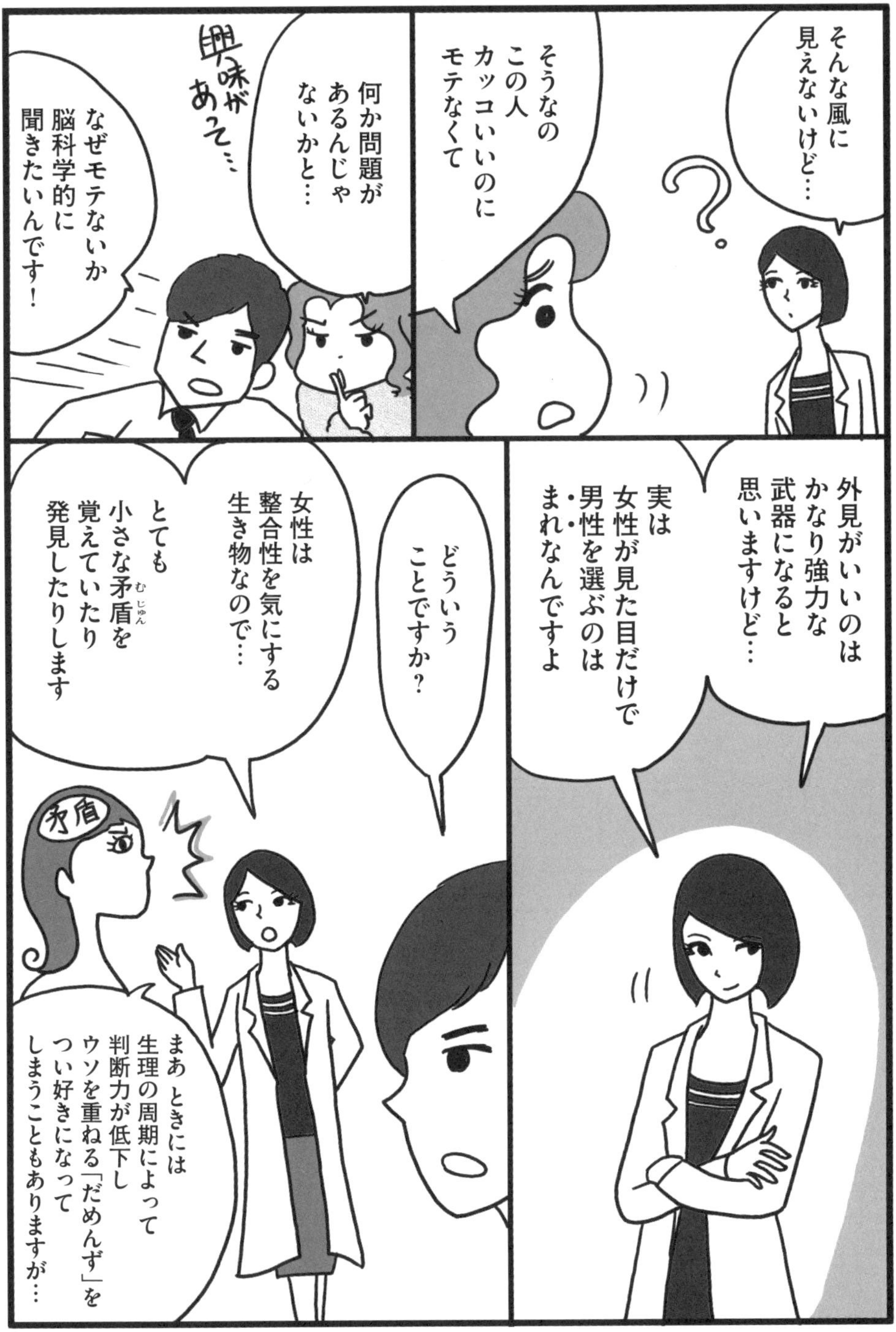

そんな風に見えないけど…
そうなのこの人カッコいいのにモテなくて
何か問題があるんじゃないかと…
興味があって…
なぜモテないか脳科学的に聞きたいんです！
外見がいいのはかなり強力な武器になると思いますけど…
実は女性が見た目だけで男性を選ぶのはまれなんですよ
どういうことですか？
女性は整合性を気にする生き物なので…
とても小さな矛盾《むじゅん》を覚えていたり発見したりします
矛盾
まあときには生理の周期によって判断力が低下しウソを重ねる「だめんず」をつい好きになってしまうこともありますが…

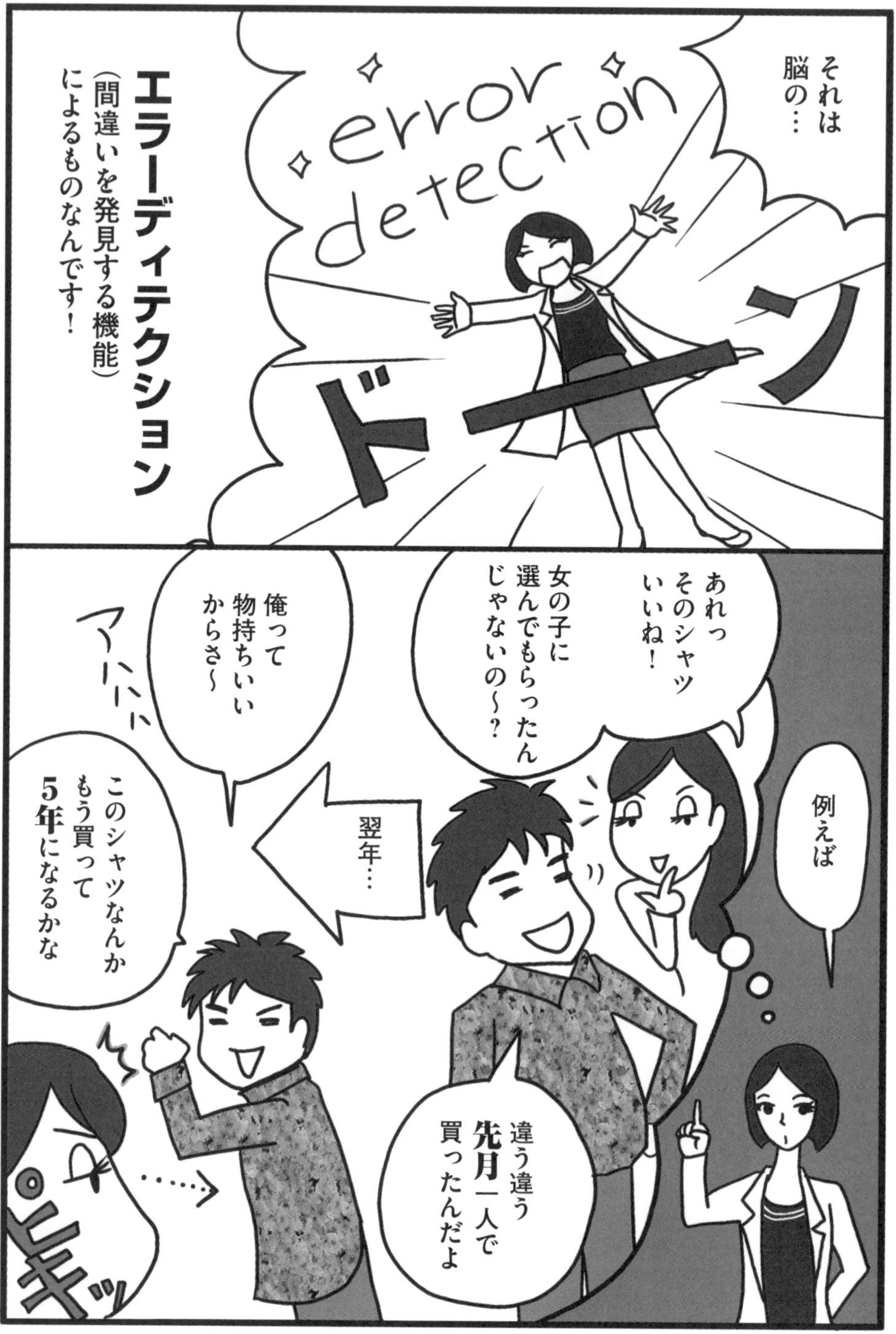
それは
脳の…
error
detection
ドーン
エラーディテクション
（間違いを発見する機能）
によるものなんです！
例えば
あれっ
そのシャツ
いいね！
女の子に
選んでもらったん
じゃないの～？
違う違う
先月一人で
買ったんだよ
翌年…
俺って
物持ちいい
からさ～
アハハハ
このシャツなんか
もう買って
5年になるかな
ピキッ

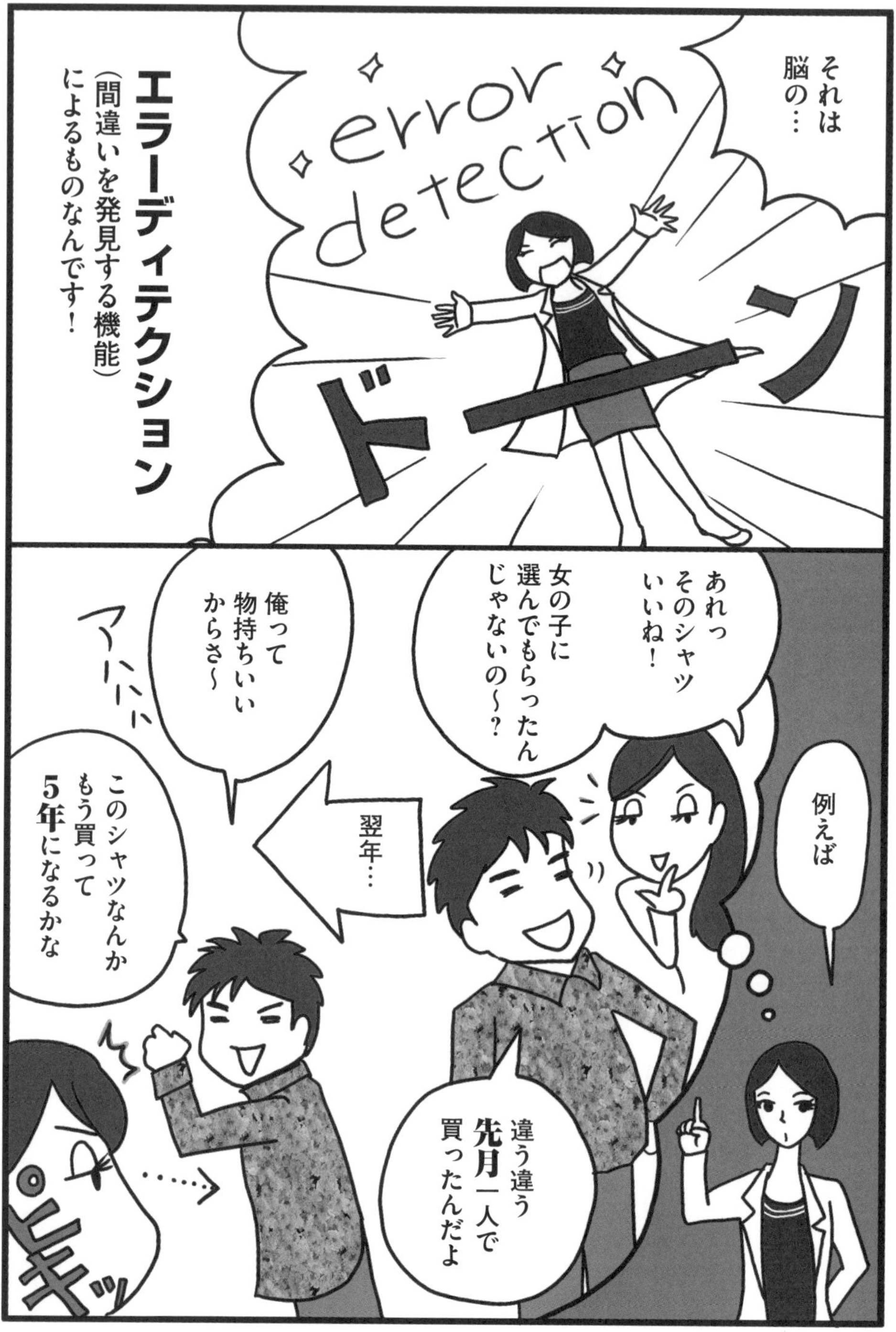

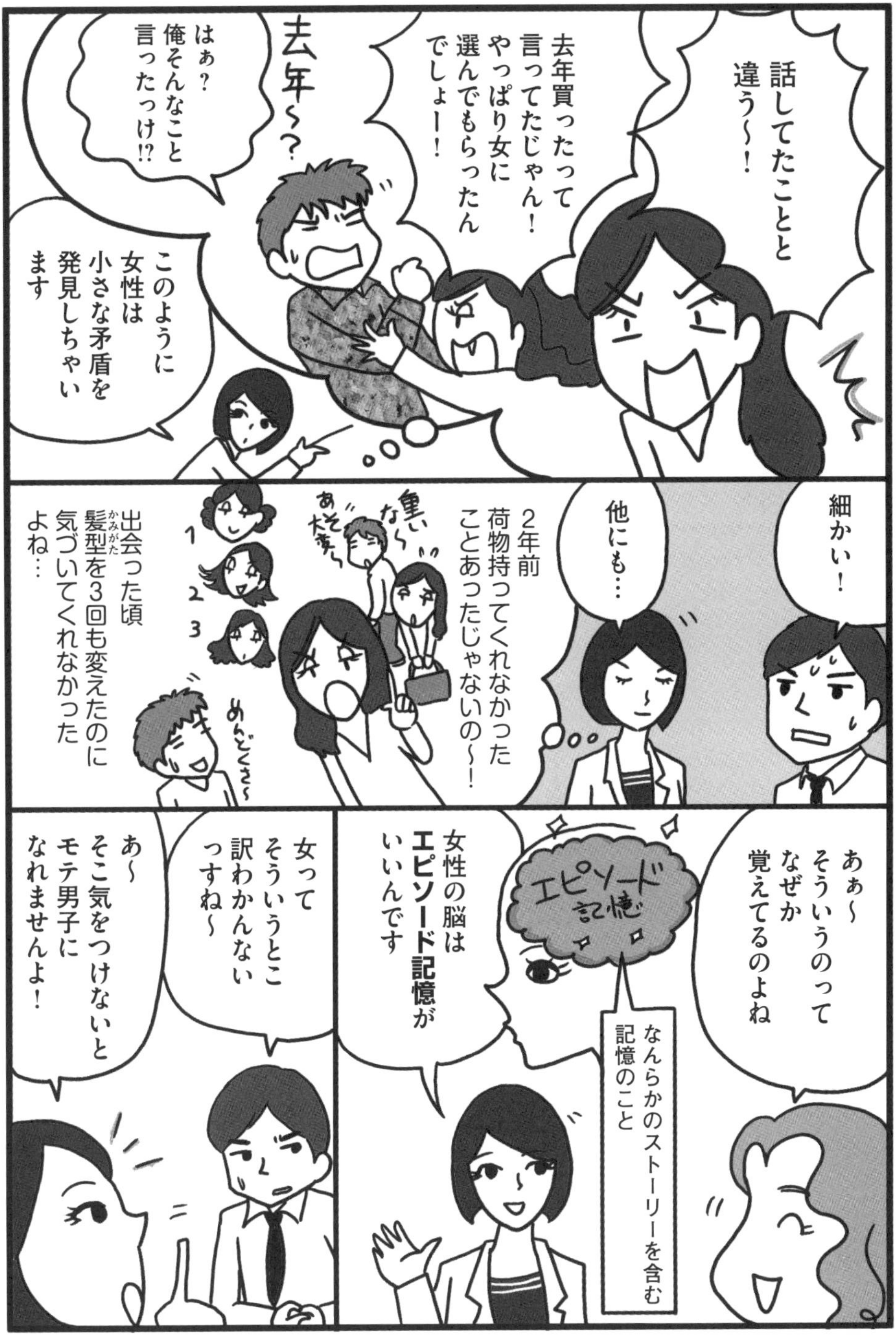
話してたことと違う〜！
去年買ったって言ってたじゃん！やっぱり女に選んでもらったんでしょー！
去年〜？
はぁ？俺そんなこと言ったっけ!?
このように女性は小さな矛盾を発見しちゃいます
細かい！
他にも…
2年前荷物持ってくれなかったことあったじゃないの〜！
重いなら〜
あそ大変〜
1
2
3
出会った頃髪型《かみがた》を3回も変えたのに気づいてくれなかったよね…
めんどくさ〜
あぁ〜そういうのってなぜか覚えてるのよね
エピソード記憶
女性の脳は**エピソード記憶**がいいんです
なんらかのストーリーを含む記憶のこと
女ってそういうとこ訳わかんないっすね〜
あ〜そこ気をつけないとモテ男子になれませんよ！

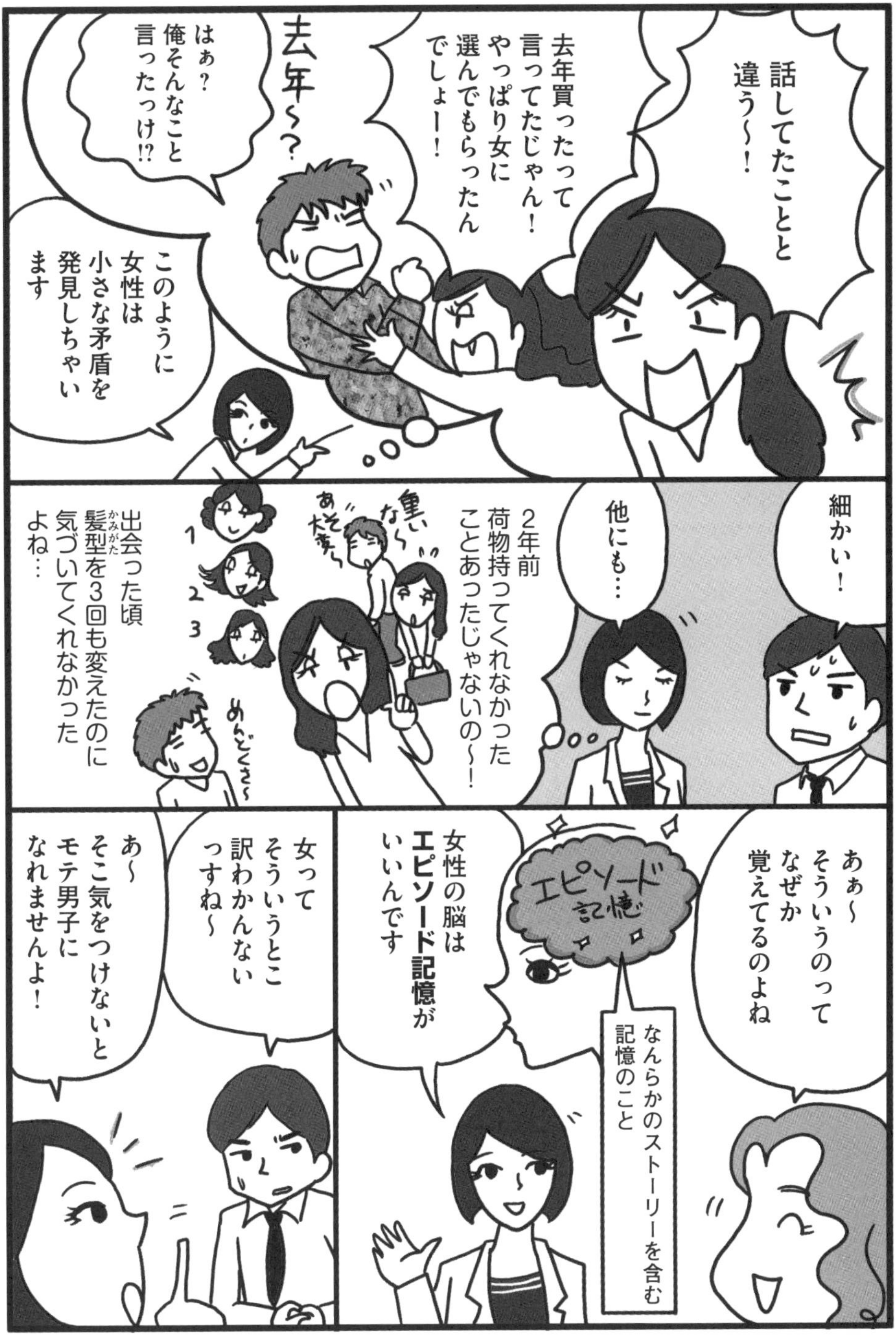

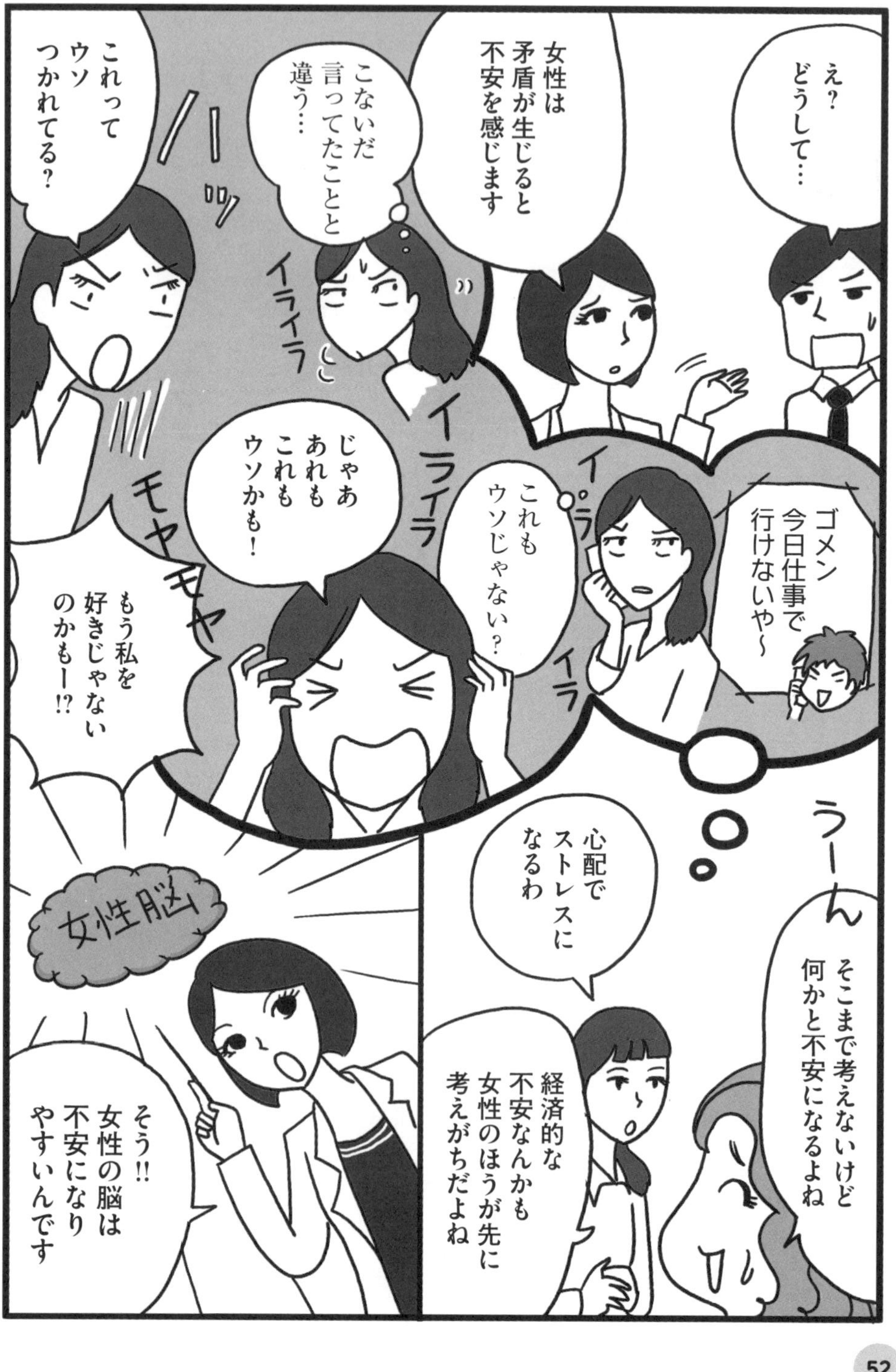
え？どうして…
女性は矛盾が生じると不安を感じます
こないだ言ってたことと違う…
イライラ
これってウソつかれてる？
ゴメン今日仕事で行けないや〜
これもウソじゃない？
イライラ
じゃああれもこれもウソかも！
モヤモヤ
もう私を好きじゃないのかもー!?
うーん
そこまで考えないけど何かと不安になるよね
心配でストレスになるわ
経済的な不安なんかも女性のほうが先に考えがちだよね
女性脳
そう!! 女性の脳は不安になりやすいんです

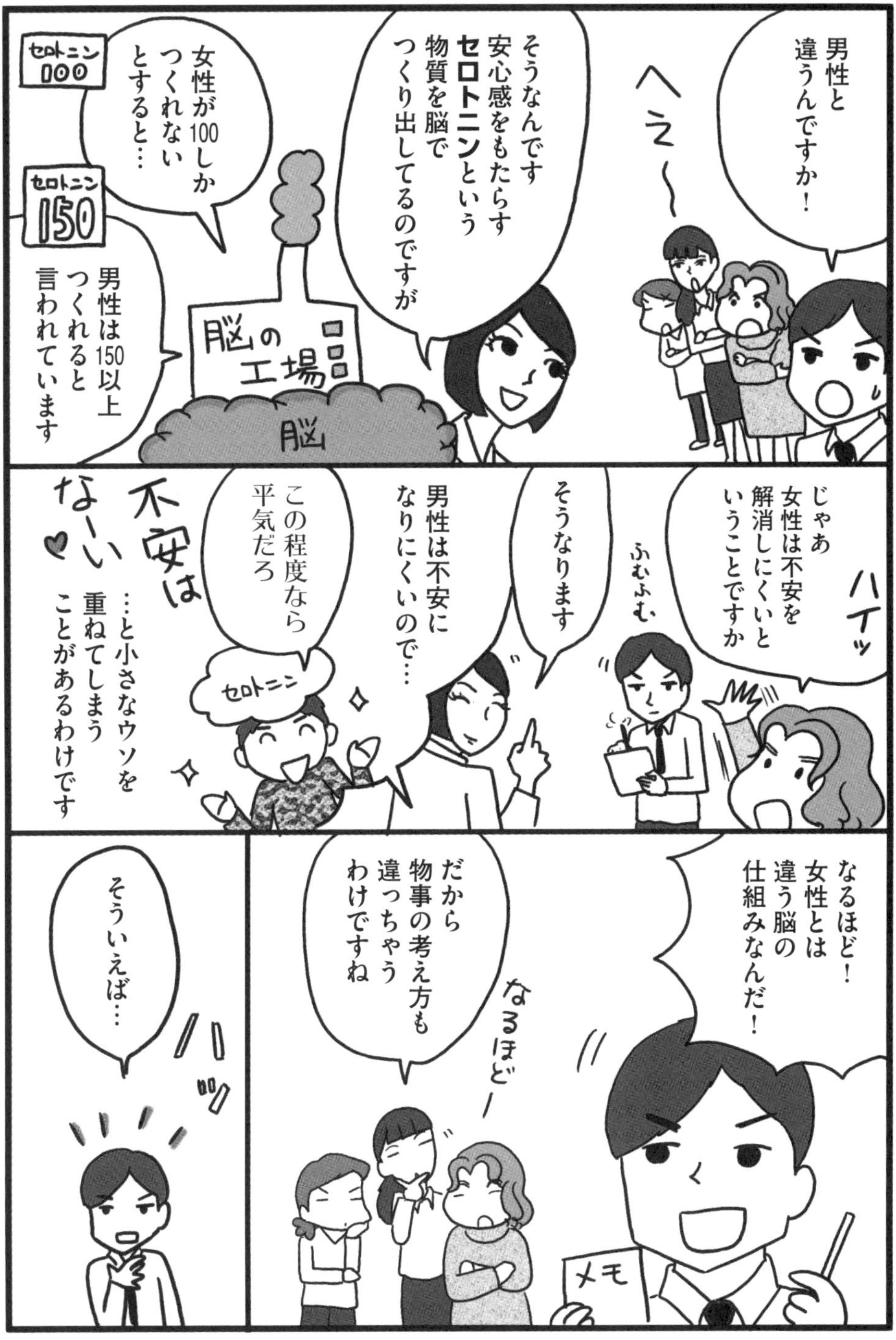
男性と違うんですか！
へえ〜
そうなんです安心感をもたらすセロトニンという物質を脳でつくり出してるのですが
脳の工場
脳
女性が100しかつくれないとすると…
セロトニン100
セロトニン150
男性は150以上つくれると言われています
じゃあ女性は不安を解消しにくいということですか
ハイッ
ふむふむ
そうなります
男性は不安になりにくいので…
セロトニン
この程度なら平気だろ
不安はな〜い
…と小さなウソを重ねてしまうことがあるわけです
なるほど！女性とは違う脳の仕組みなんだ！
メモ
なるほど〜
だから物事の考え方も違っちゃうわけですね
そういえば…

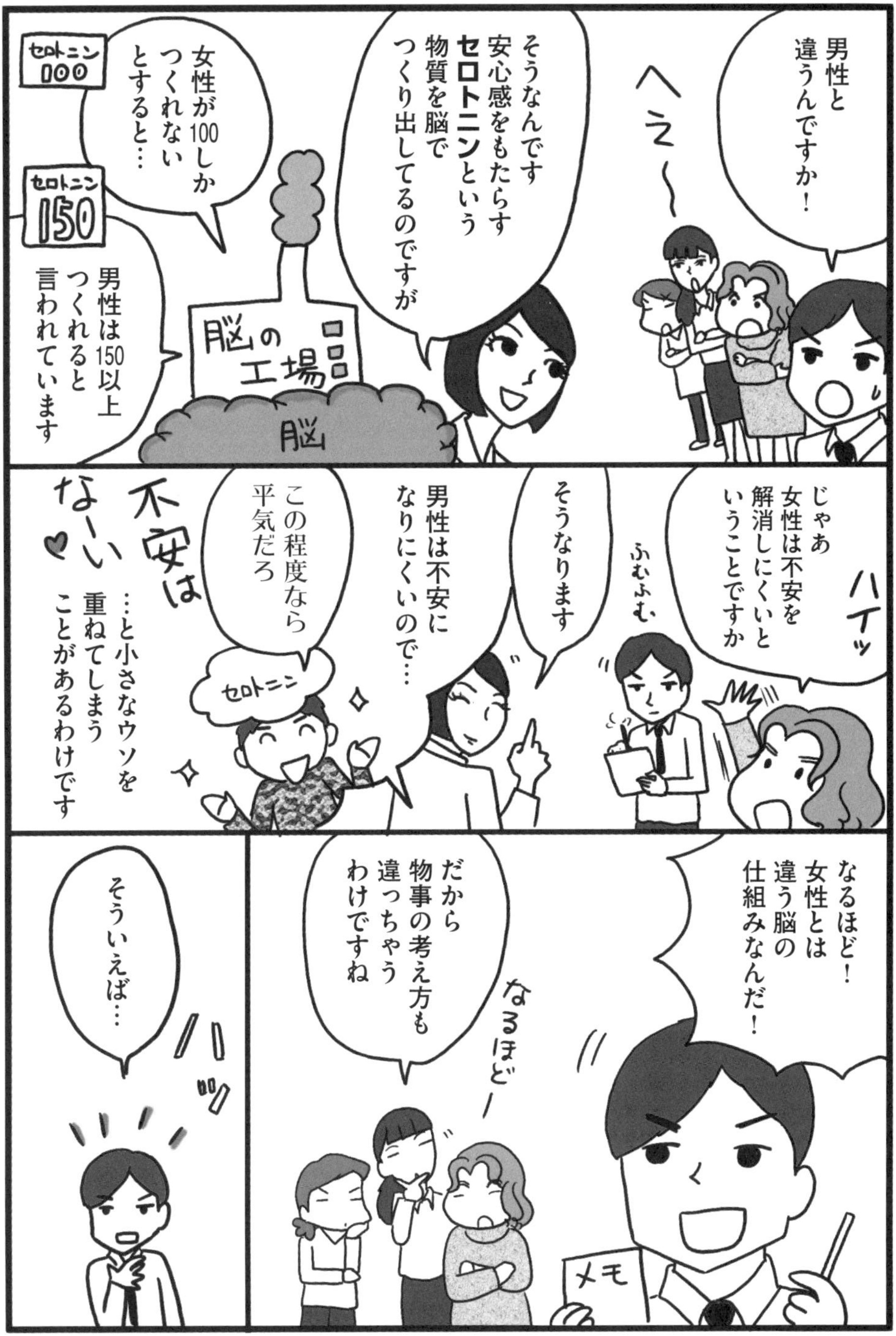

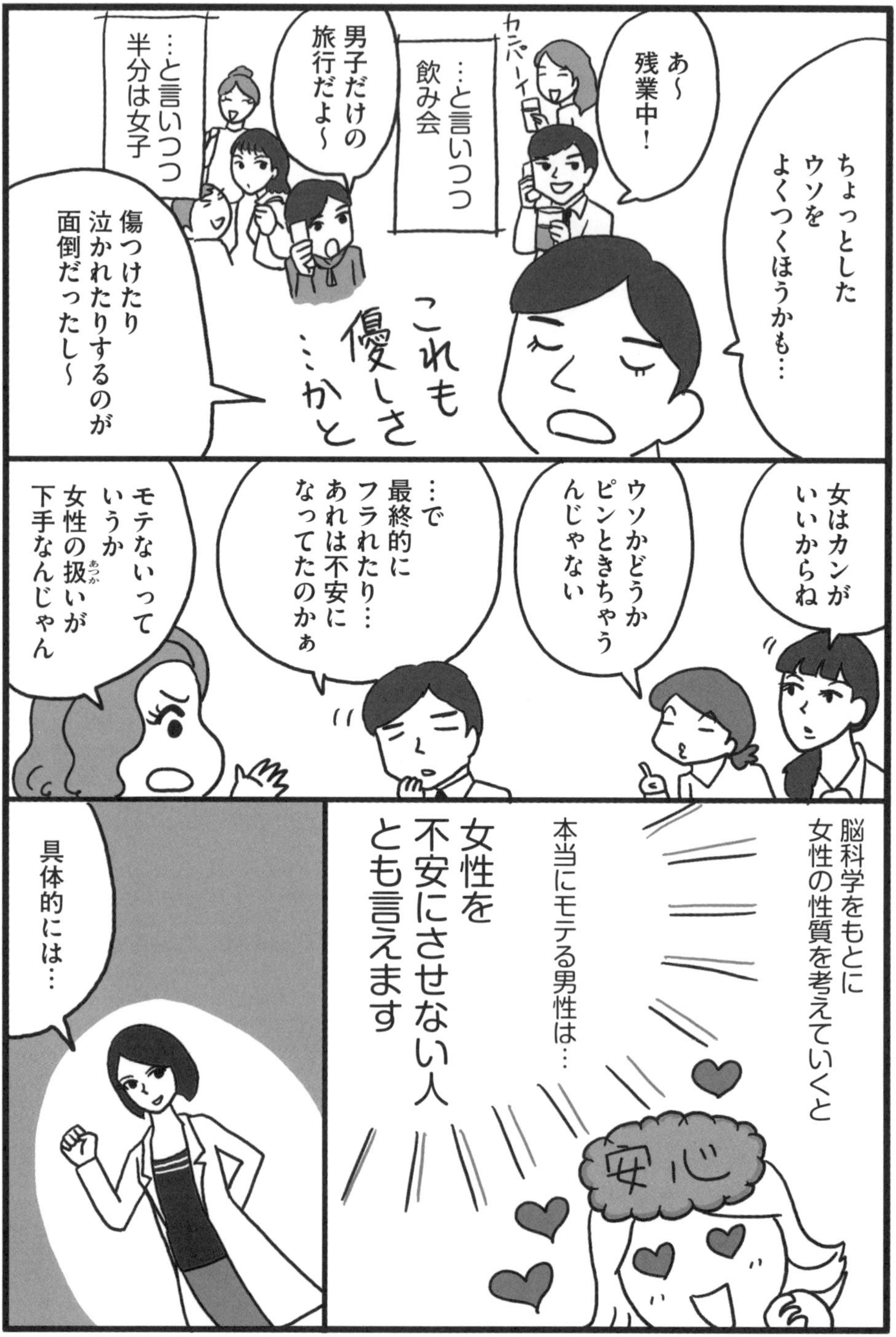
ちょっとしたウソをよくつくほうかも…
あ〜残業中！
カンパーイ
…と言いつつ飲み会
男子だけの旅行だよ〜
…と言いつつ半分は女子
これも優しさ…かと
傷つけたり泣かれたりするのが面倒だったし〜
女はカンがいいからね
ウソかどうかピンときちゃうんじゃない
…で最終的にフラれたり…あれは不安になってたのかぁ
モテないっていうか女性の扱《あつか》いが下手なんじゃん
脳科学をもとに女性の性質を考えていくと
本当にモテる男性は…
女性を不安にさせない人とも言えます
安心
具体的には…

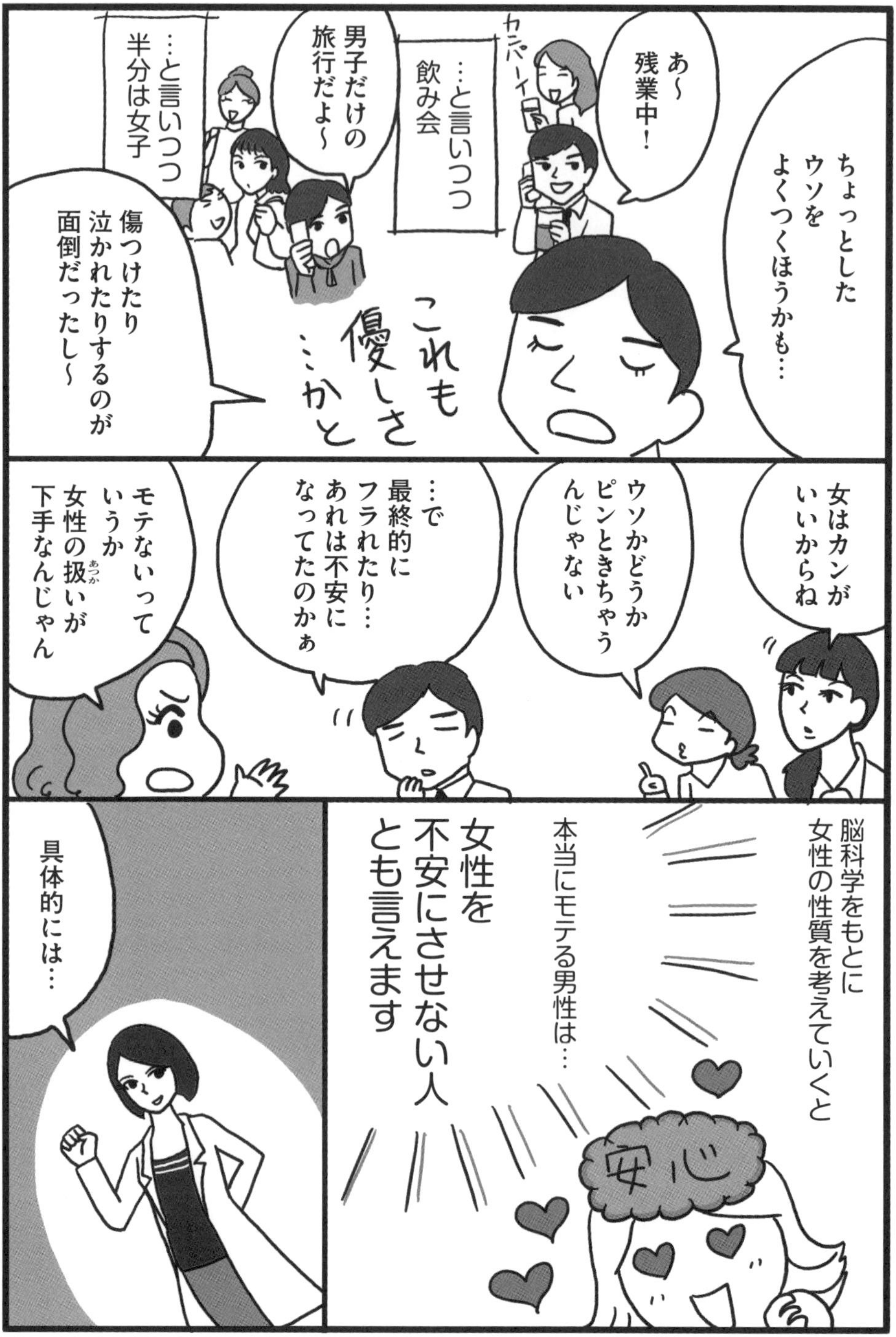

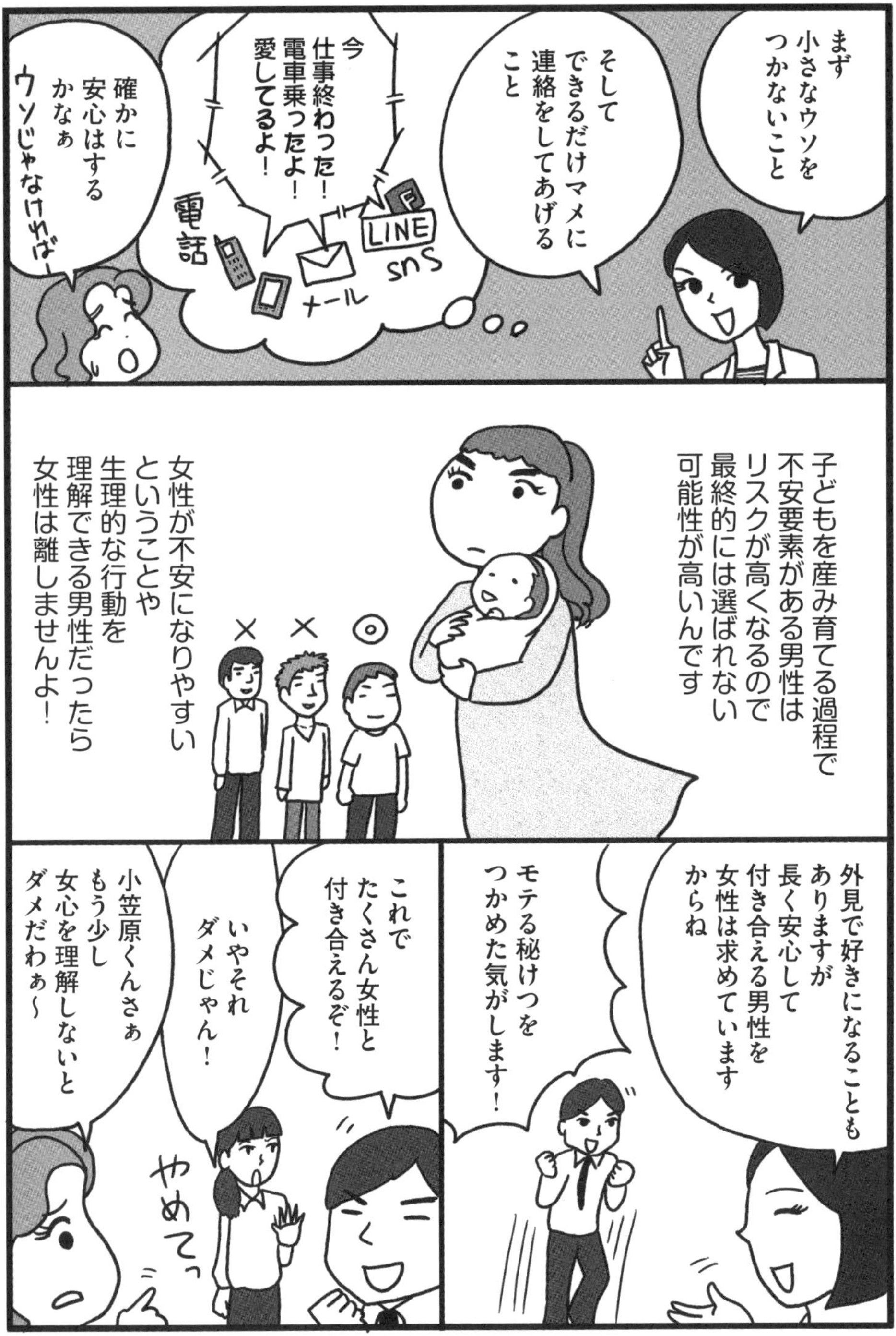
まず
小さなウソを
つかないこと
そして
できるだけマメに
連絡をしてあげる
こと
今
仕事終わった！
電車乗ったよ！
愛してるよ！
電話
メール
LINE
SNS
確かに
安心はする
かなぁ
ウソじゃなければ～
子どもを産み育てる過程で
不安要素がある男性は
リスクが高くなるので
最終的には選ばれない
可能性が高いんです
女性が不安になりやすい
ということや
生理的な行動を
理解できる男性だったら
女性は離しませんよ！
外見で好きになることも
ありますが
長く安心して
付き合える男性を
女性は求めています
からね
モテる秘けつを
つかめた気がします！
これで
たくさん女性と
付き合えるぞ！
いやそれ
ダメじゃん！
やめてっ
小笠原くんさぁ
もう少し
女心を理解しないと
ダメだわぁ～

男性をひきつける外見は？

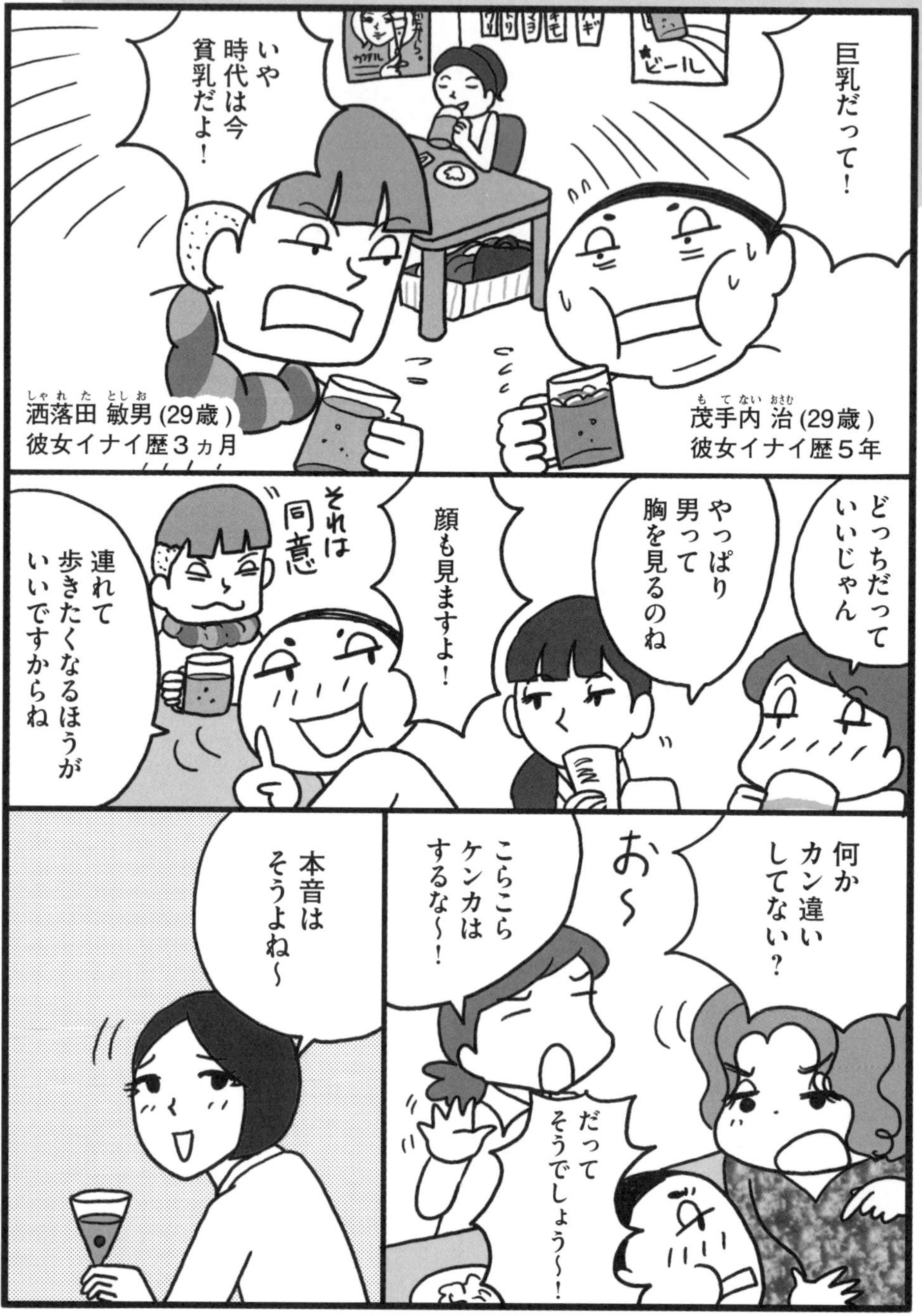
巨乳だって！
ビール
いや時代は今貧乳だよ！
茂手内《もてない》 治《おさむ》 (29歳)
彼女イナイ歴５年
洒落田《しゃれた》 敏男《としお》 (29歳)
彼女イナイ歴３ヵ月
どっちだっていいじゃん
やっぱり男って胸を見るのね
顔も見ますよ！
それは同意
連れて歩きたくなるほうがいいですからね
何かカン違いしてない？
お～
こらこらケンカはするな～！
だってそうでしょう～！
本音はそうよね～

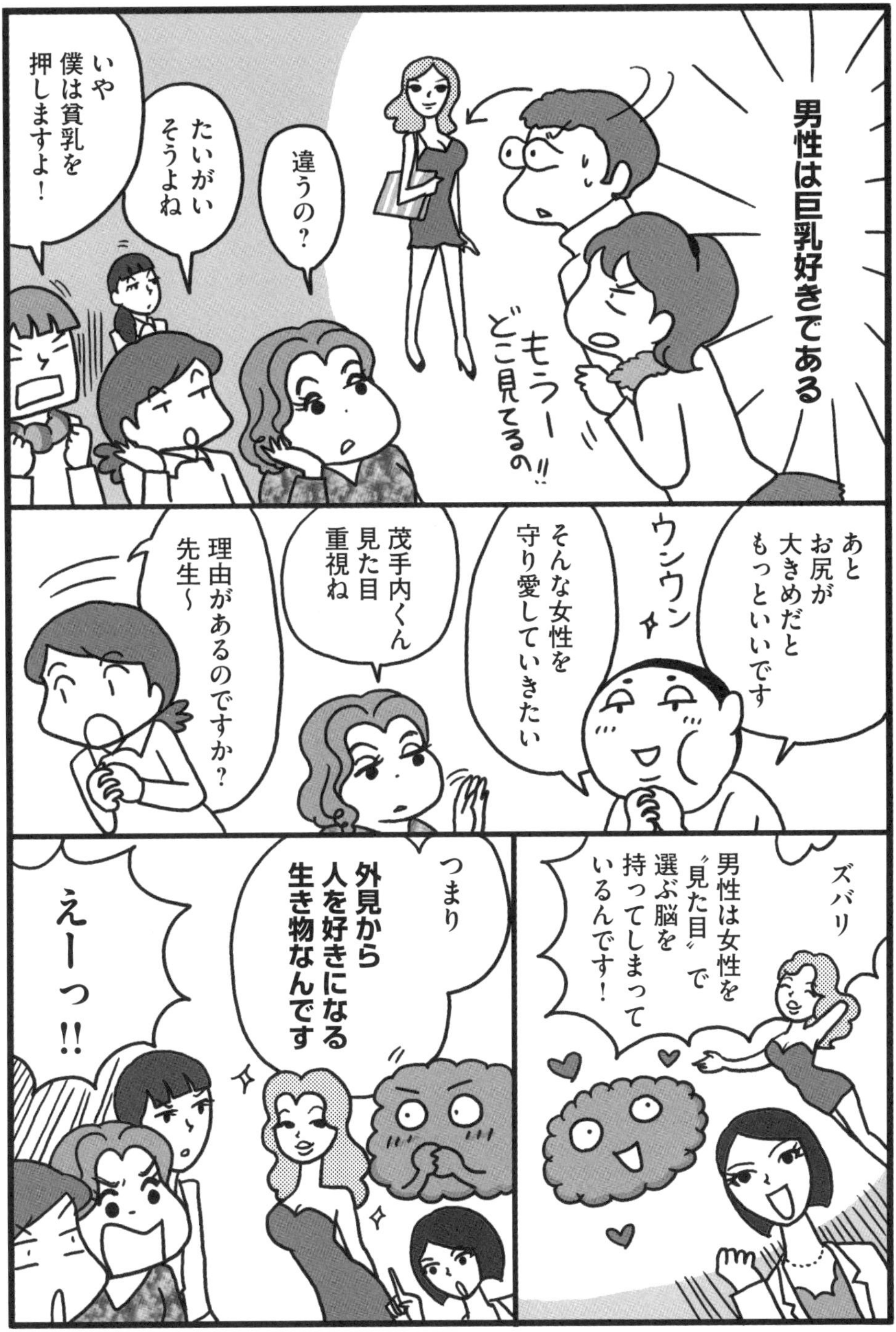

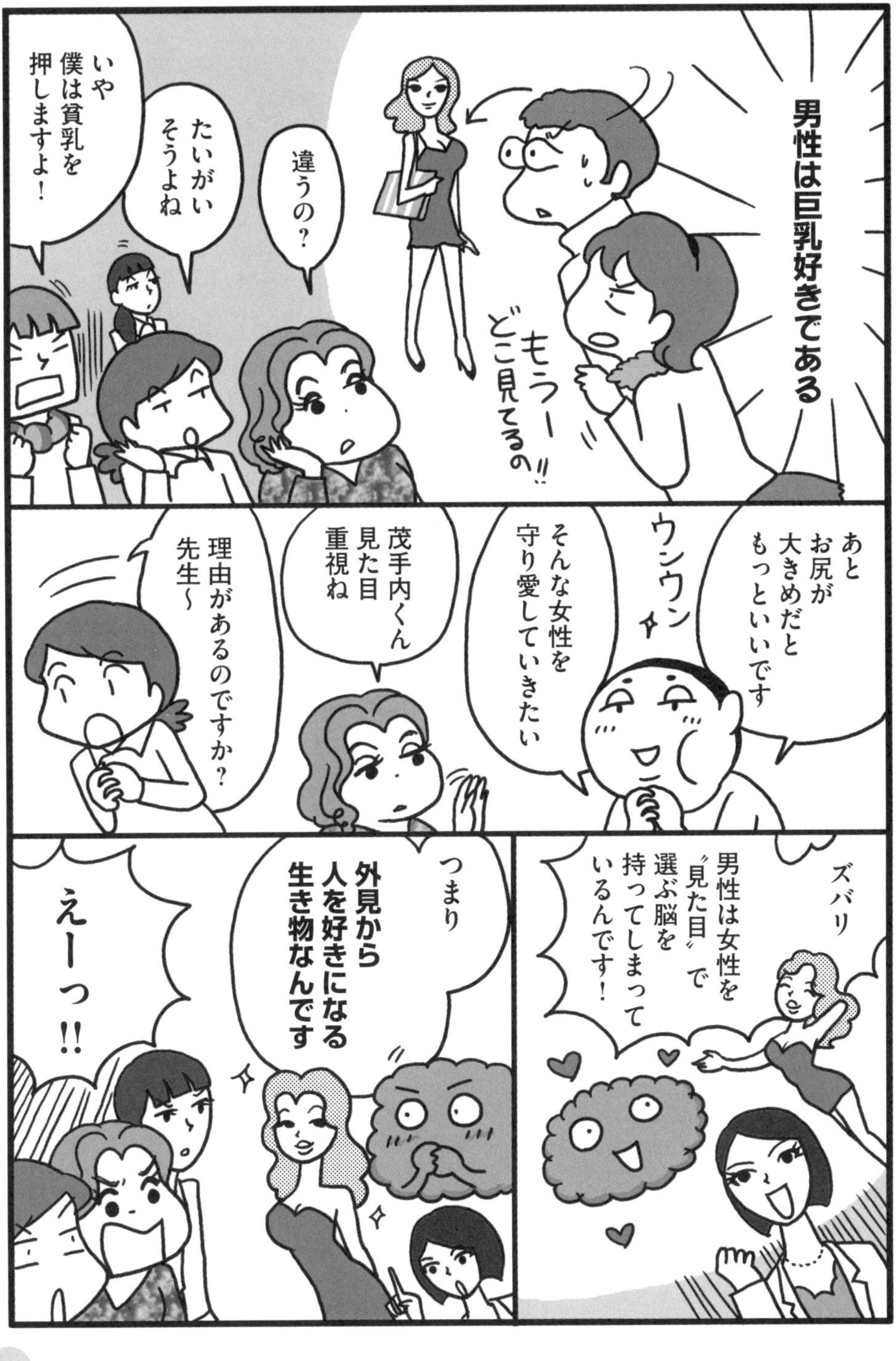

男性は巨乳好きである
もうーどこ見てるの!!
違うの?
たいがい そうよね
いや 僕は貧乳を 押しますよ!
あと お尻が 大きめだと もっといいです
ウンウン
そんな女性を 守り愛していきたい
茂手内くん 見た目 重視ね
理由があるのですか? 先生～
ズバリ
男性は女性を 〝見た目〟で 選ぶ脳を 持ってしまって いるんです!
つまり
外見から 人を好きになる 生き物なんです
えーっ!!

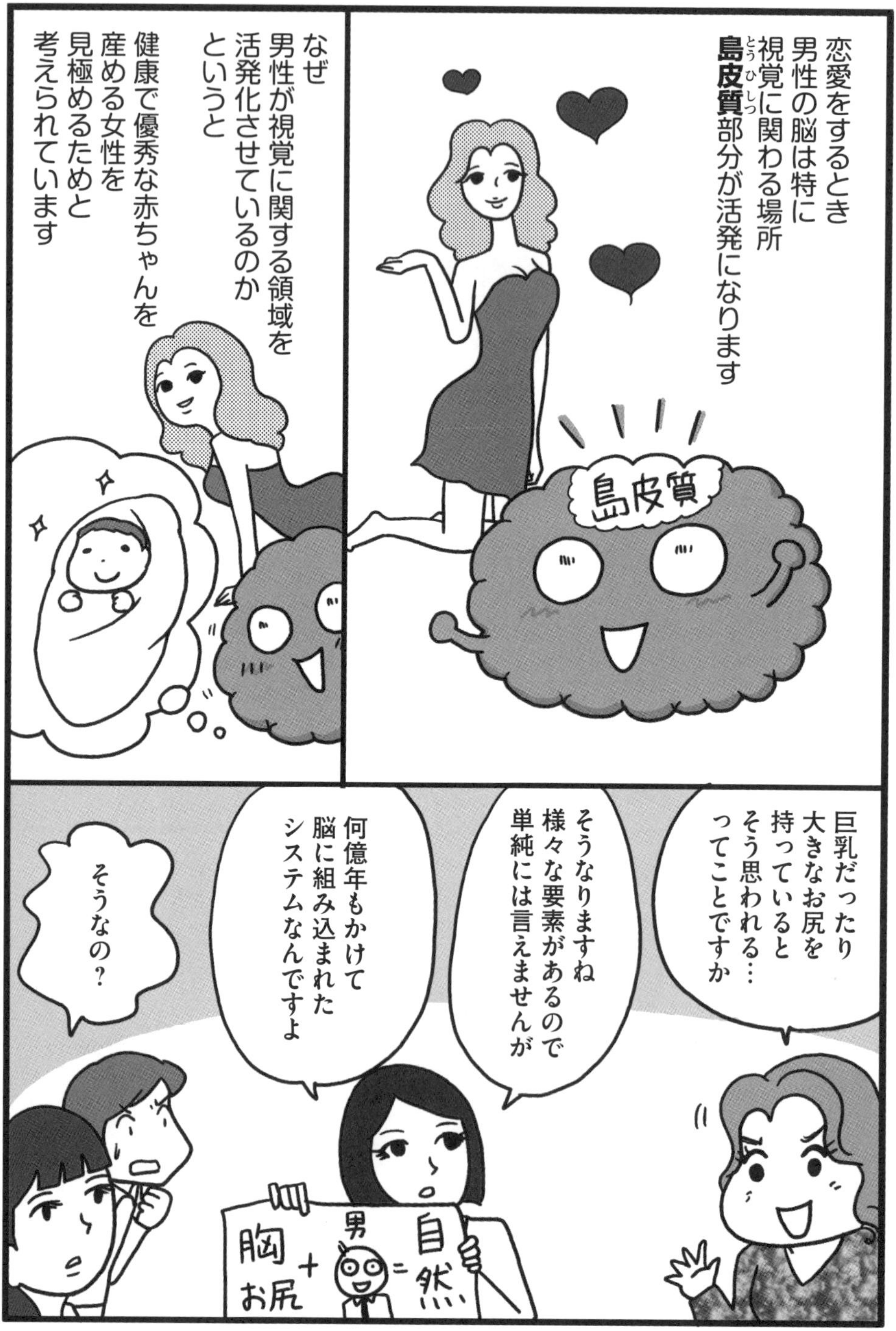
恋愛をするとき男性の脳は特に視覚に関わる場所島皮質《とうひしつ》部分が活発になります
島皮質
なぜ男性が視覚に関する領域を活発化させているのかというと健康で優秀な赤ちゃんを産める女性を見極めるためと考えられています
巨乳だったり大きなお尻を持っているとそう思われる…ってことですか
そうなりますね様々な要素があるので単純には言えませんが
何億年もかけて脳に組み込まれたシステムなんですよ
そうなの？
胸 お尻 + 男 = 自然

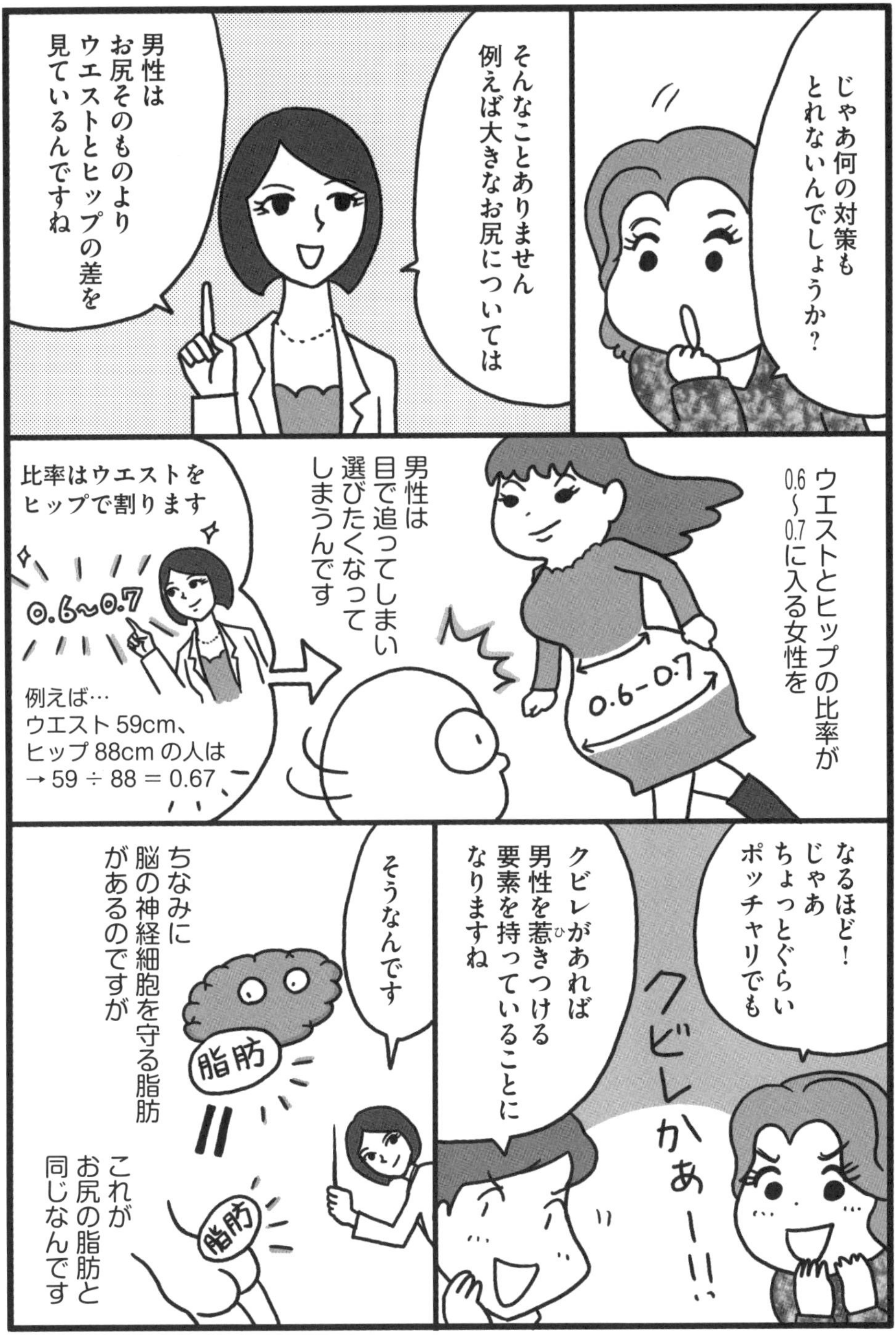
じゃあ何の対策も
とれないんでしょうか？
そんなことありません
例えば大きなお尻については
男性は
お尻そのものより
ウエストとヒップの差を
見ているんですね
ウエストとヒップの比率が
0.6〜0.7に入る女性を
0.6-0.7
男性は
目で追ってしまい
選びたくなってしまうんです
比率はウエストを
ヒップで割ります
0.6~0.7
例えば…
ウエスト59cm、
ヒップ88cmの人は
→59÷88＝0.67
なるほど！
じゃあ
ちょっとぐらい
ポッチャリでも
クビレがあれば
男性を惹《ひ》きつける
要素を持っていることに
なりますね
クビレかぁー!!
そうなんです
ちなみに
脳の神経細胞を守る脂肪
があるのですが
脂肪
＝
脂肪
これが
お尻の脂肪と
同じなんです

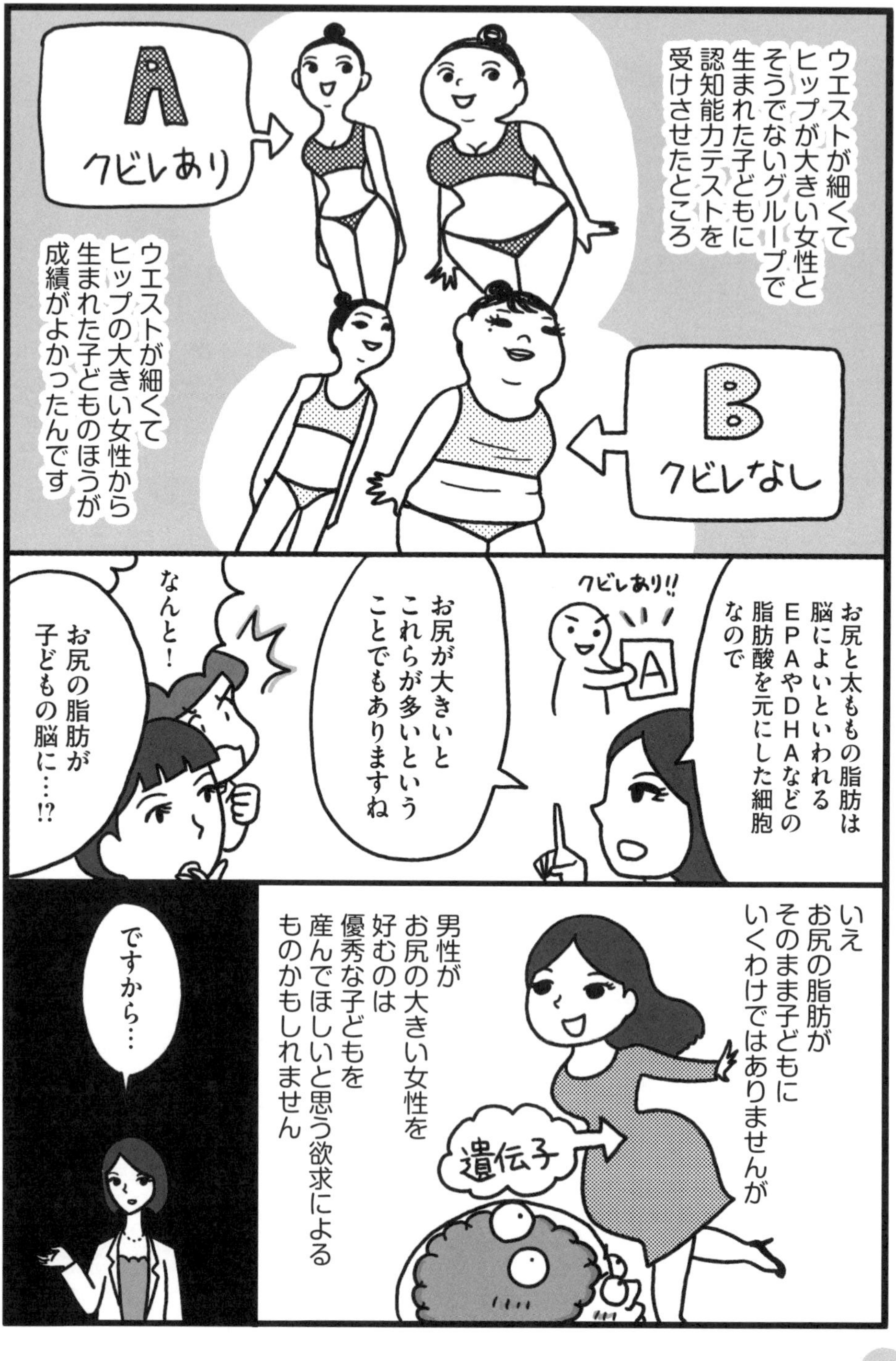
ウエストが細くてヒップが大きい女性とそうでないグループで生まれた子どもに認知能力テストを受けさせたところ
A
クビレあり
B
クビレなし
ウエストが細くてヒップの大きい女性から生まれた子どものほうが成績がよかったんです
お尻と太ももの脂肪は脳によいといわれるEPAやDHAなどの脂肪酸を元にした細胞なので
クビレあり!!
A
お尻が大きいとこれらが多いということでもありますね
なんと!
お尻の脂肪が子どもの脳に…!?
いえお尻の脂肪がそのまま子どもにいくわけではありませんが
遺伝子
男性がお尻の大きい女性を好むのは優秀な子どもを産んでほしいと思う欲求によるものかもしれません
ですから…

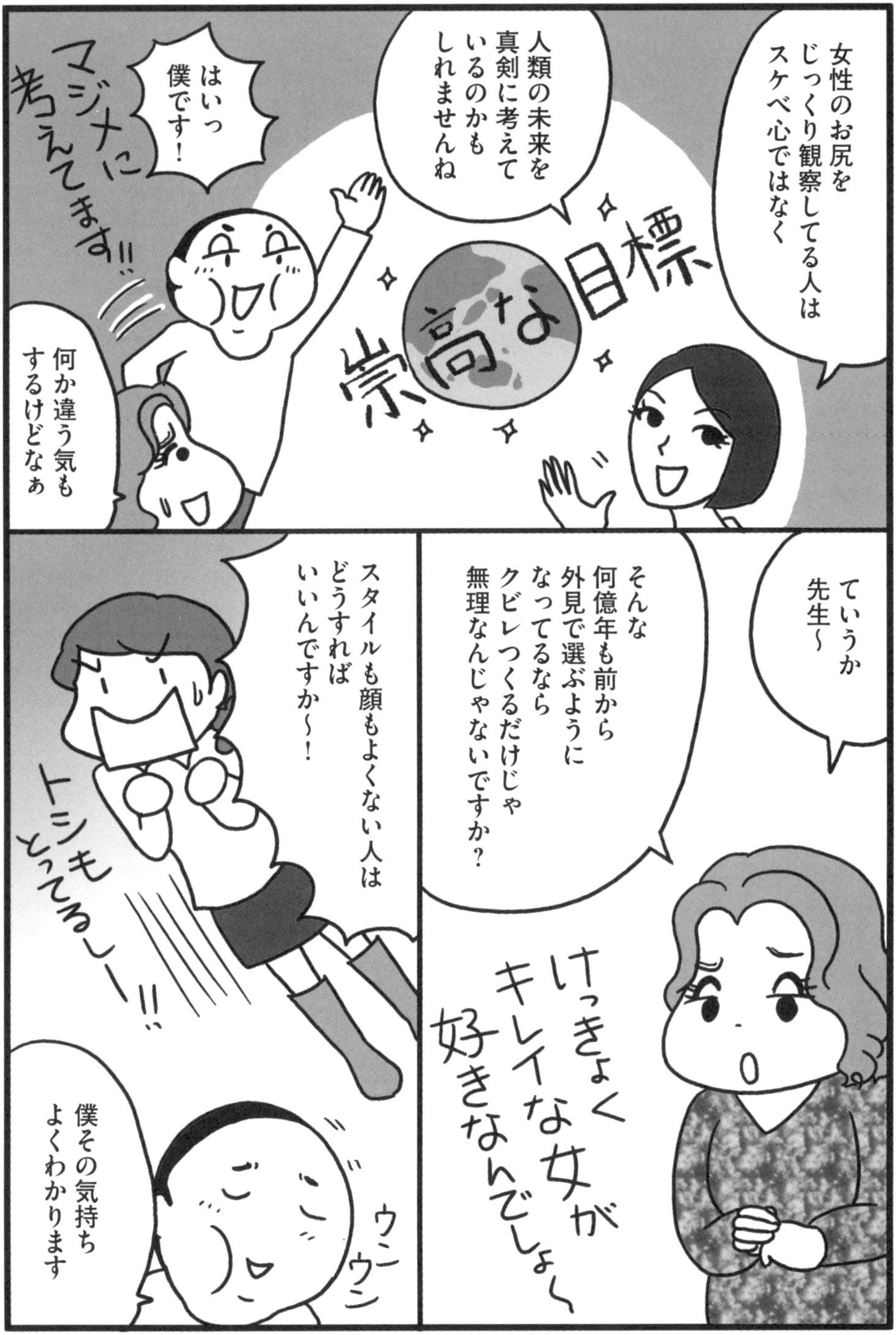

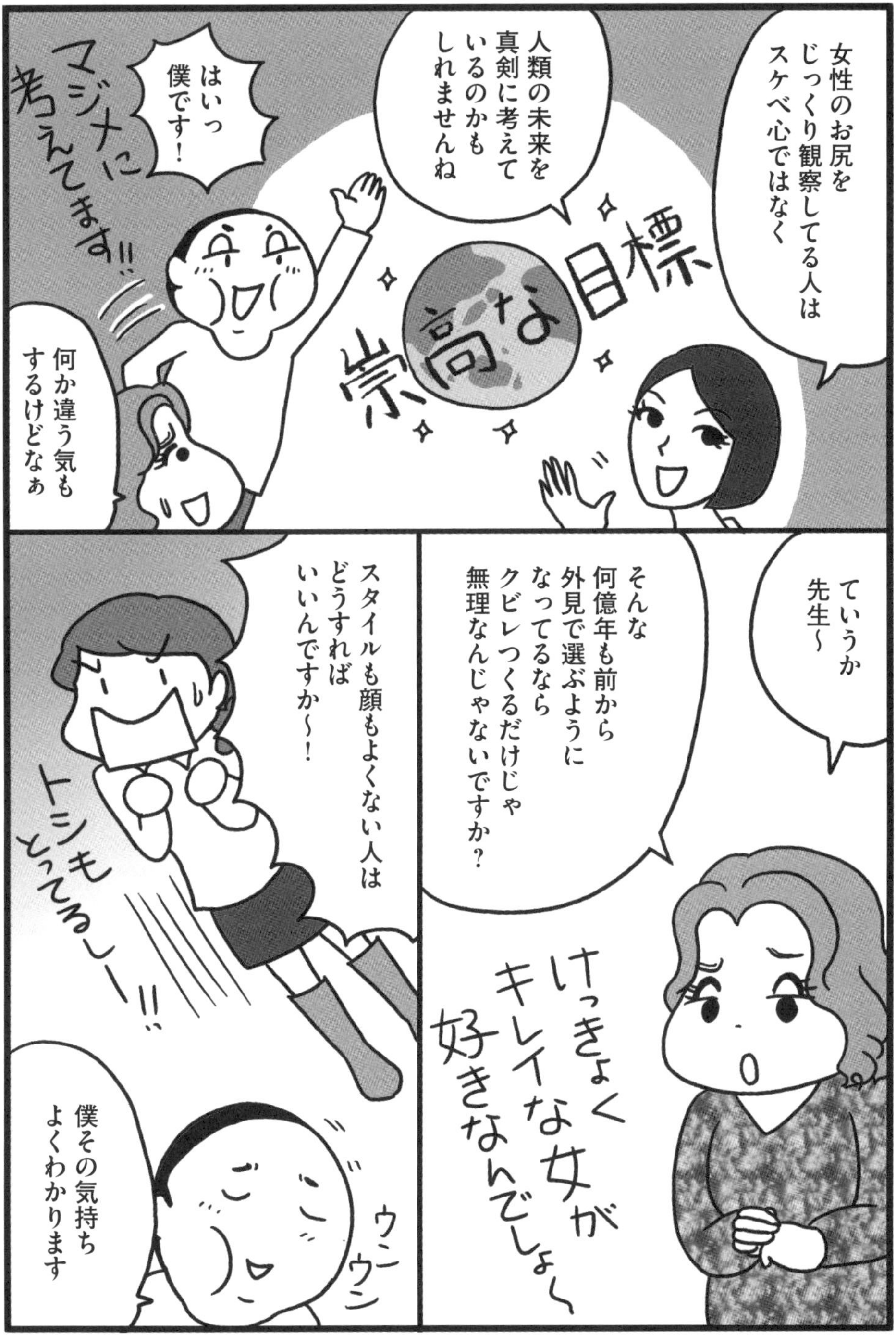

女性のお尻をじっくり観察してる人はスケベ心ではなく
人類の未来を真剣に考えているのかもしれませんね
崇高な目標
はいっ僕です!
マジメに考えてます!!
何か違う気もするけどなぁ
ていうか先生～
そんな何億年も前から外見で選ぶようになってるならクビレつくるだけじゃ無理なんじゃないですか?
けっきょくキレイな女が好きなんでしょ～
スタイルも顔もよくない人はどうすればいいんですか～!
トシもとってるし～!!
僕その気持ちよくわかります
ウンウン

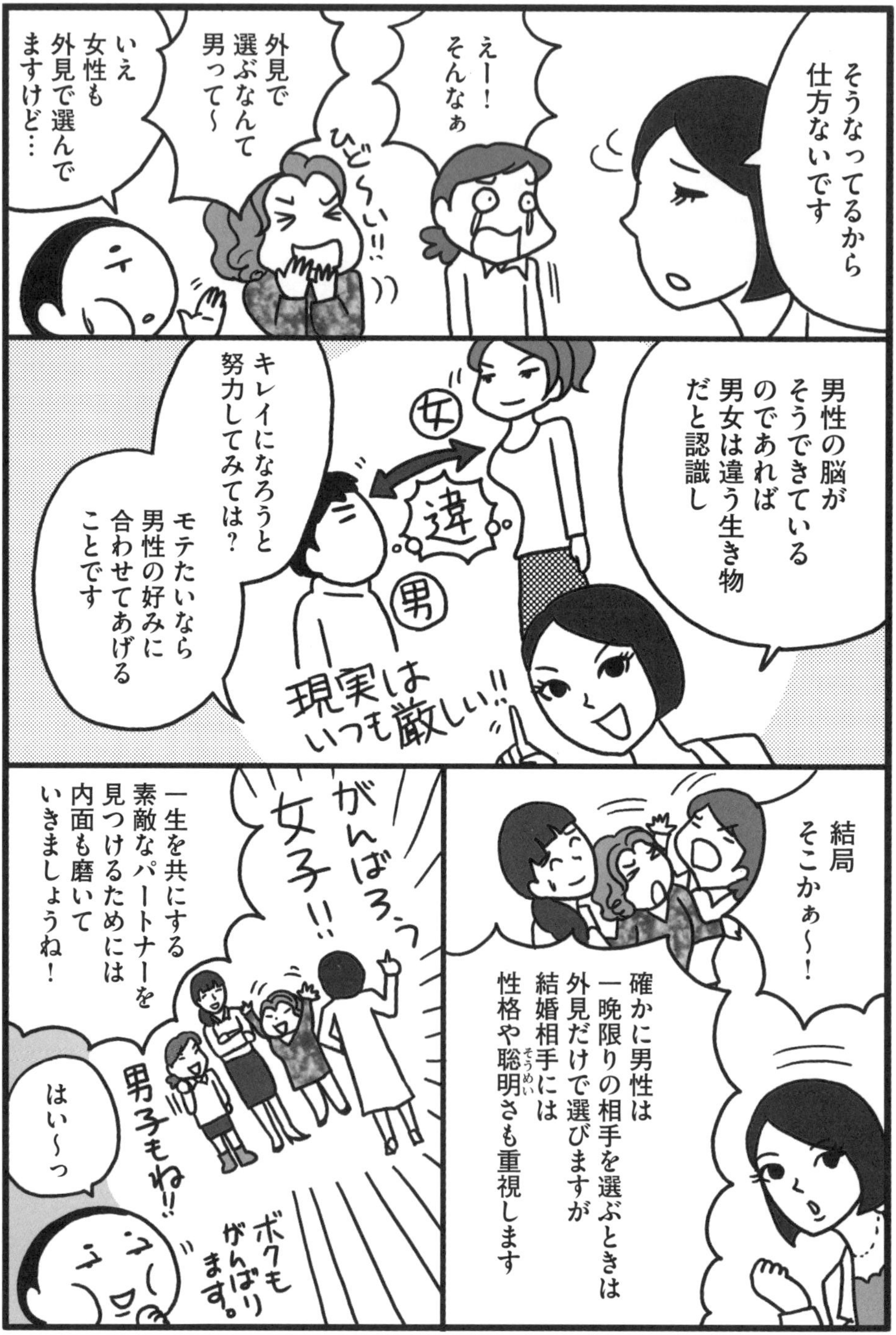
そうなってるから仕方ないです
えー！そんなぁ
外見で選ぶなんて男って〜
ひど〜い!!
いえ女性も外見で選んでますけど…
男性の脳がそうできているのであれば男女は違う生き物だと認識し
女
違
男
キレイになろうと努力してみては？モテたいなら男性の好みに合わせてあげることです
現実はいつも厳しい!!
結局そこかぁ〜！
確かに男性は一晩限りの相手を選ぶときは外見だけで選びますが結婚相手には性格や聡明《そうめい》さも重視します
がんばろう女子!!
一生を共にする素敵なパートナーを見つけるためには内面も磨いていきましょうね！
男子もね!!
はい〜っ
ボクもがんばります。

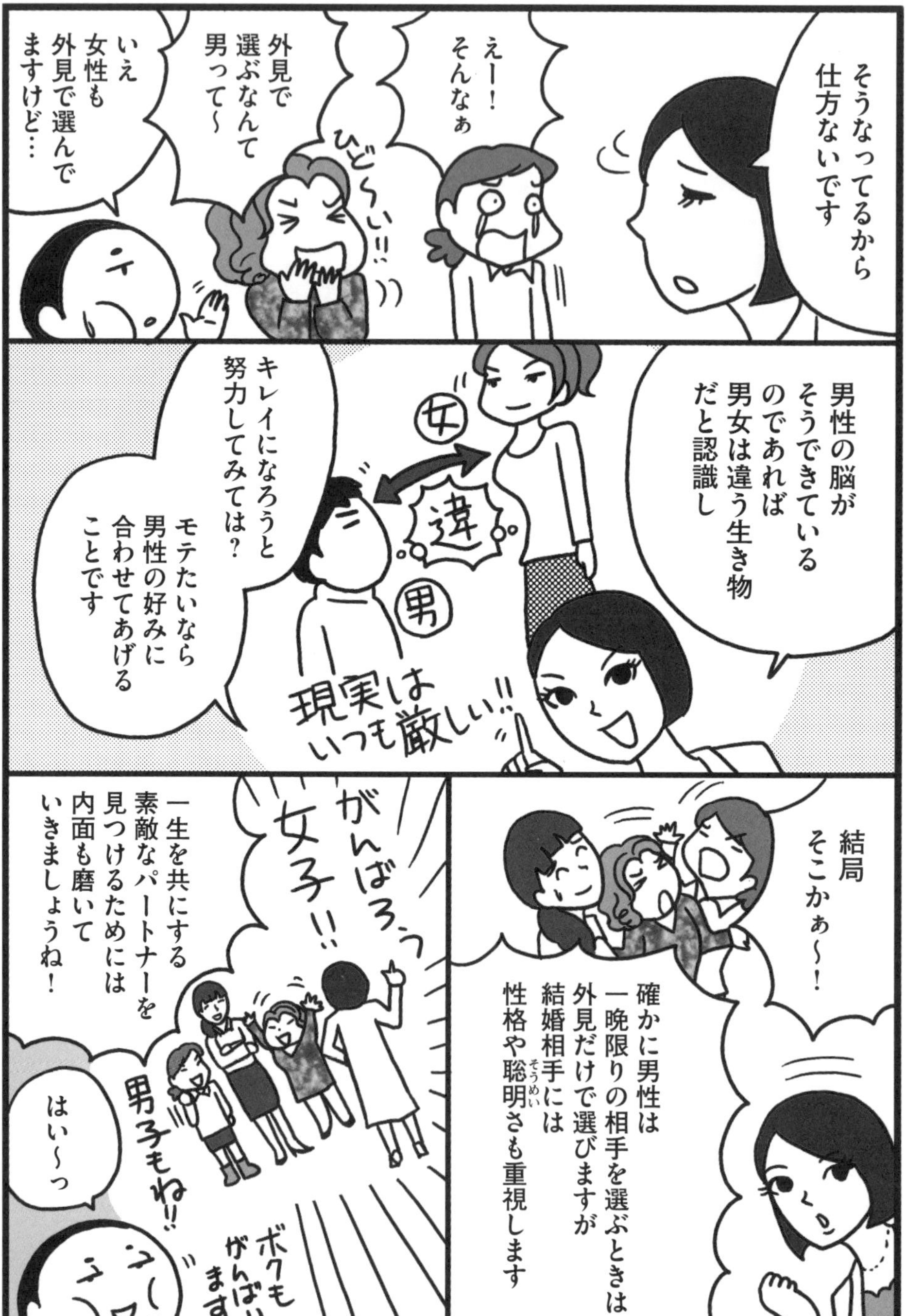

第2章

欲求は脳に支配されている

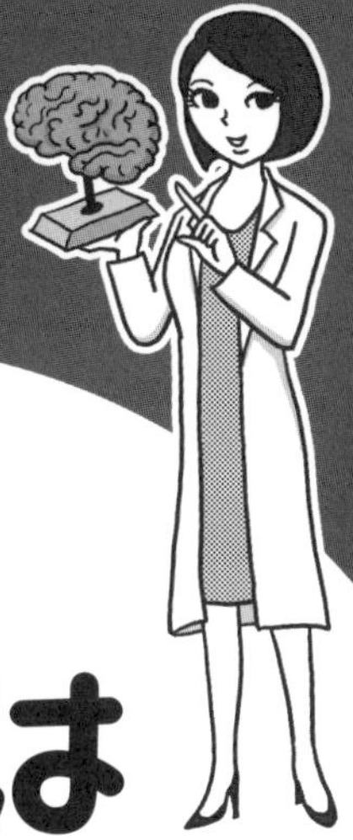

脳をだませば食欲は止まる

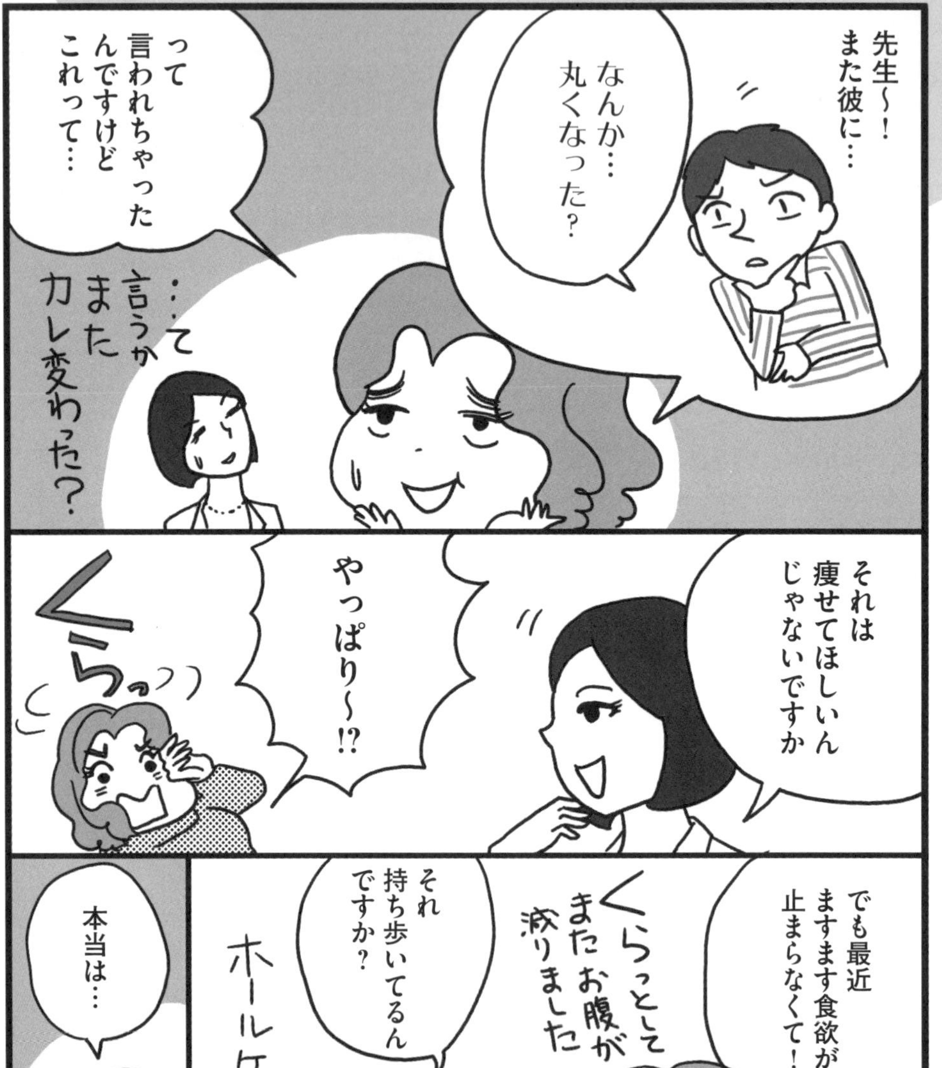
先生〜！
また彼に…
なんか…
丸くなった？
って
言われちゃった
んですけど
これって…
…って
言うか
また
カレ変わった？
それは
痩せてほしいん
じゃないですか
やっぱり〜!?
くらっ
でも最近
ますます食欲が
止まらなくて！
くらっとして
またお腹が
減りました
ガツガツ
それ
持ち歩いてるん
ですか？
ホールケーキ…？
本当は…

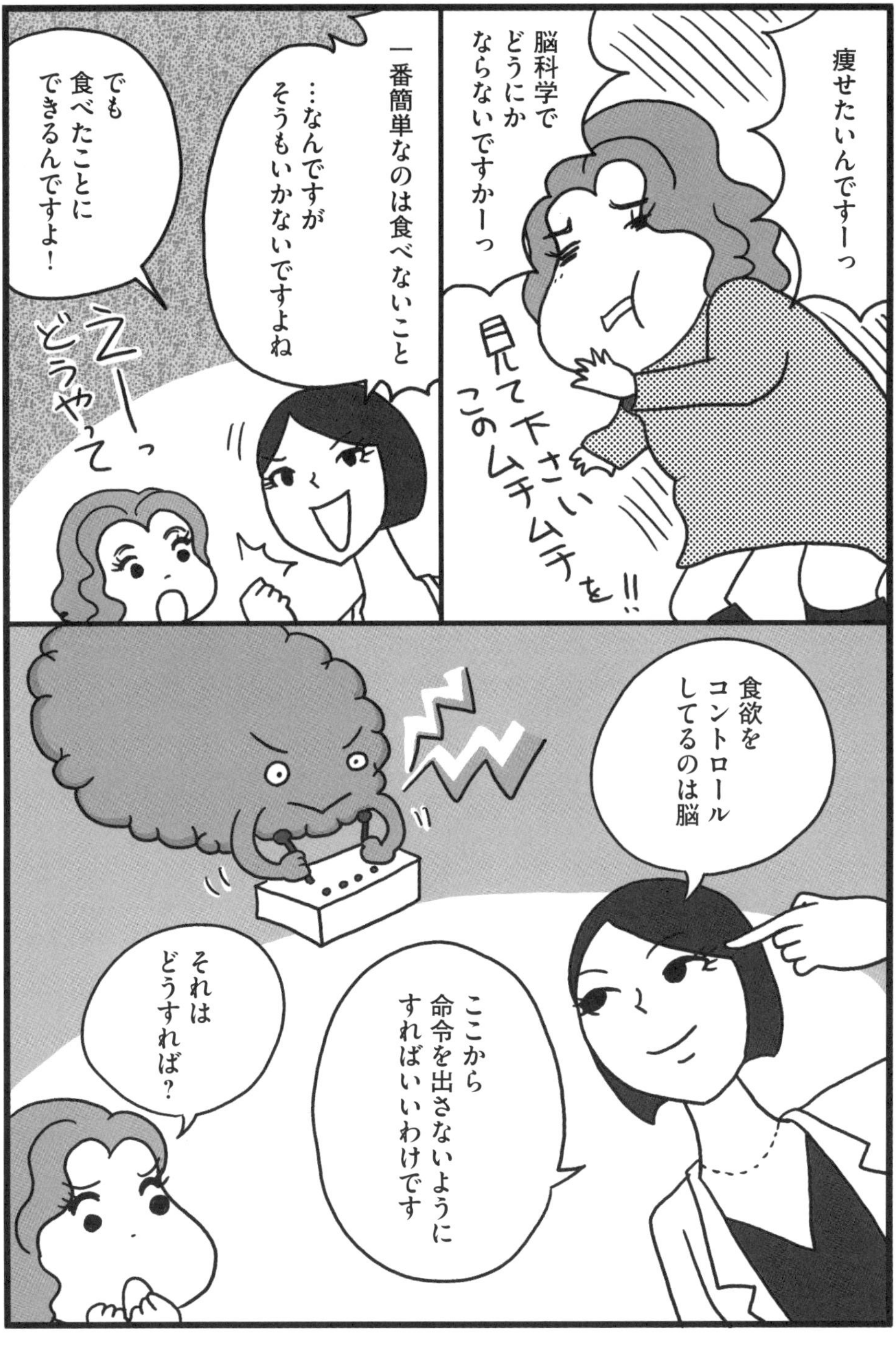
痩せたいんですーっ
脳科学でどうにかならないですかーっ
見て下さいこのムチムチを!!
一番簡単なのは食べないこと
…なんですがそうもいかないですよね
でも食べたことにできるんですよ!
えーっどうやって
食欲をコントロールしてるのは脳
ここから命令を出さないようにすればいいわけです
それはどうすれば?

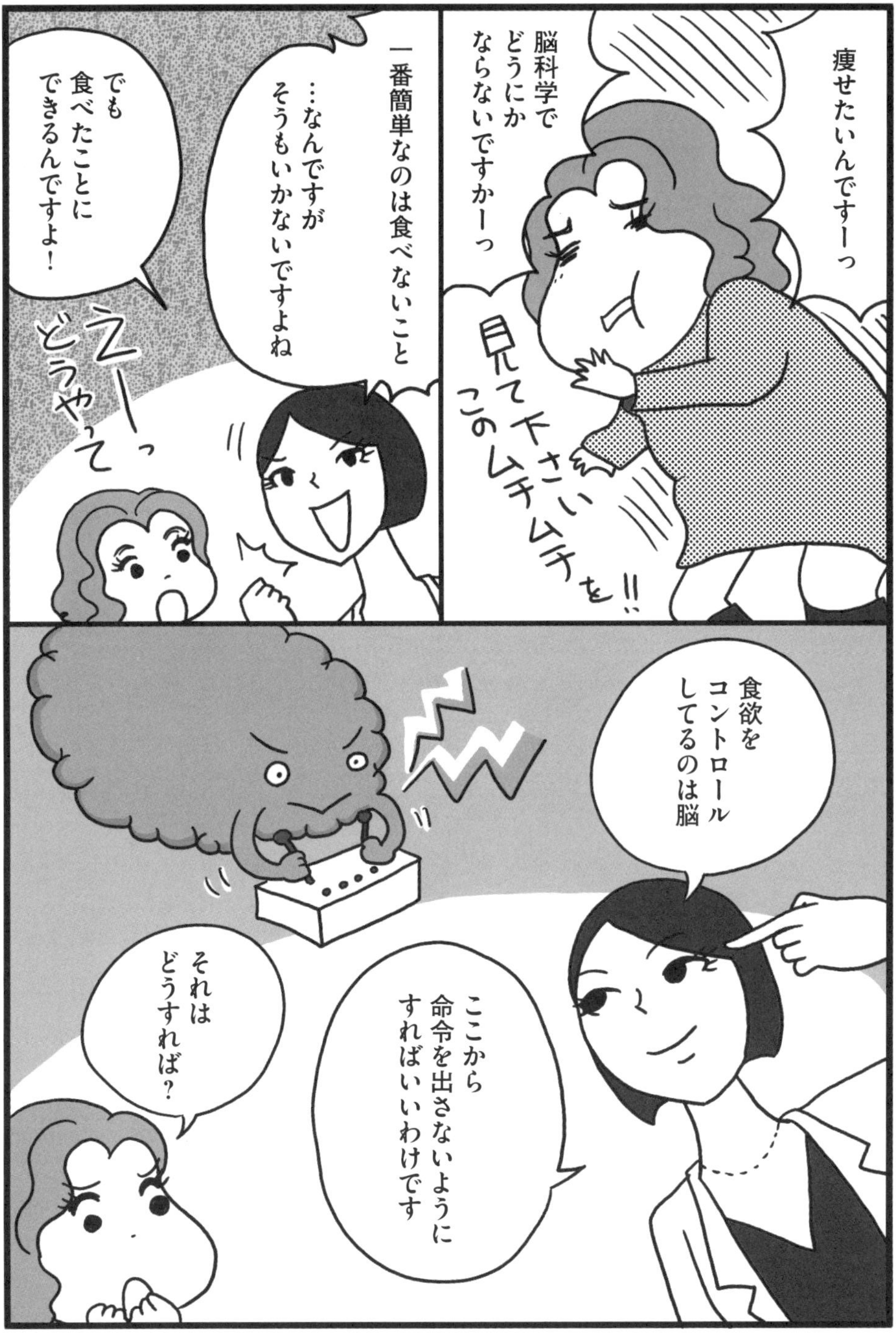

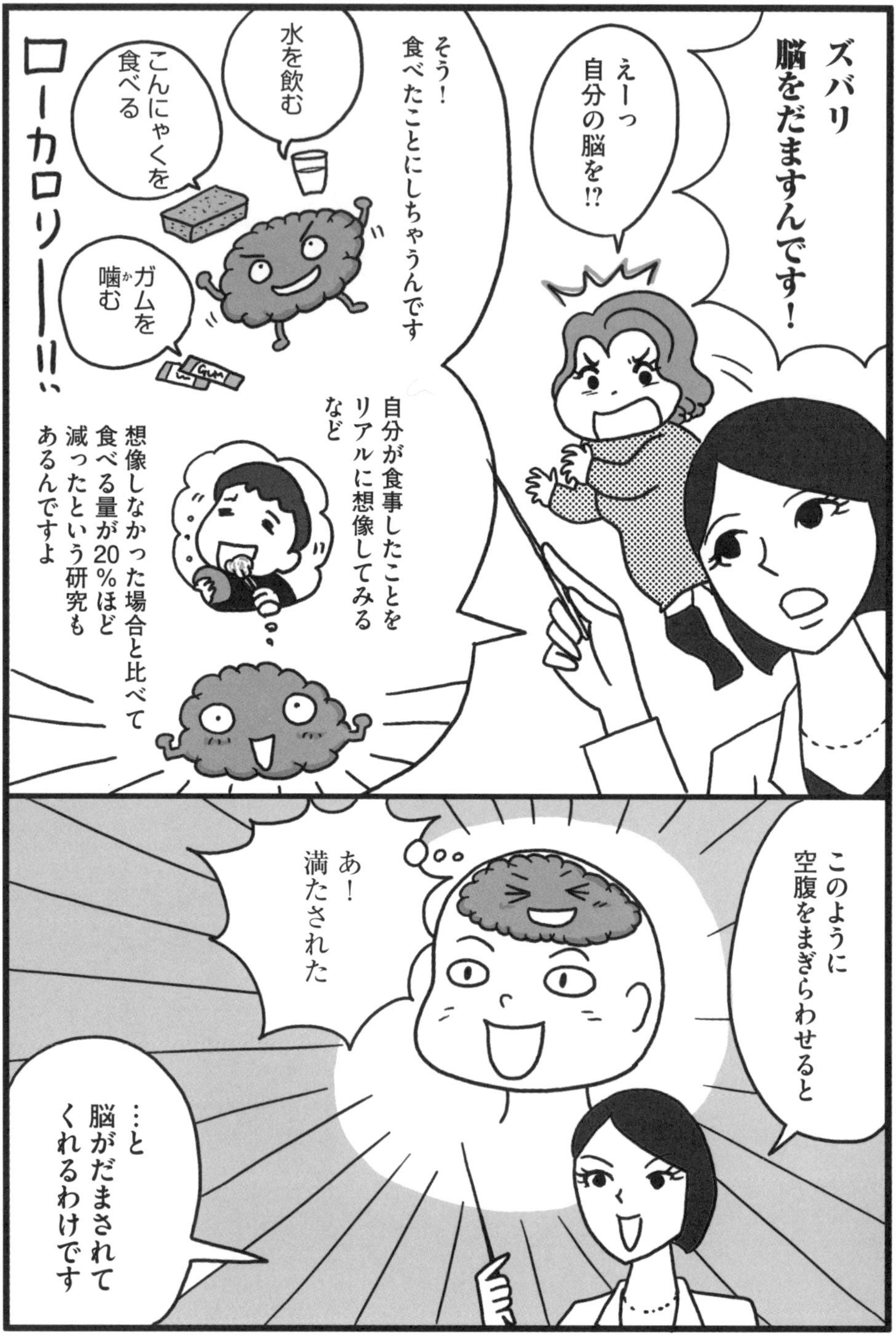
ズバリ 脳をだますんです！
えーっ 自分の脳を!?
そう！ 食べたことにしちゃうんです
水を飲む
こんにゃくを食べる
ガムを噛《か》む
ローカロリーー!!
自分が食事したことをリアルに想像してみるなど
想像しなかった場合と比べて食べる量が20％ほど減ったという研究もあるんですよ
このように空腹をまぎらわせると
あ！ 満たされた
…と 脳がだまされてくれるわけです

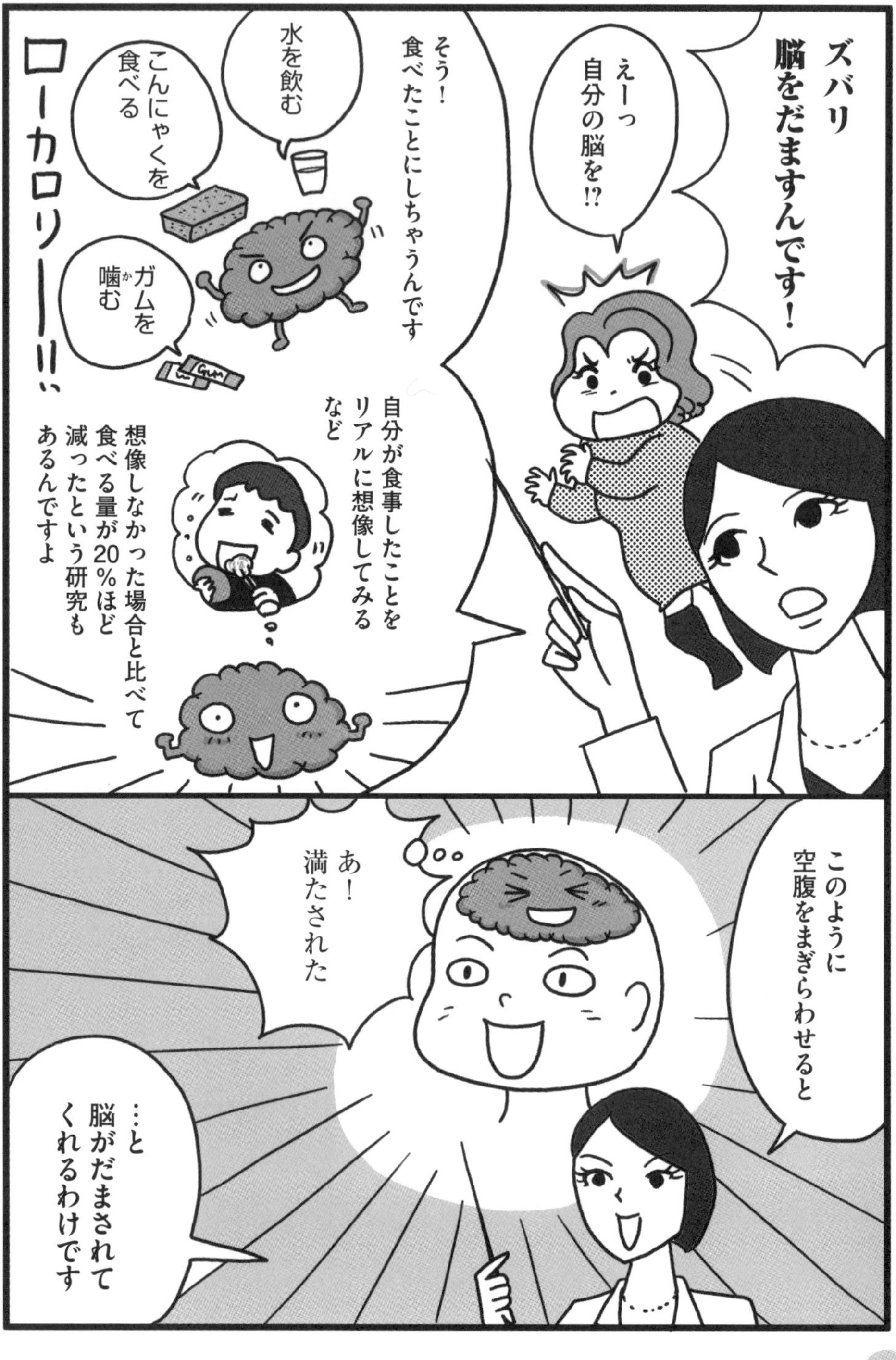

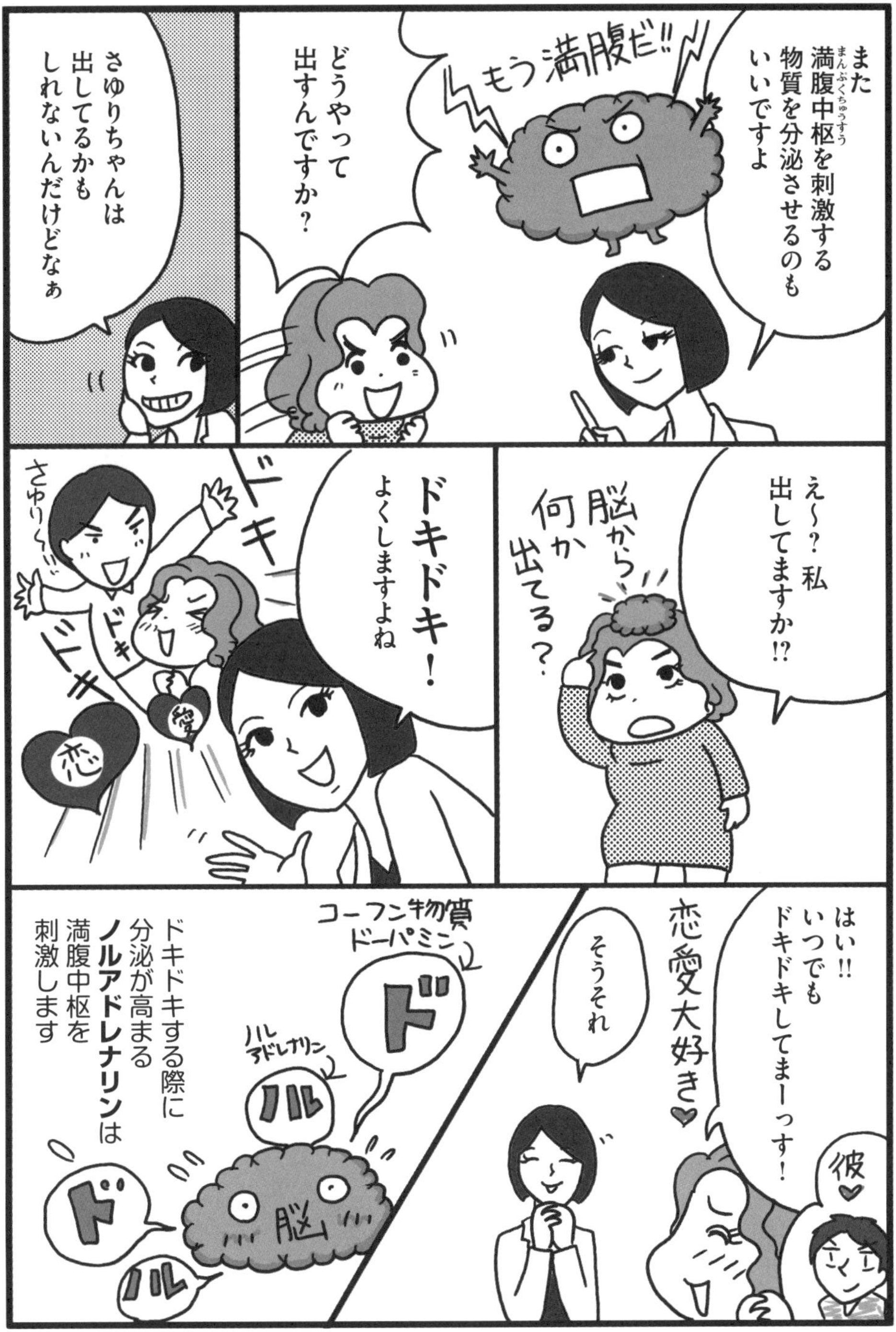
また満腹中枢《まんぷくちゅうすう》を刺激する物質を分泌させるのもいいですよ
もう満腹だ!!
どうやって出すんですか?
さゆりちゃんは出してるかもしれないいんだけどなぁ
え〜? 私出してますか!?
脳から何か出てる?
ドキドキ! よくしますよね
さゆりくーん
ドキ
ドキ
ドキ
恋
愛
はい!! いつでもドキドキしてまーっす!
恋愛大好き♥
そうそれ
彼♥
ドキドキする際に分泌が高まる**ノルアドレナリン**は満腹中枢を刺激します
コーフン物質ドーパミン
ド
ノルアドレナリン
ノル
ド
ノル
脳

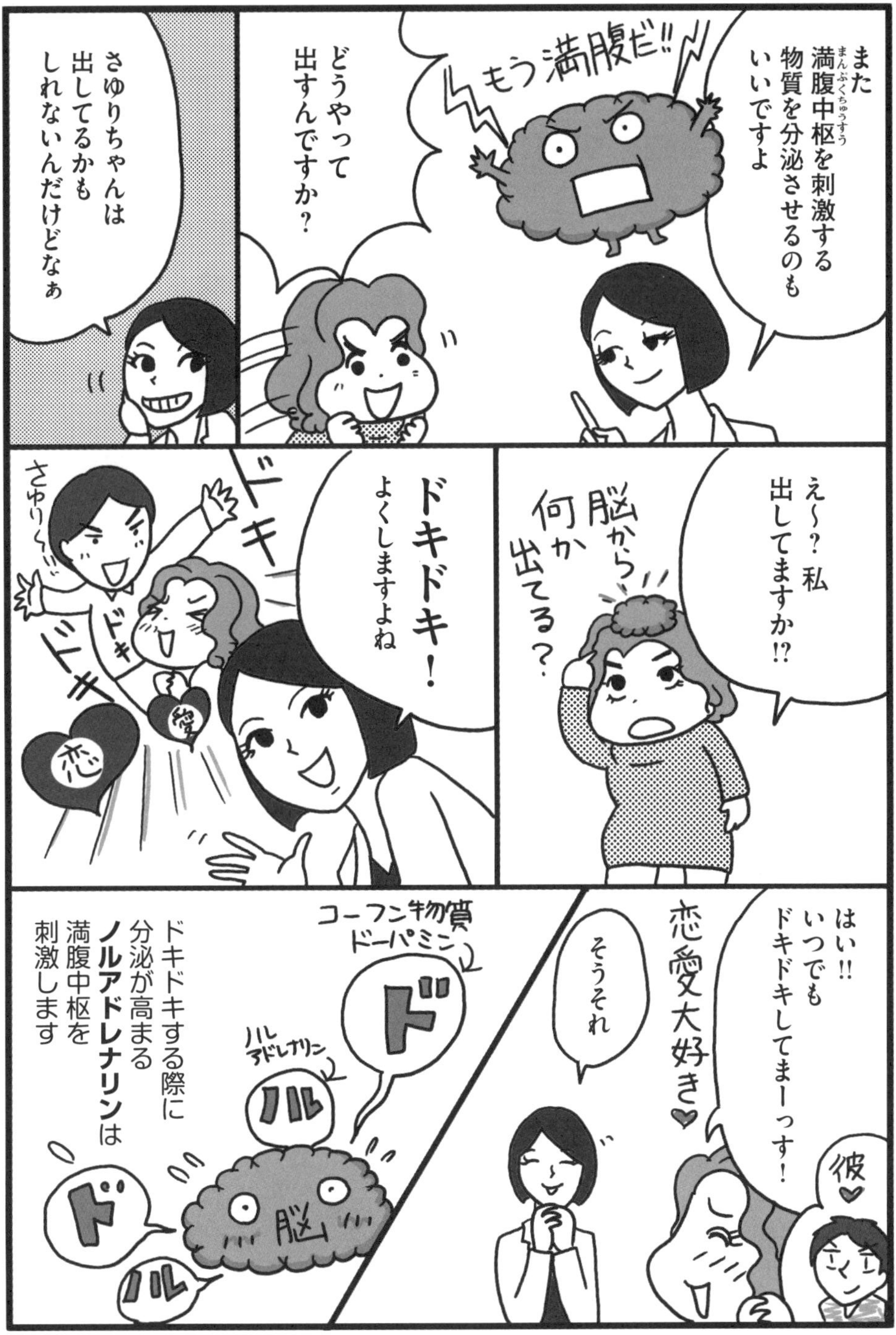

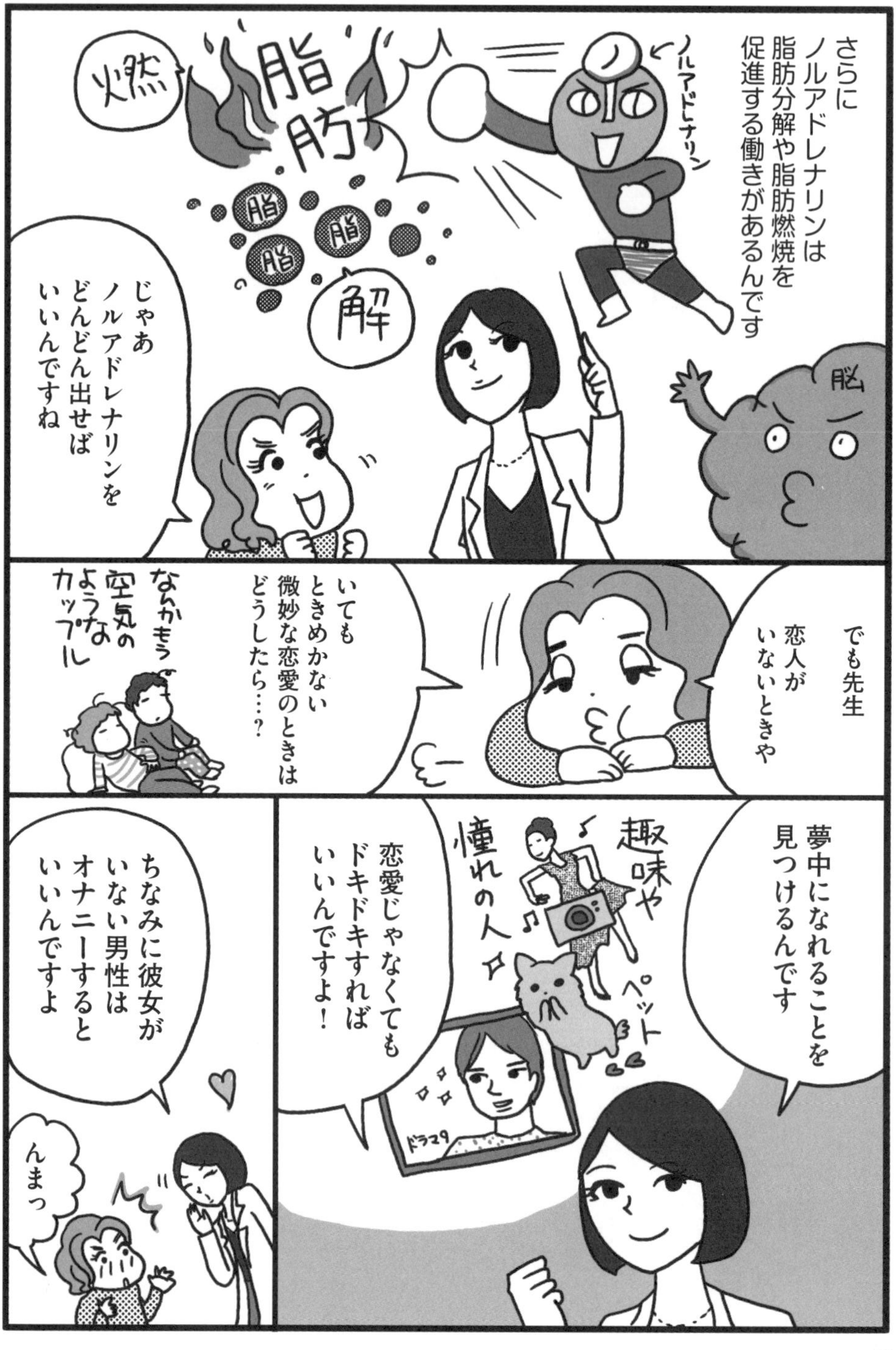
さらに
ノルアドレナリンは
脂肪分解や脂肪燃焼を
促進する働きがあるんです
ノルアドレナリン
脂肪
燃
脂
脂
脂
解
脳
じゃあ
ノルアドレナリンを
どんどん出せば
いいんですね
でも先生
恋人が
いないときや
いても
ときめかない
微妙な恋愛のときは
どうしたら…？
なんかもう
空気の
ような
カップル
夢中になれることを
見つけるんです
趣味や
憧れの人
ペット
ドラマ9
恋愛じゃなくても
ドキドキすれば
いいんですよ！
ちなみに彼女が
いない男性は
オナニーすると
いいんですよ
んまっ

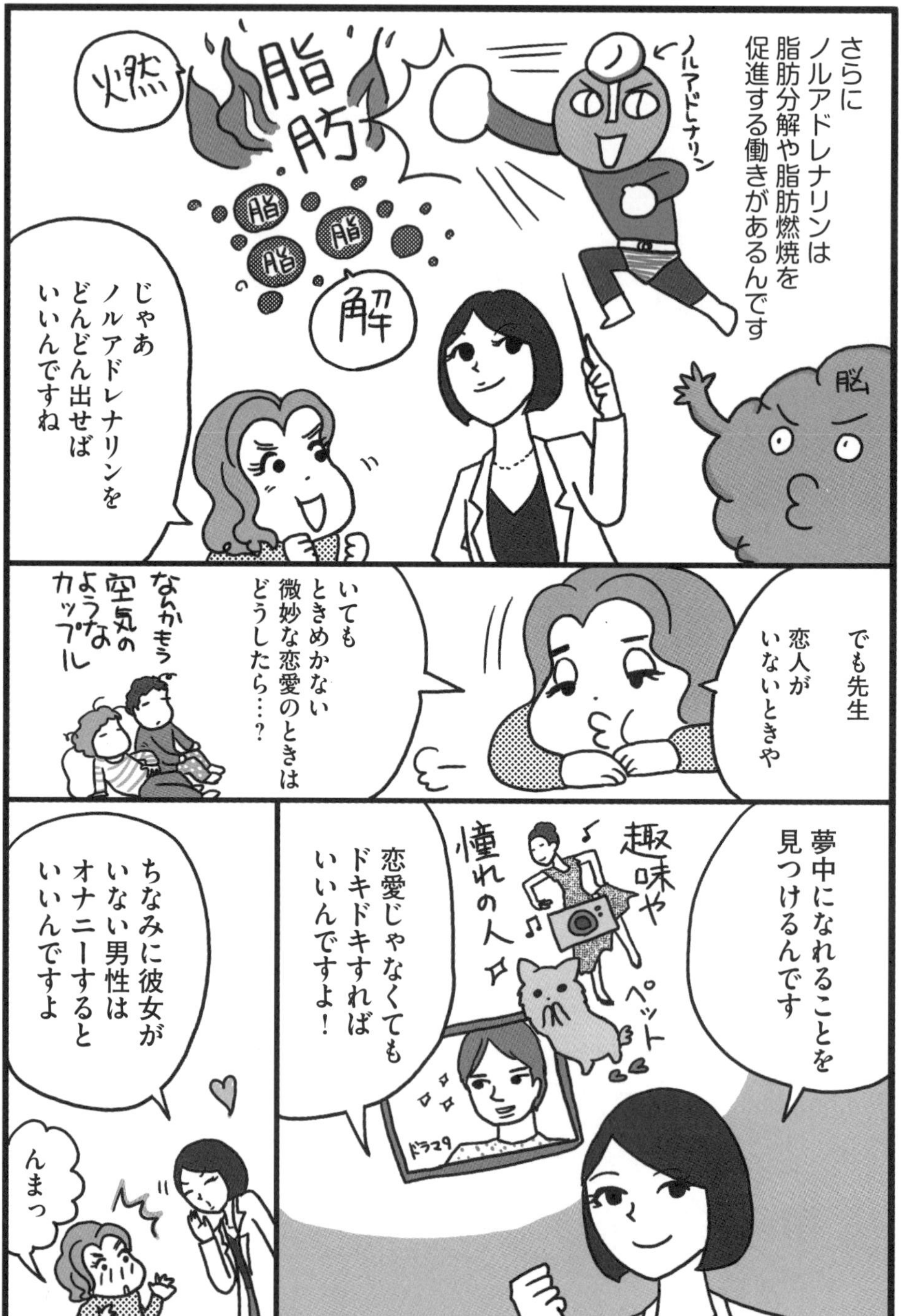

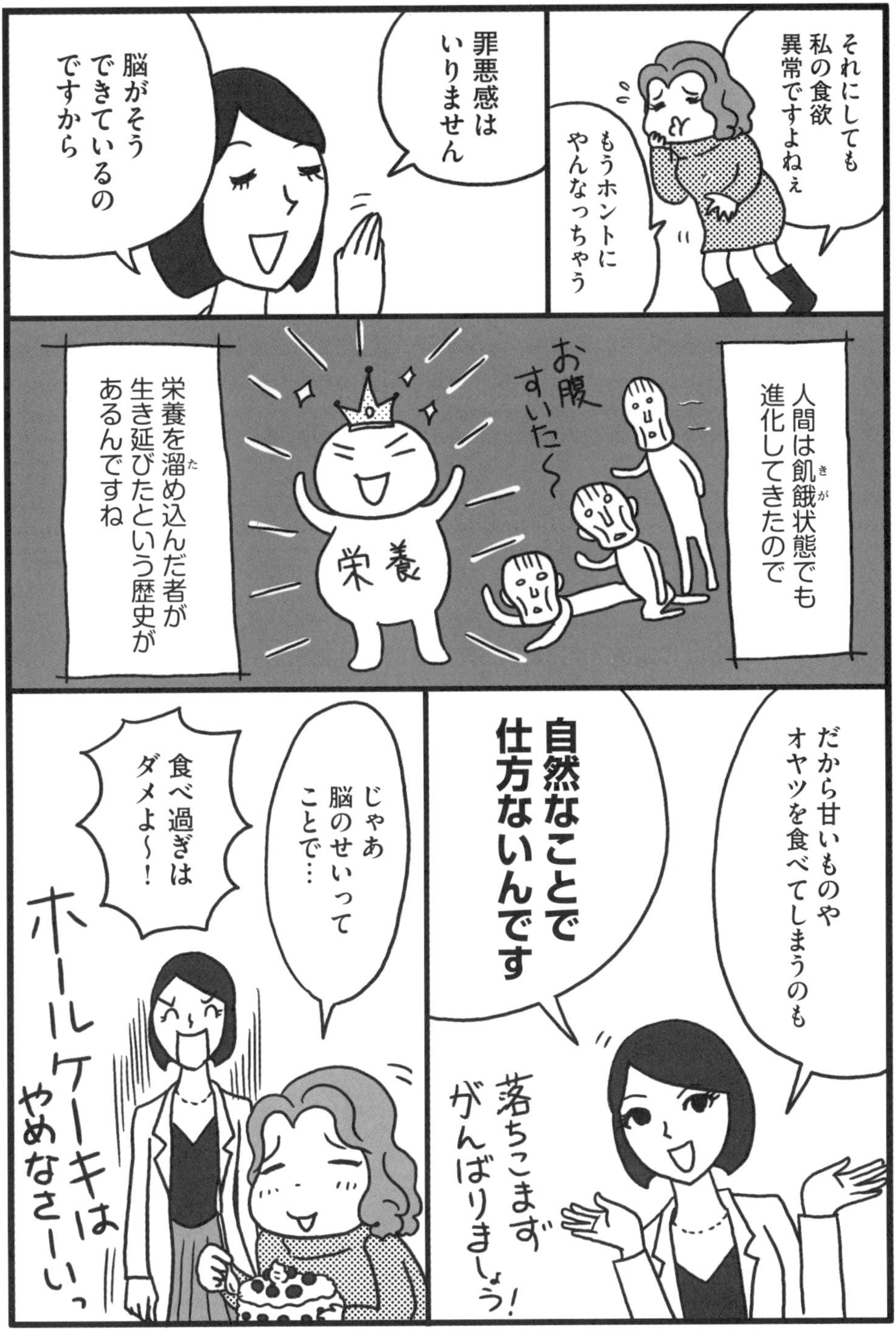

それにしても 私の食欲 異常ですよねぇ
もうホントに やんなっちゃう
罪悪感は いりません
脳がそう できているの ですから
人間は飢《き》餓《が》状態でも 進化してきたので
お腹 すいた〜
栄養
栄養を溜《た》め込んだ者が 生き延びたという歴史が あるんですね
だから甘いものや オヤツを食べてしまうのも
自然なことで 仕方ないんです
落ちこまず がんばりましょう!
じゃあ 脳のせいって ことで…
食べ過ぎは ダメよ〜!
ホールケーキは やめなさーいっ

人に聞けない「性欲」のこと…

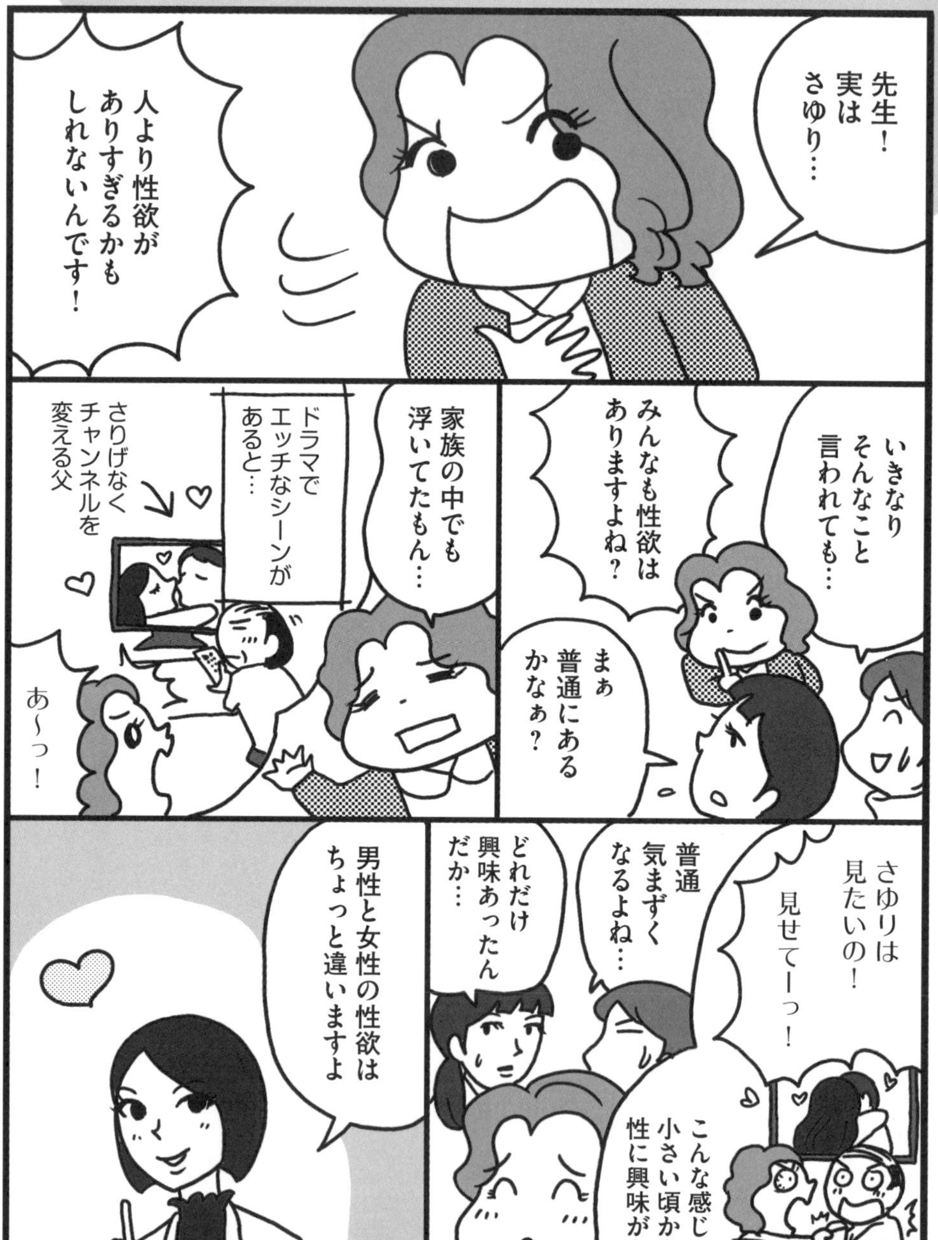

先生！実はさゆり…
人より性欲がありすぎるかもしれないんです！
いきなりそんなこと言われても…
みんなも性欲はありますよね？
まぁ普通にあるかなぁ？
家族の中でも浮いてたもん…
ドラマでエッチなシーンがあると…
さりげなくチャンネルを変える父
あ〜っ！
さゆりは見たいの！
見せてーっ！
普通気まずくなるよね…
どれだけ興味あったんだか…
こんな感じで小さい頃から性に興味があって
男性と女性の性欲はちょっと違いますよ

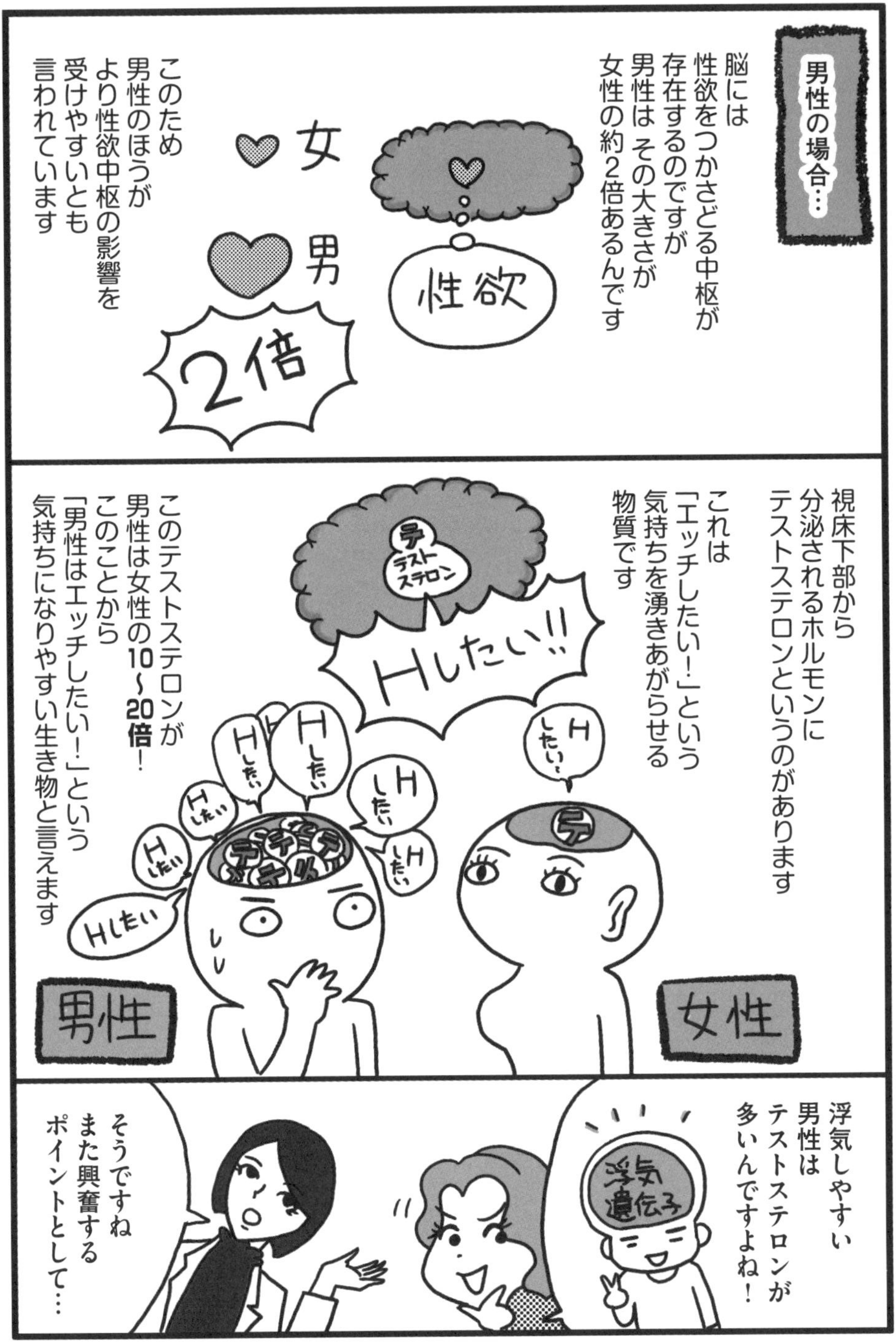

男性の場合…
脳には性欲をつかさどる中枢が存在するのですが男性は その大きさが女性の約2倍あるんです
性欲
女
男
2倍
このため男性のほうがより性欲中枢の影響を受けやすいとも言われています
視床下部から分泌されるホルモンにテストステロンというのがあります
これは「エッチしたい！」という気持ちを湧きあがらせる物質です
テ
テストステロン
Hしたい!!
Hしたい
Hしたい
Hしたい
Hしたい
Hしたい
Hしたい
Hしたい
Hしたい
男性
女性
このテストステロンが男性は女性の10～20倍！このことから「男性はエッチしたい！」という気持ちになりやすい生き物と言えます
浮気しやすい男性はテストステロンが多いんですよね！
浮気遺伝子
そうですねまた興奮するポイントとして…

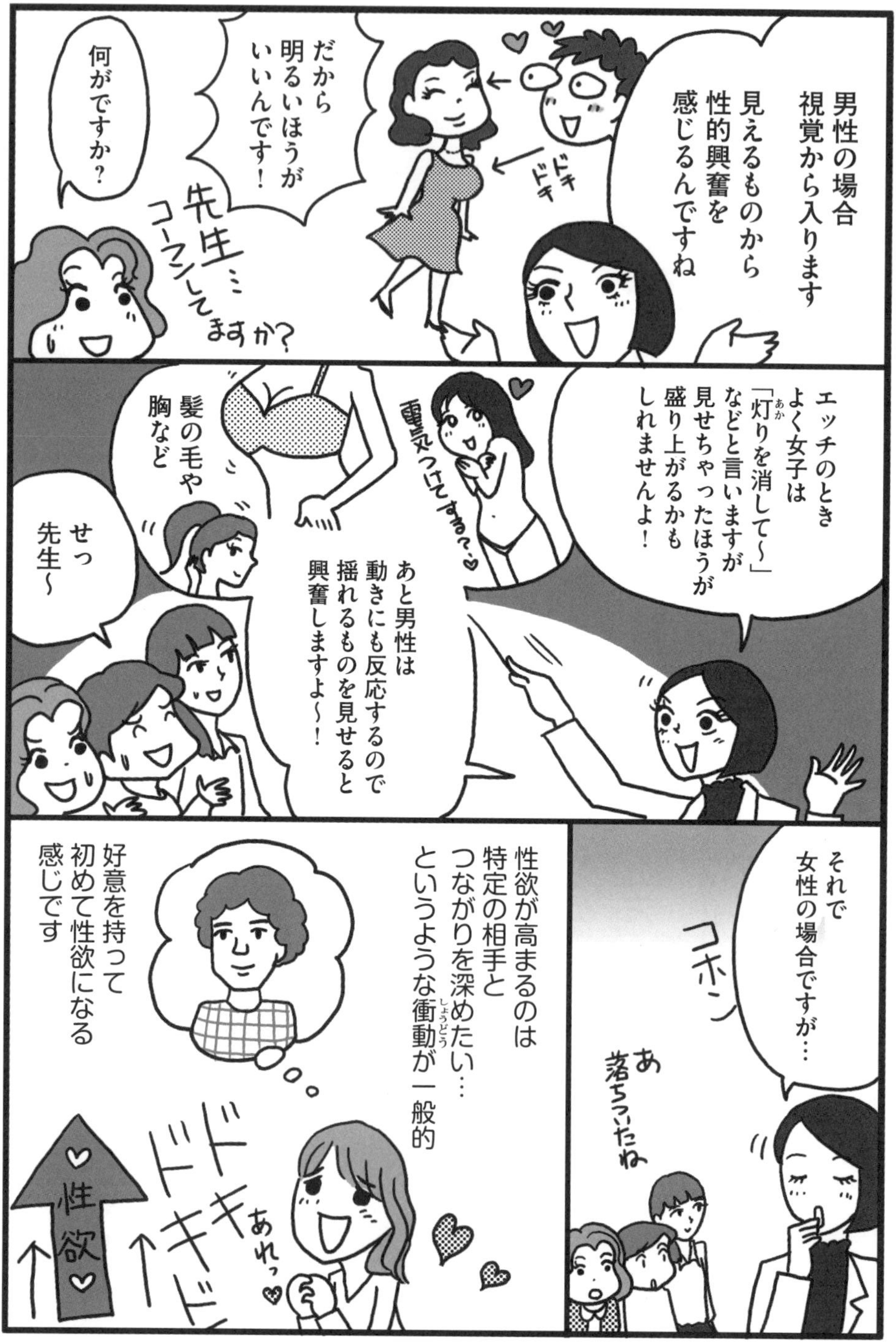
男性の場合 視覚から入ります 見えるものから 性的興奮を 感じるんですね
ドキドキ
だから 明るいほうが いいんです！
何がですか？
先生… コーフンしてますか？
エッチのとき よく女子は 「灯《あか》りを消して～」 などと言いますが 見せちゃったほうが 盛り上がるかも しれませんよ！
電気つけてする？♡
髪の毛や 胸など
あと男性は 動きにも反応するので 揺れるものを見せると 興奮しますよ～！
せっ 先生～
それで 女性の場合ですが…
コホン
あ 落ちついたね
性欲が高まるのは 特定の相手と つながりを深めたい… というような衝動《しょうどう》が一般的
好意を持って 初めて性欲になる 感じです
ドキドキ
あれっ
性欲

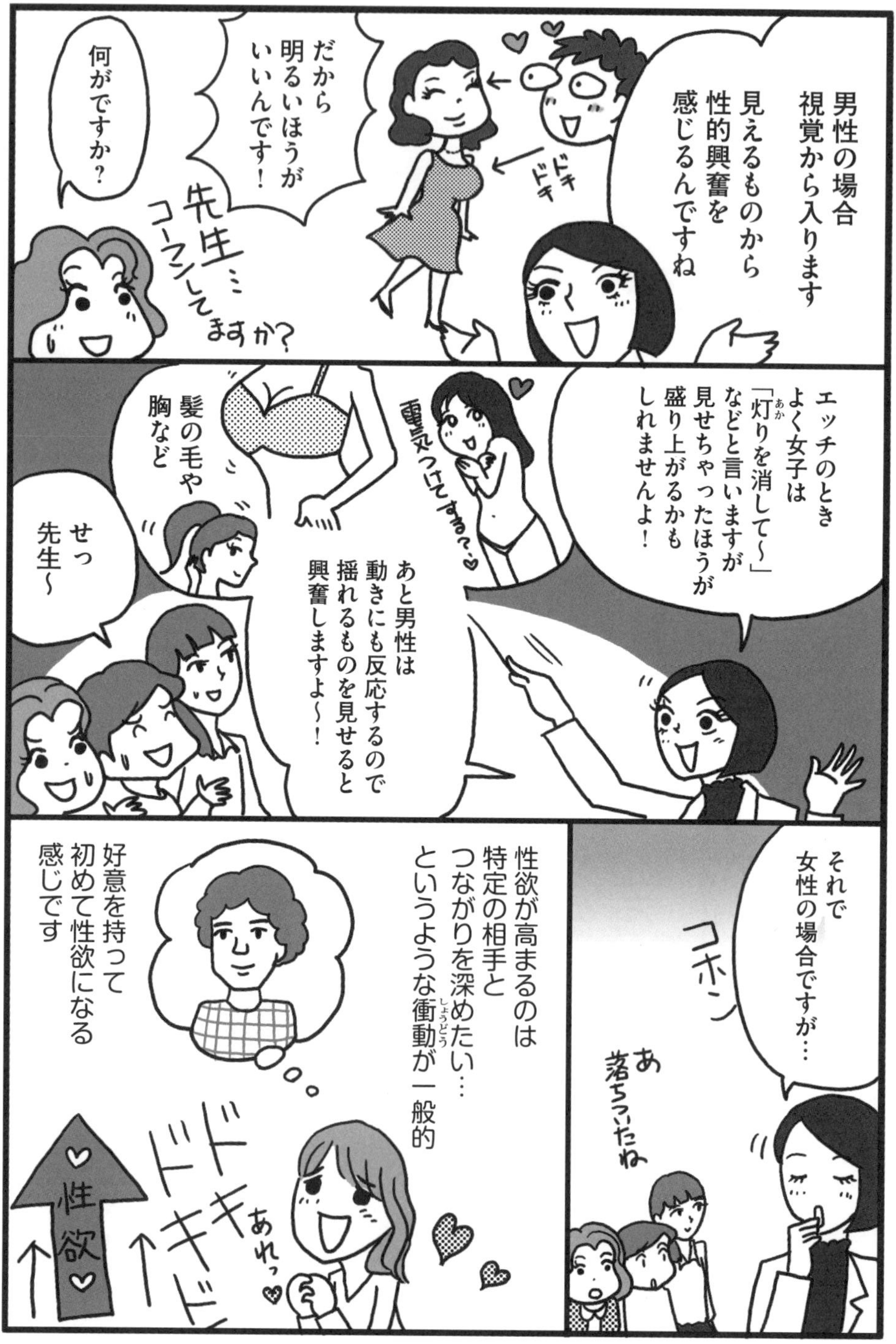

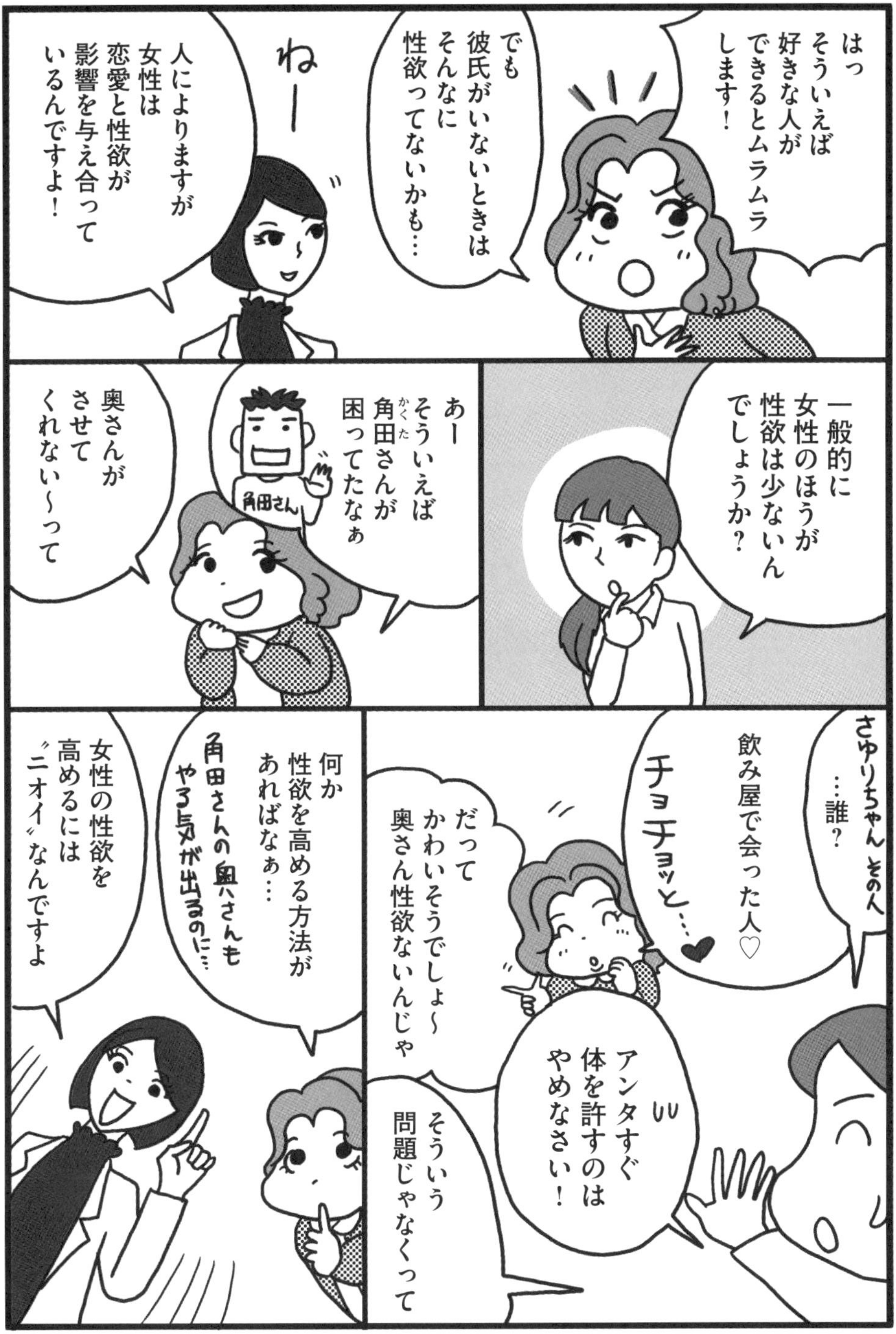
はっ そういえば 好きな人が できるとムラムラ します！
でも 彼氏がいないときは そんなに 性欲ってないかも…
ねー
人によりますが 女性は 恋愛と性欲が 影響を与え合って いるんですよ！
一般的に 女性のほうが 性欲は少ないん でしょうか？
あー そういえば 角田《かくた》さんが 困ってたなぁ
角田さん
奥さんが させて くれない～って
さゆりちゃん その人 …誰？
飲み屋で会った人♡
チョチョッと…♥
だって かわいそうでしょ～ 奥さん性欲ないんじゃ
アンタすぐ 体を許すのは やめなさい！
そういう 問題じゃなくって
何か 性欲を高める方法が あればなぁ…
角田さんの奥さんも やる気が出るのに…
女性の性欲を 高めるには〝ニオイ〟なんですよ

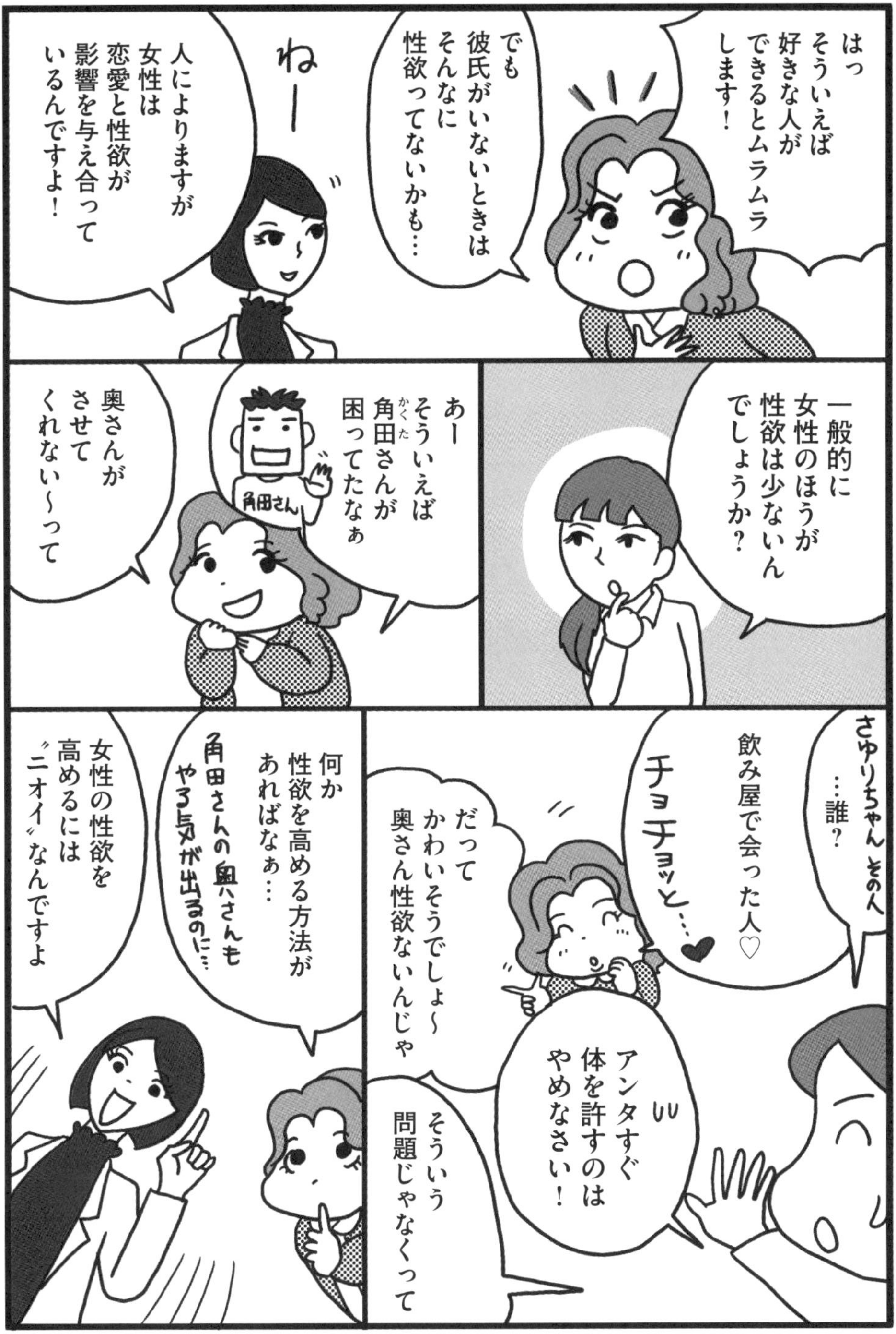

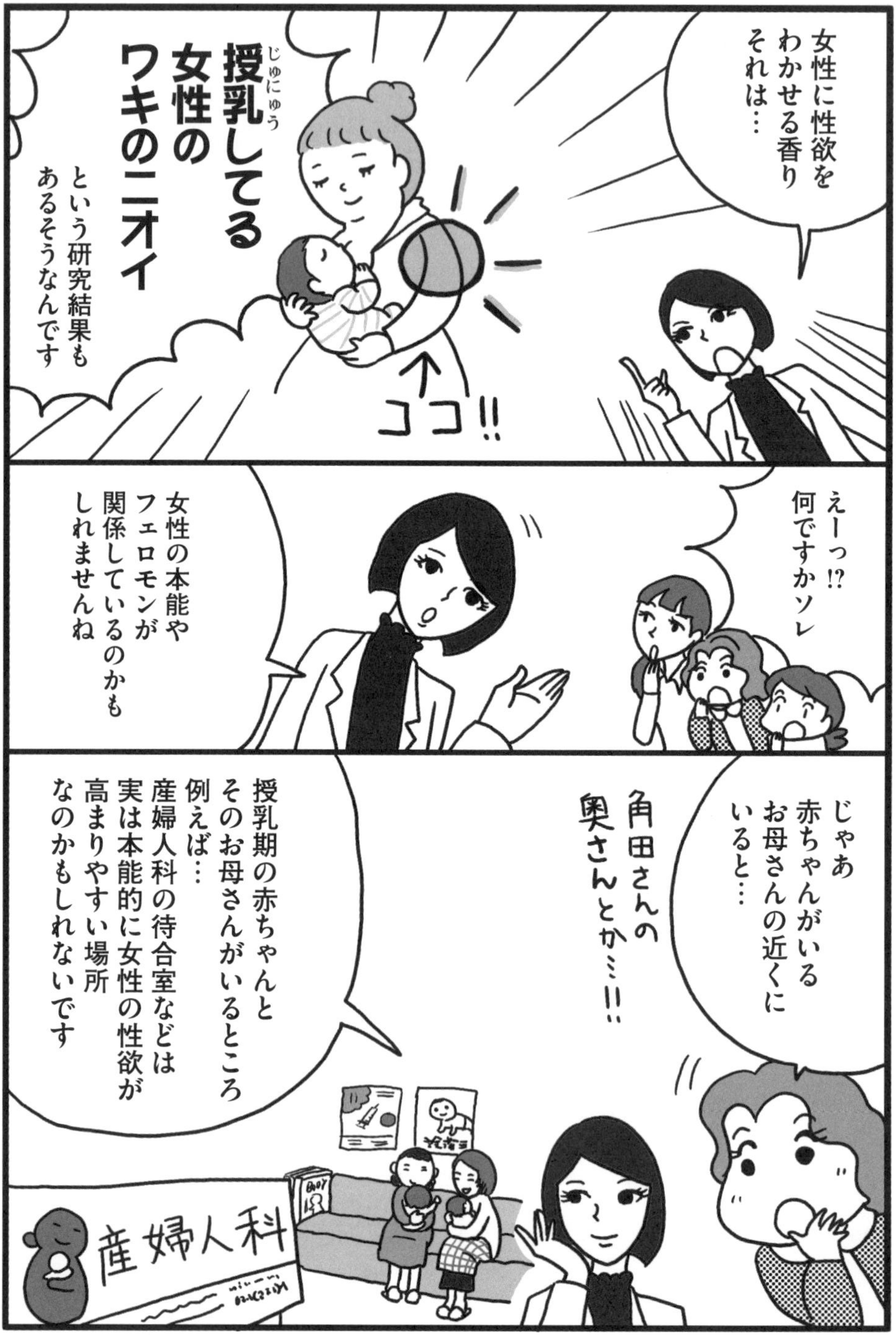
女性に性欲をわかせる香りそれは…
授乳《じゅにゅう》してる女性のワキのニオイ
という研究結果もあるそうなんです
ココ!!
えーっ!?何ですかソレ
女性の本能やフェロモンが関係しているのかもしれませんね
じゃあ赤ちゃんがいるお母さんの近くにいると…
角田さんの奥さんとか…!!
授乳期の赤ちゃんとそのお母さんがいるところ例えば…産婦人科の待合室などは実は本能的に女性の性欲が高まりやすい場所なのかもしれないです
産婦人科

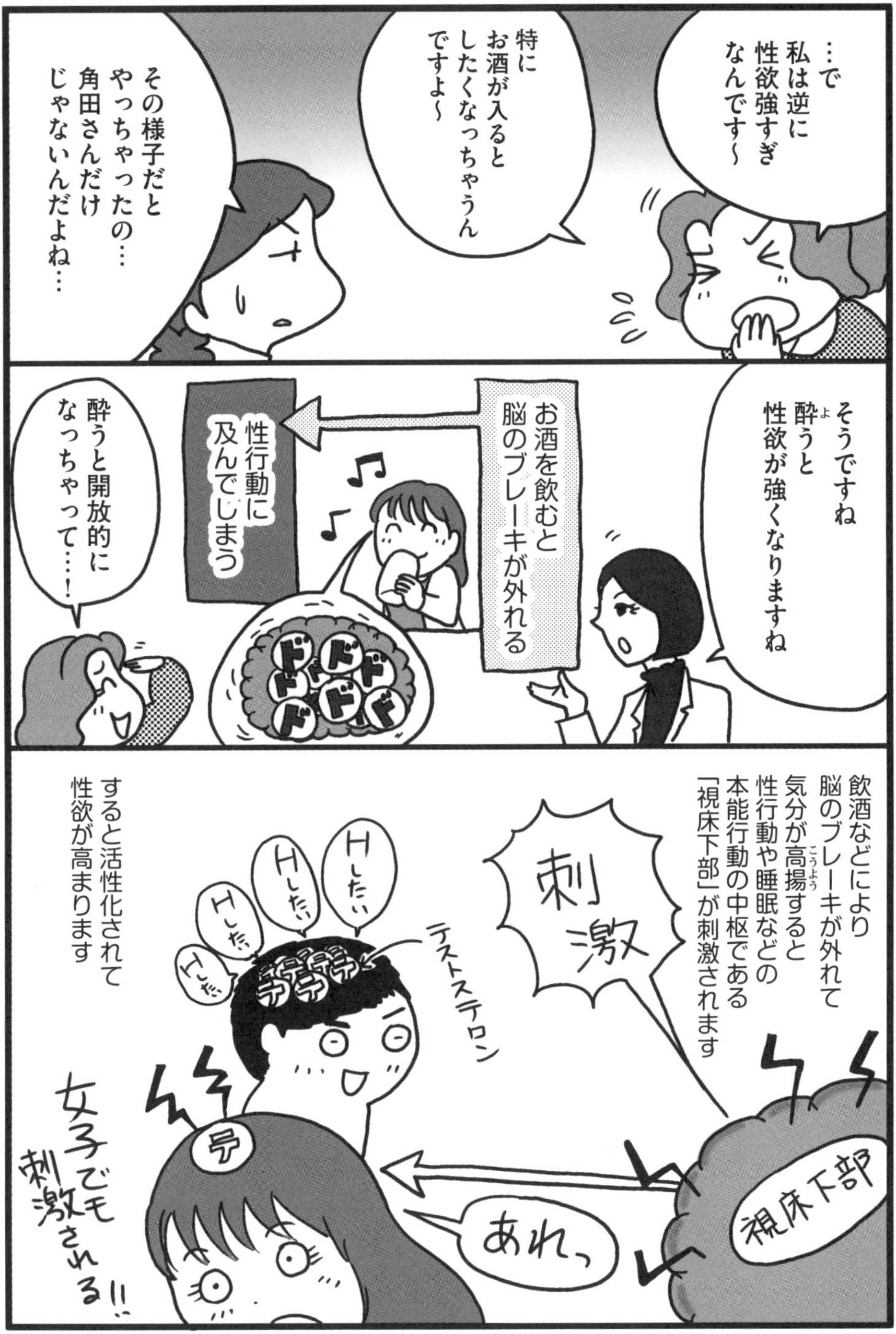
…で私は逆に性欲強すぎなんです～
特にお酒が入るとしたくなっちゃうんですよ～
その様子だとやっちゃったの…角田さんだけじゃないんだよね…
そうですね酔《よ》うと性欲が強くなりますすね
お酒を飲むと脳のブレーキが外れる
性行動に及んでしまう
ドドドドドドド
酔うと開放的になっちゃって…！
飲酒などにより脳のブレーキが外れて気分が高揚《こうよう》すると性行動や睡眠などの本能行動の中枢である「視床下部」が刺激されます
刺激
視床下部
するとテストステロンの分泌が活性化されて性欲が高まります
Hしたい
Hしたい
Hしたい
Hしたい
テストステロン
テ
あれっ
女子でも刺激される!!

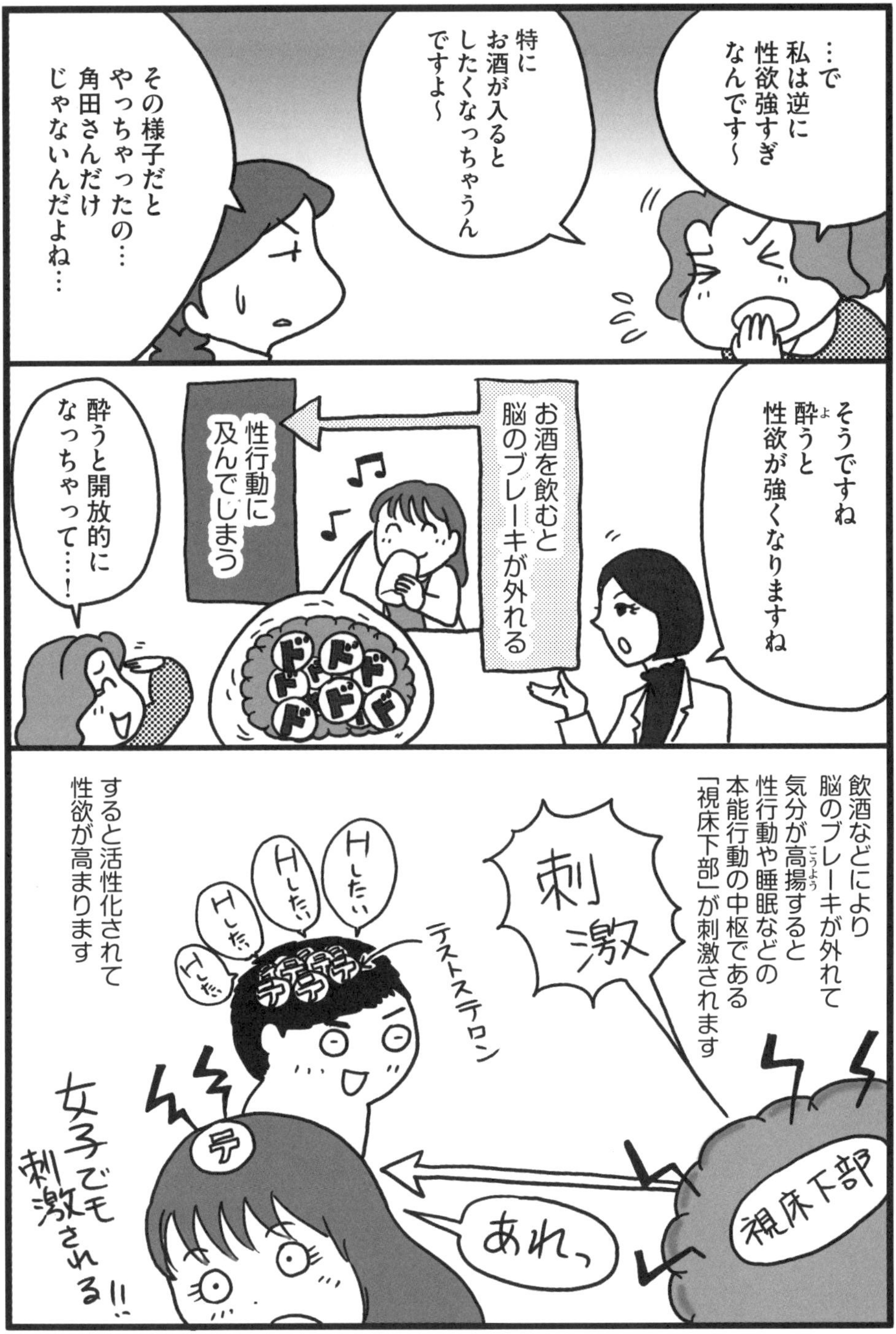

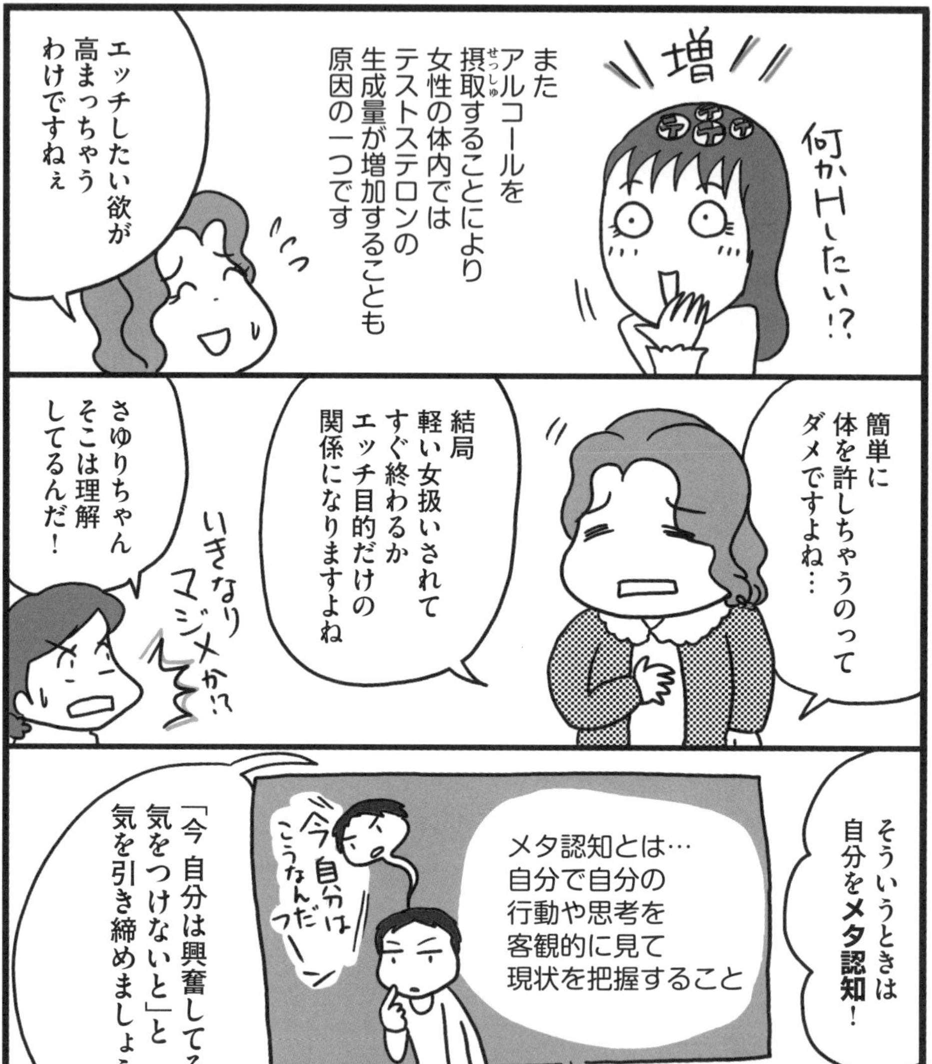

増
何かHしたい!?
また アルコールを 摂取《せっしゅ》することにより 女性の体内では テストステロンの 生成量が増加することも 原因の一つです
エッチしたい欲が 高まっちゃう わけですねぇ
簡単に 体を許しちゃうのって ダメですよね…
結局 軽い女扱いされて すぐ終わるか エッチ目的だけの 関係になりますよね
いきなり マジメか!?
さゆりちゃん そこは理解 してるんだ!
そういうときは 自分を**メタ認知**!
メタ認知とは… 自分で自分の 行動や思考を 客観的に見て 現状を把握すること
今 自分は こうなんだっ
「今 自分は興奮してるから 気をつけないと」と 気を引き締めましょう!
あたし 今ヤバイ!!
メタ認知! なるほど～

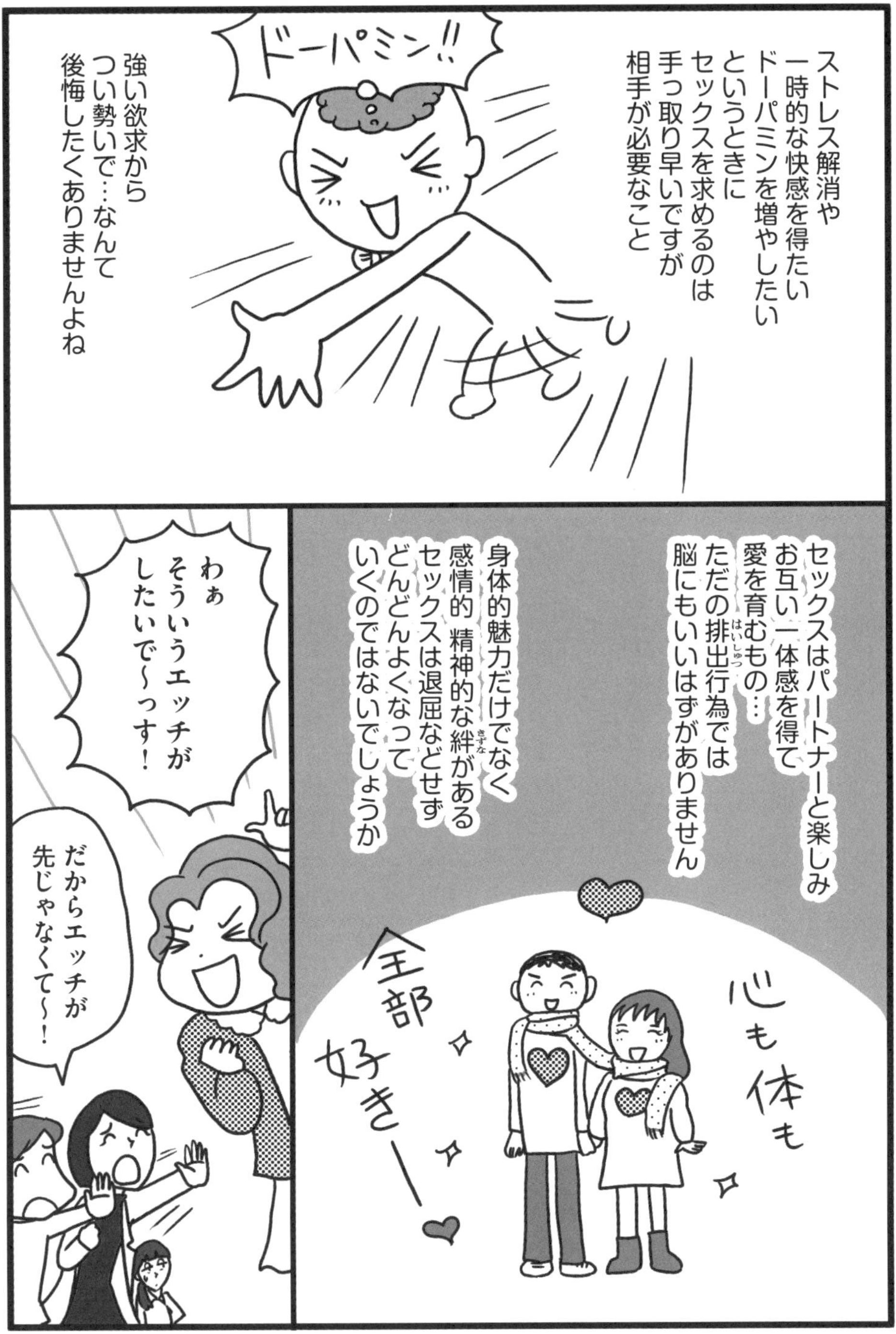
ストレス解消や
一時的な快感を得たい
ドーパミンを増やしたい
というときに
セックスを求めるのは
手っ取り早いですが
相手が必要なこと
ドーパミン!!
強い欲求から
つい勢いで…なんて
後悔したくありませんよね
セックスはパートナーと楽しみ
お互い一体感を得て
愛を育むもの…
ただの排出《はいしゅつ》行為では
脳にもいいはずがありません
身体的魅力だけでなく
感情的 精神的な絆《きずな》がある
セックスは退屈などせず
どんどんよくなって
いくのではないでしょうか
心も体も
全部好きー
わぁ
そういうエッチが
したいで〜っす!
だからエッチが
先じゃなくて〜!

Column 2

男性のほうが浮気しがちなのには理由があった！

浮気遺伝子がドーパミンをコントロールしている

女性にも「浮気遺伝子」があるのかどうかを論じる前に、俗に浮気遺伝子と呼ばれるものについておさらいしましょう。そして、この遺伝子を持っているとなぜ浮気をしてしまうのか、もう少し触れたいと思います。

ヒトには、新しい刺激を快感として感じる性質があります。でも、この性質が強い人と弱い人がいます。新しいもの好きで新鮮な刺激を追い求める人もいれば、新しいものには目が行かない人もいるのです。

この「いつも新鮮な刺激を追い求める性質」のことを、学術的には新奇《しんき》探索性《たんさくせい》と言います。そして、**新奇探索性は、ドーパミンの感受性が高いか低いかによって左右されます。低いほど、新しいもの好きになります。**

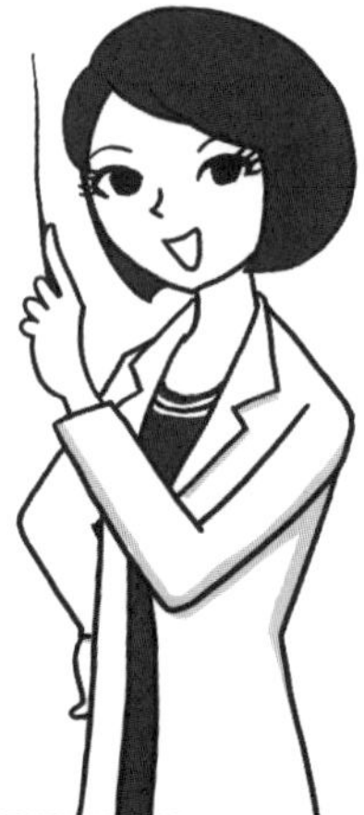

ドーパミンの感受性が高いか低いかは、遺伝子が決めています。「浮気遺伝子」というのは、このドーパミンの感受性を決める遺伝子のことなのです。

新しいもの好きは異性も新しいほうが好き

では、ドーパミンの感受性が低いと新しいもの好きになるのは、どうしてでしょうか?

ドーパミンというのは、快楽を伝える物質です。快楽を伝えるときに、その担い手であるドーパミンの感受性が低いと、神経細胞に同じだけの快感のシグナルを伝えるのに、よりたくさんのドーパミンが必要になります。つまり、**ドーパミンの感受性が低い人は、快楽を得るために、よりたくさんの刺激、より強い刺激が必要になる**のです。

刺激は、何度も繰り返されると次第に感じなくなりますよね。人間の脳は怠けもので、1回目にその刺激を受けたときには強く反応しても、2回目以降の刺激にはあまり反応しないようにできているのです。これが、「慣れる」という現象です。

同じ刺激を繰り返されると、感じなくなっていってしまうのは、このことが原因なのです。

そのため、強い刺激を必要とする人は、いつも新しい刺激を探さないといけません。これが「新奇探索傾向が強い」ということです。この性質は生まれつきですから、なかなか変わることはありません。

ヒトを新しもの好きにしてしまう、浮気遺伝子。これを持っている人は、新しいものや新しい場所が大好きで、新しい刺激をとてもほしがります。新しい異性にもついつい目が行ってしまいます。

そして、この遺伝子を持っている人は女性にもいます。

でも、なんとなく、女性よりも男性のほうが、浮気心が強いような気がしますよね？

これは実は、**男性のほうがドーパミンの感受性が女性より低い**からなんです。つまり、男性のほうが、新奇探索傾向がより強いのです。

いつでも新しい刺激が必要な人に、浮気を許したくない場合は、自分がいつも新鮮な刺激を恋人に与えてあげられるように、自分を磨いていく必要があるかもしれませんね。

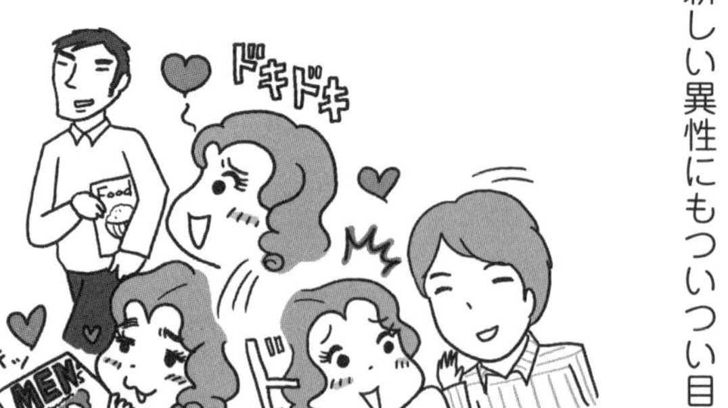

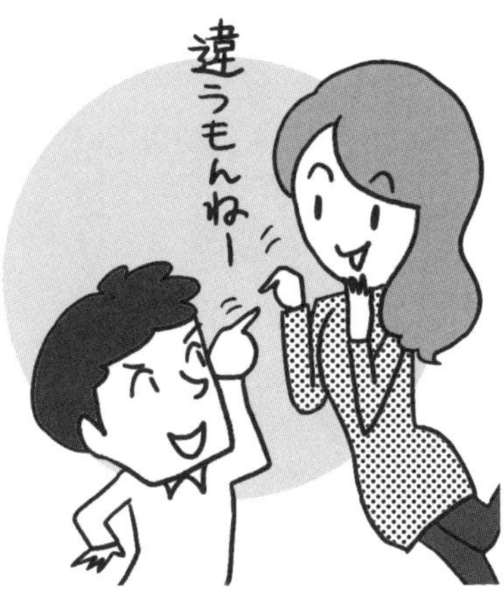
違うもんねー

「依存症」はどこまでも大きくなる

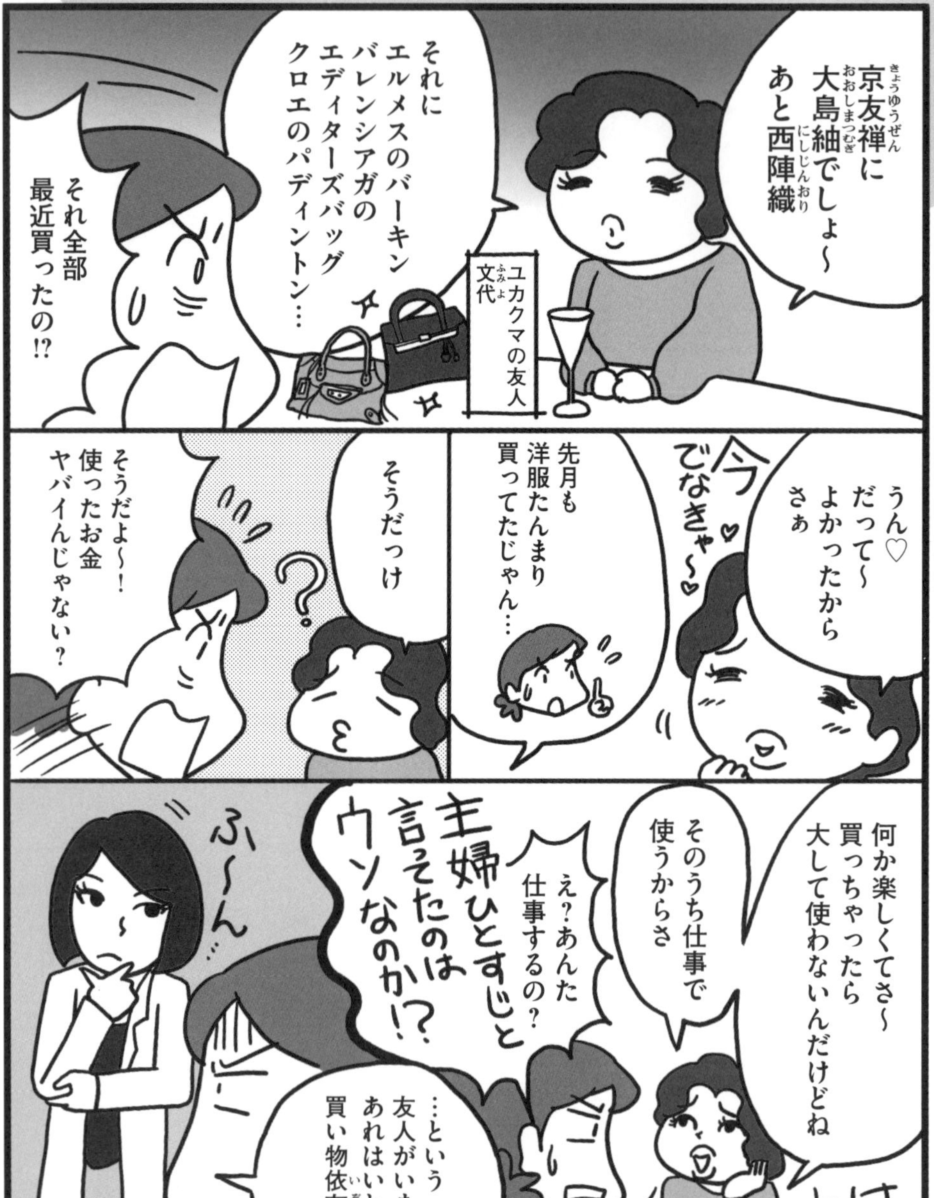
京友禅《きょうゆうぜん》に
大島紬《おおしまつむぎ》でしょ～
あと西陣織《にしじんおり》
ユカクマの友人
文代《ふみよ》
それに
エルメスのバーキン
バレンシアガの
エディターズバッグ
クロエのパディントン…
それ全部
最近買ったの!?
うん♡
だって～
よかったから
さぁ
今でなきゃ～♡
先月も
洋服たんまり
買ってたじゃん…
そうだっけ
そうだよ～!
使ったお金
ヤバイんじゃない?
何か楽しくてさ～
買っちゃったら
大して使わないんだけどね
そのうち仕事で
使うからさ
え?あんた
仕事するの?
主婦ひとすじと
言そたのは
ウソなのか!?
はぁ
大変。
ふ～ん…
…という
友人がいまして
あれはいわゆる
買い物依存症《いぞんしょう》では?

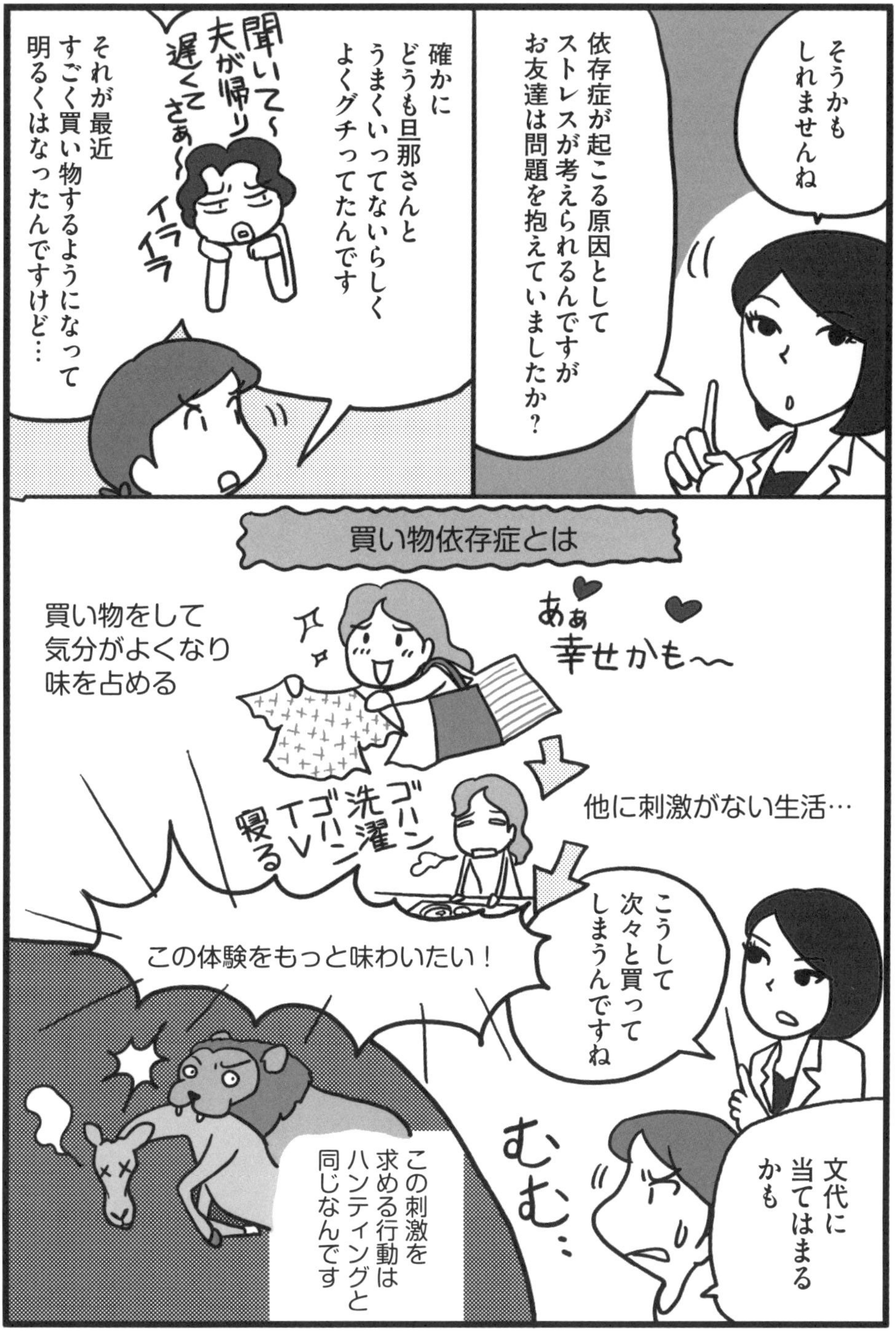
そうかもしれませんね
依存症が起こる原因としてストレスが考えられるんですがお友達は問題を抱えていましたか？
確かにどうも旦那さんとうまくいってないらしくよくグチってたんです
聞いて～夫が帰り遅くてさぁ～
イライラ
それが最近すごく買い物するようになって明るくはなったんですけど…
買い物依存症とは
買い物をして気分がよくなり味を占める
あぁ幸せかも～～
他に刺激がない生活…
ゴハン 洗濯 ゴハン TV 寝る
この体験をもっと味わいたい！
こうして次々と買ってしまうんですね
この刺激を求める行動はハンティングと同じなんです
文代に当てはまるかも
むむ…

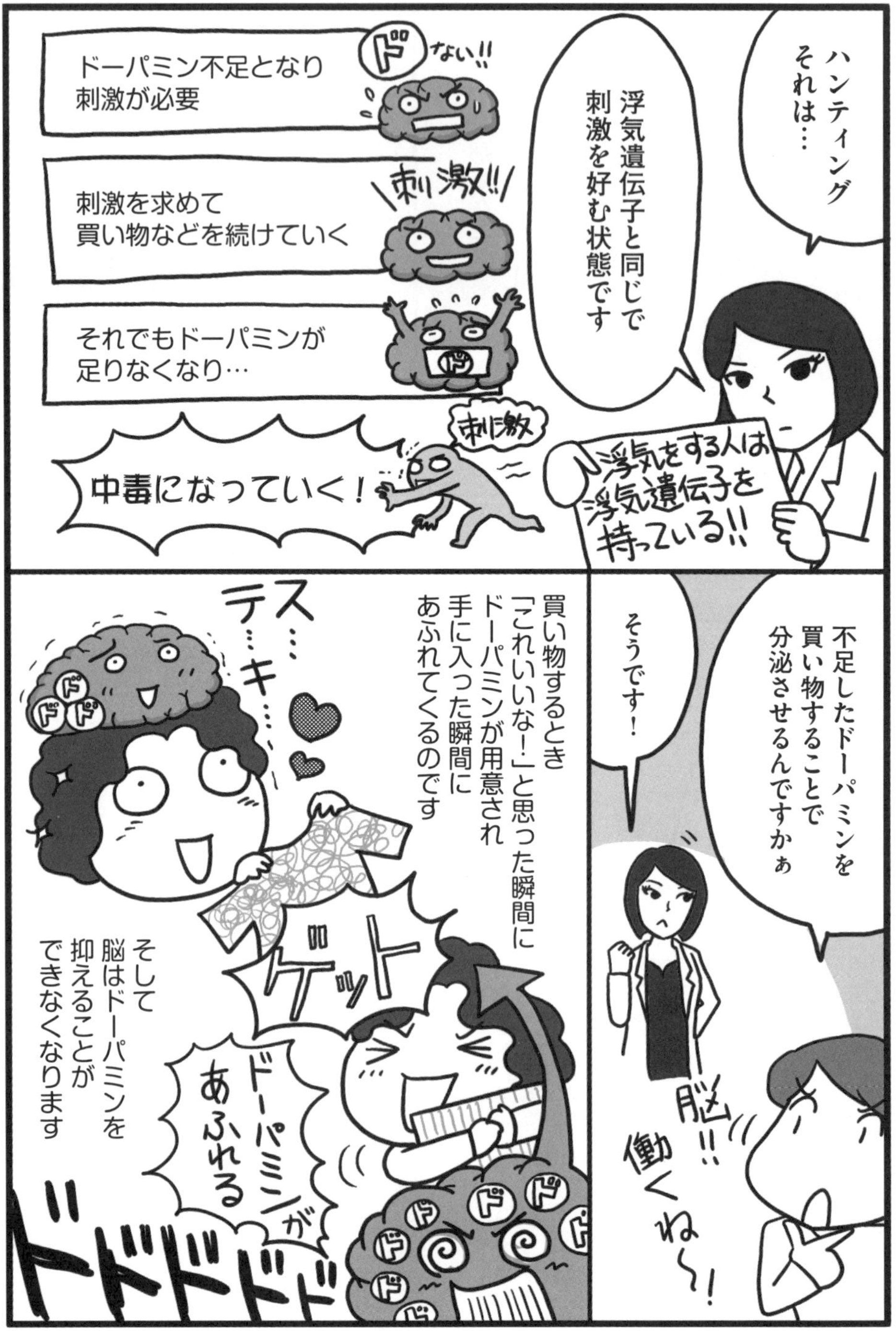
ハンティング それは…
浮気遺伝子と同じで 刺激を好む状態です
浮気をする人は浮気遺伝子を持っている!!
ドーパミン不足となり 刺激が必要
ド ない!!
刺激を求めて 買い物などを続けていく
刺激!!
それでもドーパミンが 足りなくなり…
刺激
中毒になっていく！
不足したドーパミンを 買い物することで 分泌させるんですかぁ
そうです！
脳!! 働くね〜!
買い物するとき 「これいいな！」と思った瞬間に ドーパミンが用意され 手に入った瞬間に あふれてくるのです
テス…キ…
ゲット
そして 脳はドーパミンを 抑えることが できなくなります
ドーパミンが あふれる
ドドドドド

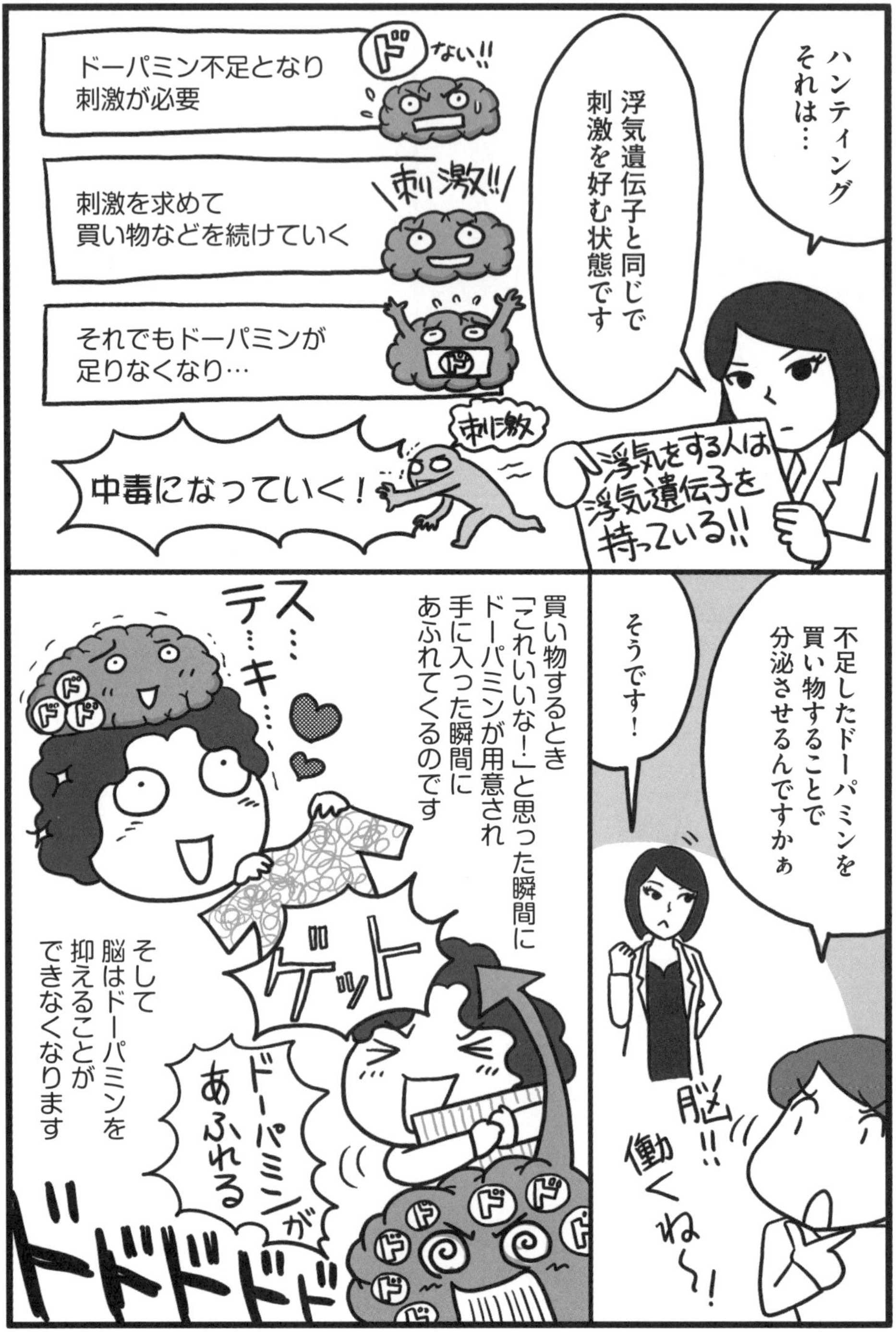

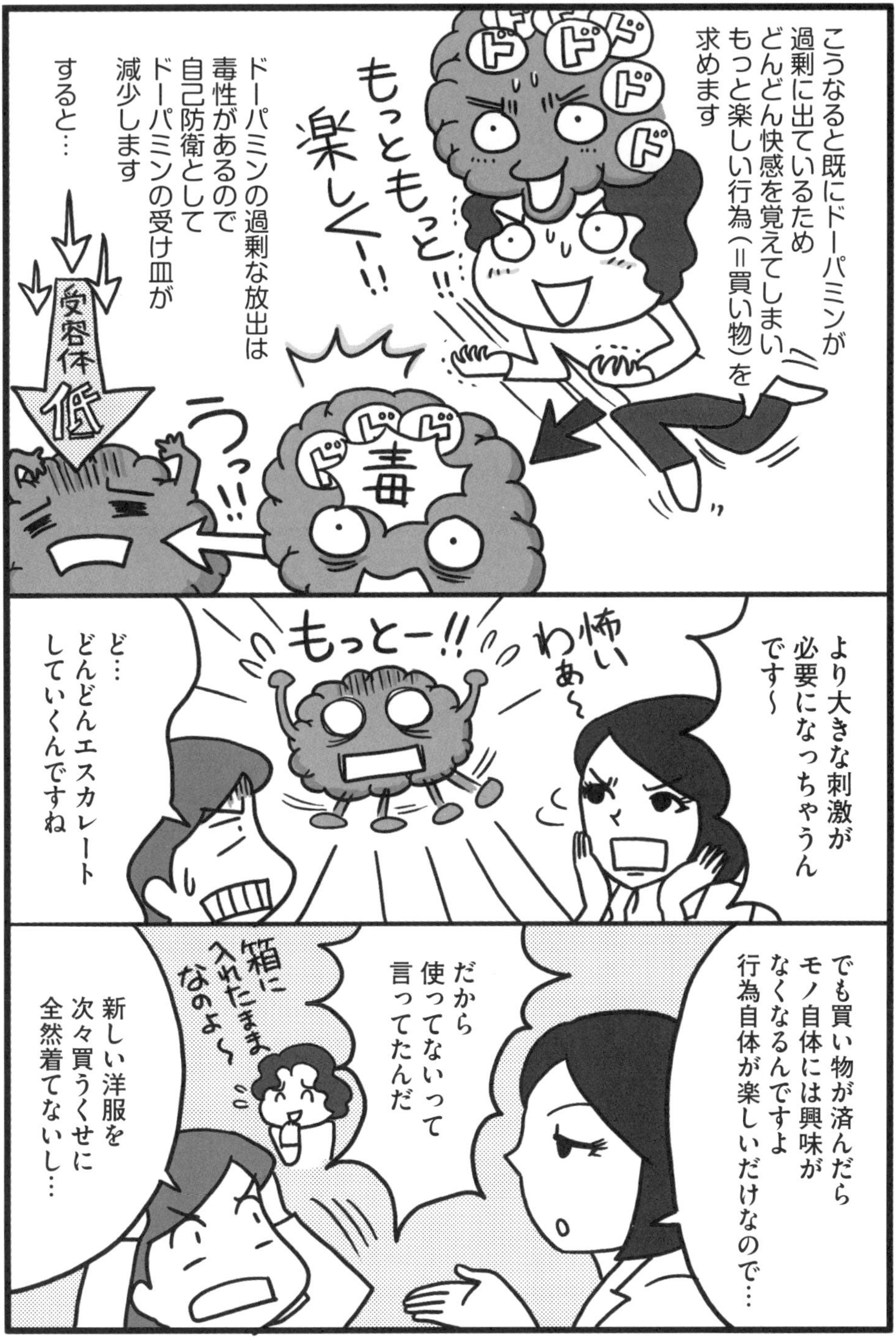

こうなると既にドーパミンが
過剰に出ているため
どんどん快感を覚えてしまい
もっと楽しい行為（＝買い物）を
求めます
ドドドドド
もっともっと楽し〜い!!
ドーパミンの過剰な放出は
毒性があるので
自己防衛として
ドーパミンの受け皿が
減少します
ドドド
毒
うっ!!
受容体
低
すると…
より大きな刺激が
必要になっちゃうん
です〜
怖いわぁ〜
もっとー!!
ど…
どんどんエスカレート
していくんですね
でも買い物が済んだら
モノ自体には興味が
なくなるんですよ
行為自体が楽しいだけなので…
だから
使ってないって
言ってたんだ
箱に入れたまま
なのよ〜
新しい洋服を
次々買うくせに
全然着てないし…

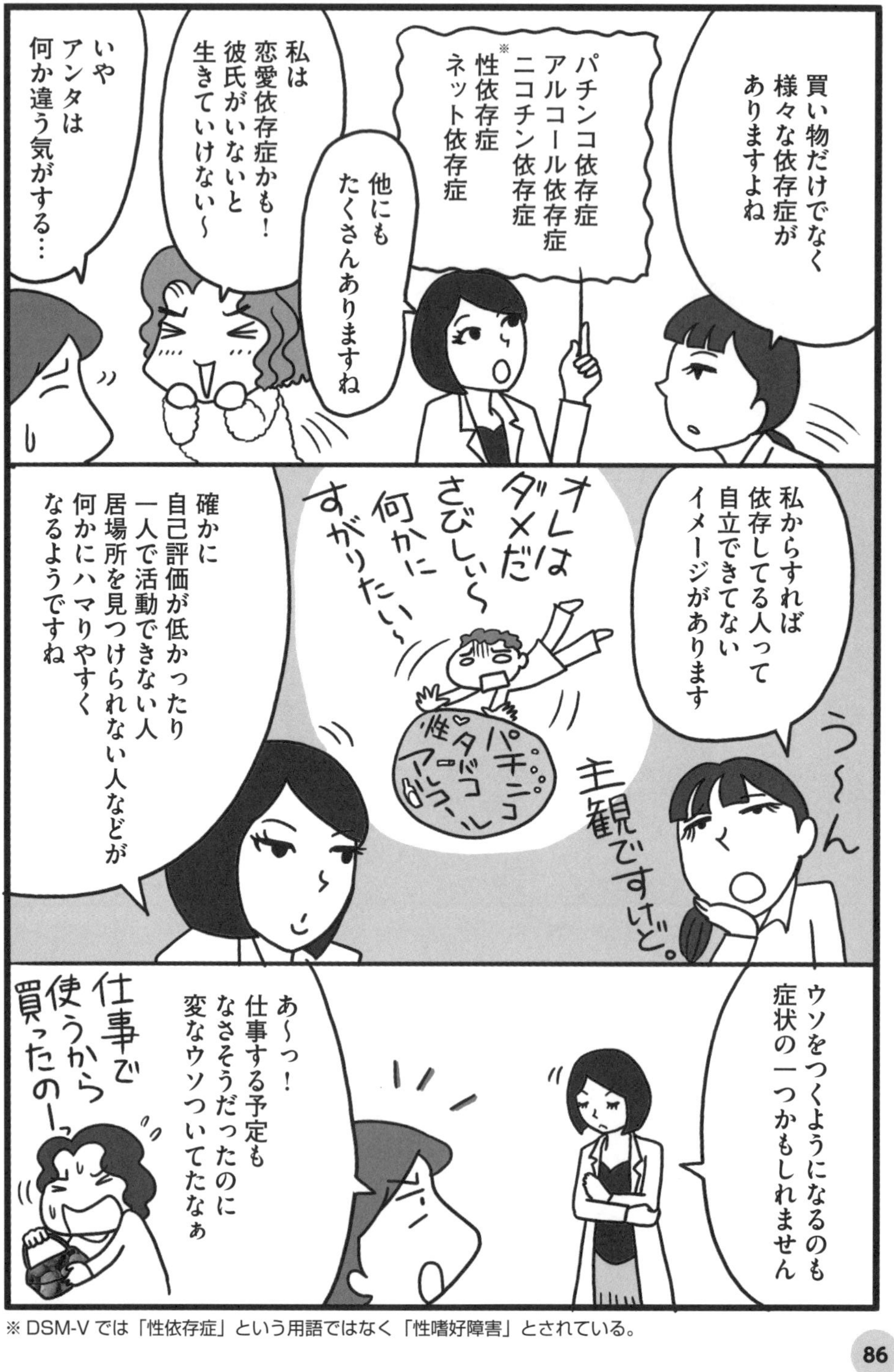
買い物だけでなく様々な依存症がありますよね
パチンコ依存症
アルコール依存症
ニコチン依存症
※性依存症
ネット依存症
他にもたくさんありますね
私は恋愛依存症かも！彼氏がいないと生きていけない～
いやアンタは何か違う気がする…
私からすれば依存してる人って自立できてないイメージがあります
う～ん
主観ですけど。
オレはダメだ
さびしい～
何かにすがりたい～
パチンコ
タバコ
アルコール
性♡
確かに自己評価が低かったり一人で活動できない人居場所を見つけられない人などが何かにハマりやすくなるようですね
ウソをつくようになるのも症状の一つかもしれません
あ～っ！仕事する予定もなさそうだったのに変なウソついてたなぁ
仕事で使うから買ったの～っ

※ DSM-V では「性依存症」という用語ではなく「性嗜好障害」とされている。

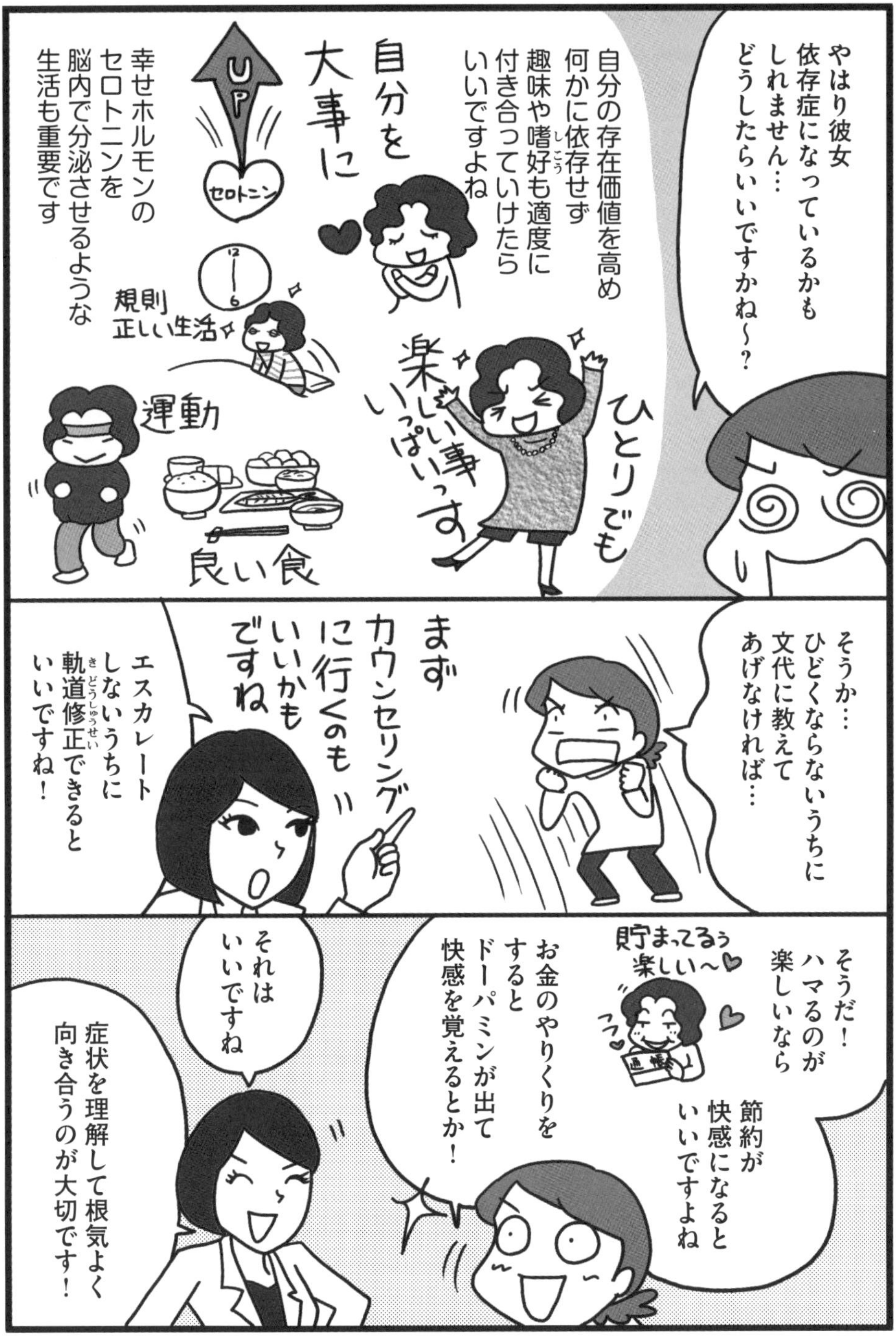
やはり彼女依存症になっているかもしれません…どうしたらいいですかね～？
自分の存在価値を高め何かに依存せず趣味や嗜好《しこう》も適度に付き合っていけたらいいですよね
自分を大事に
UP
セロトニン
幸せホルモンのセロトニンを脳内で分泌させるような生活も重要です
ひとりでも
楽しい事いっぱいっす
規則正しい生活
運動
良い食
そうか…ひどくならないうちに文代に教えてあげなければ…
まずカウンセリングに行くのもいいかもですね
エスカレートしないうちに軌道修正《きどうしゅうせい》できるといいですね！
そうだ！ハマるのが楽しいなら
節約が快感になるといいですよね
貯まってるぅ
楽しい～♡
通帳
お金のやりくりをするとドーパミンが出て快感を覚えるとか！
それはいいですね
症状を理解して根気よく向き合うのが大切です！

すべての幸せは睡眠から生まれる!?

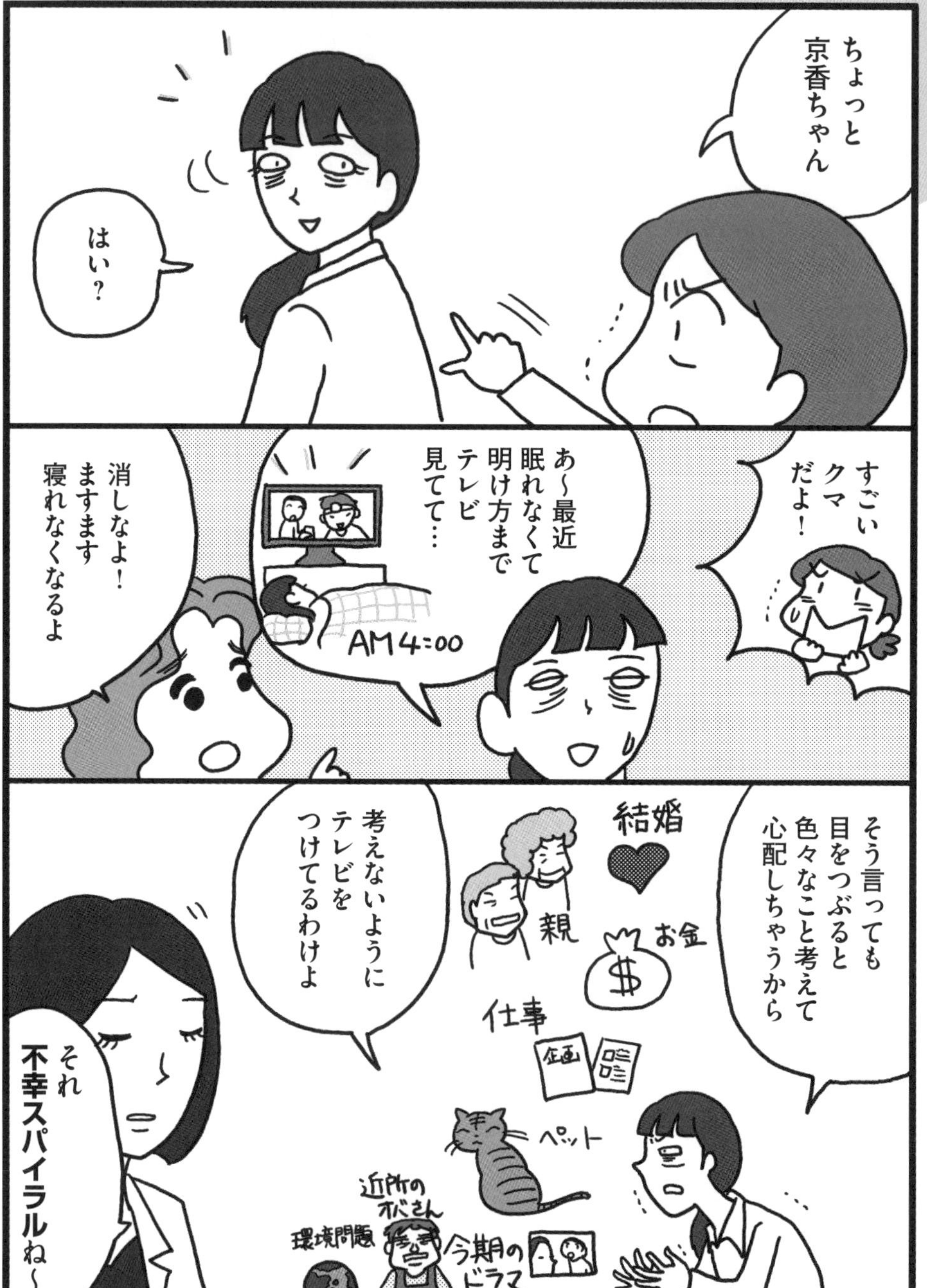

ちょっと京香ちゃん
はい？
すごいクマだよ！
あ〜最近眠れなくて明け方までテレビ見てて…
AM4:00
消しなよ！ますます寝れなくなるよ
そう言っても目をつぶると色々なこと考えて心配しちゃうから
結婚
親
お金
仕事
企画
ペット
今期のドラマ
近所のオバさん
環境問題
考えないようにテレビをつけてるわけよ
それ不幸スパイラルね〜

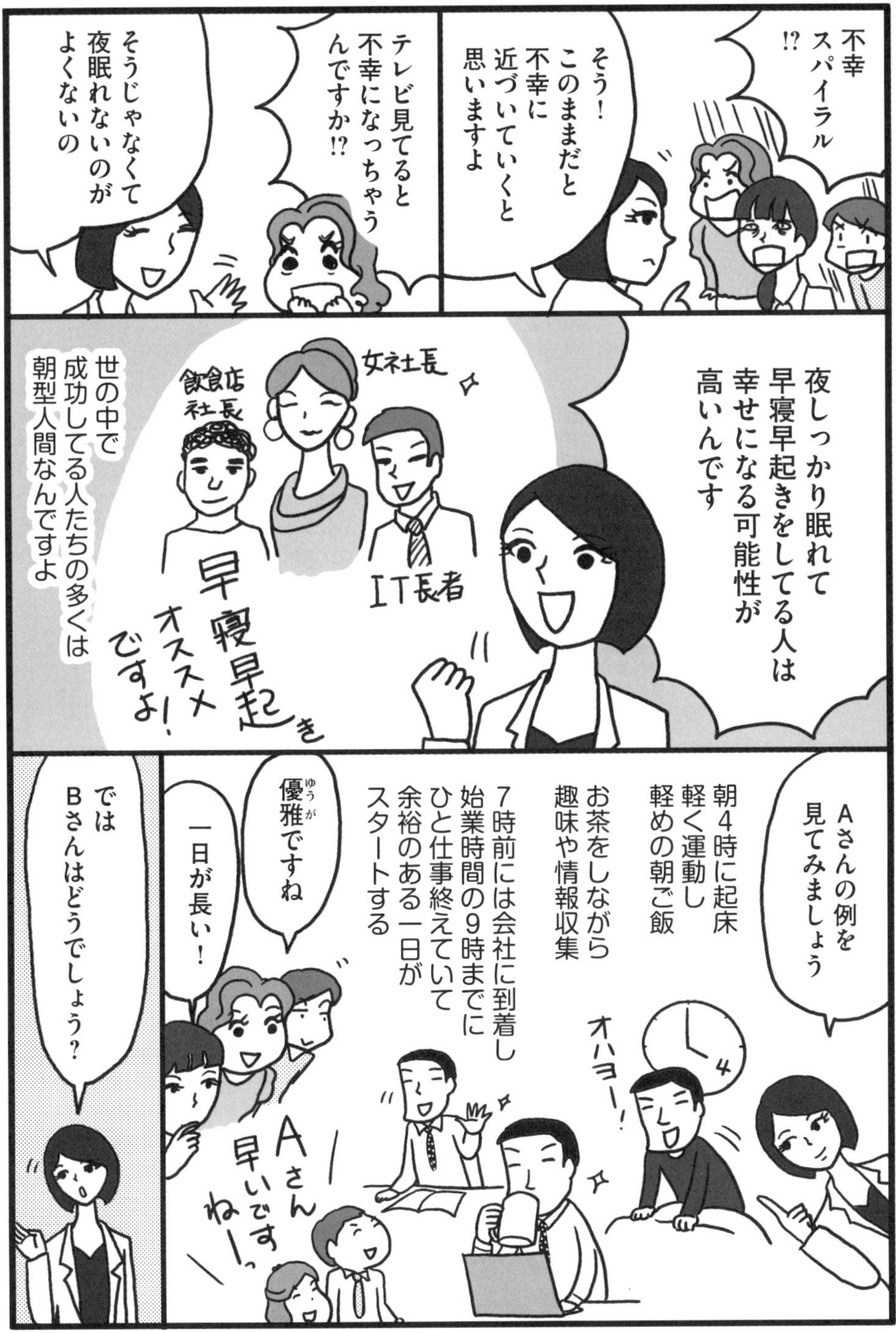
不幸スパイラル!?
そう！このままだと不幸に近づいていくと思いますよ
テレビ見てると不幸になっちゃうんですか!?
そうじゃなくて夜眠れないのがよくないの
夜しっかり眠れて早寝早起きをしてる人は幸せになる可能性が高いんです
女社長
飲食店社長
IT長者
早寝早起きオススメですよ！
世の中で成功してる人たちの多くは朝型人間なんですよ
Aさんの例を見てみましょう
朝4時に起床
軽く運動し
軽めの朝ご飯
お茶をしながら
趣味や情報収集
7時前には会社に到着し
始業時間の9時までに
ひと仕事終えていて
余裕のある一日が
スタートする
オハヨー！
Aさん早いですねー!っ
優雅《ゆうが》ですね
一日が長い！
ではBさんはどうでしょう？

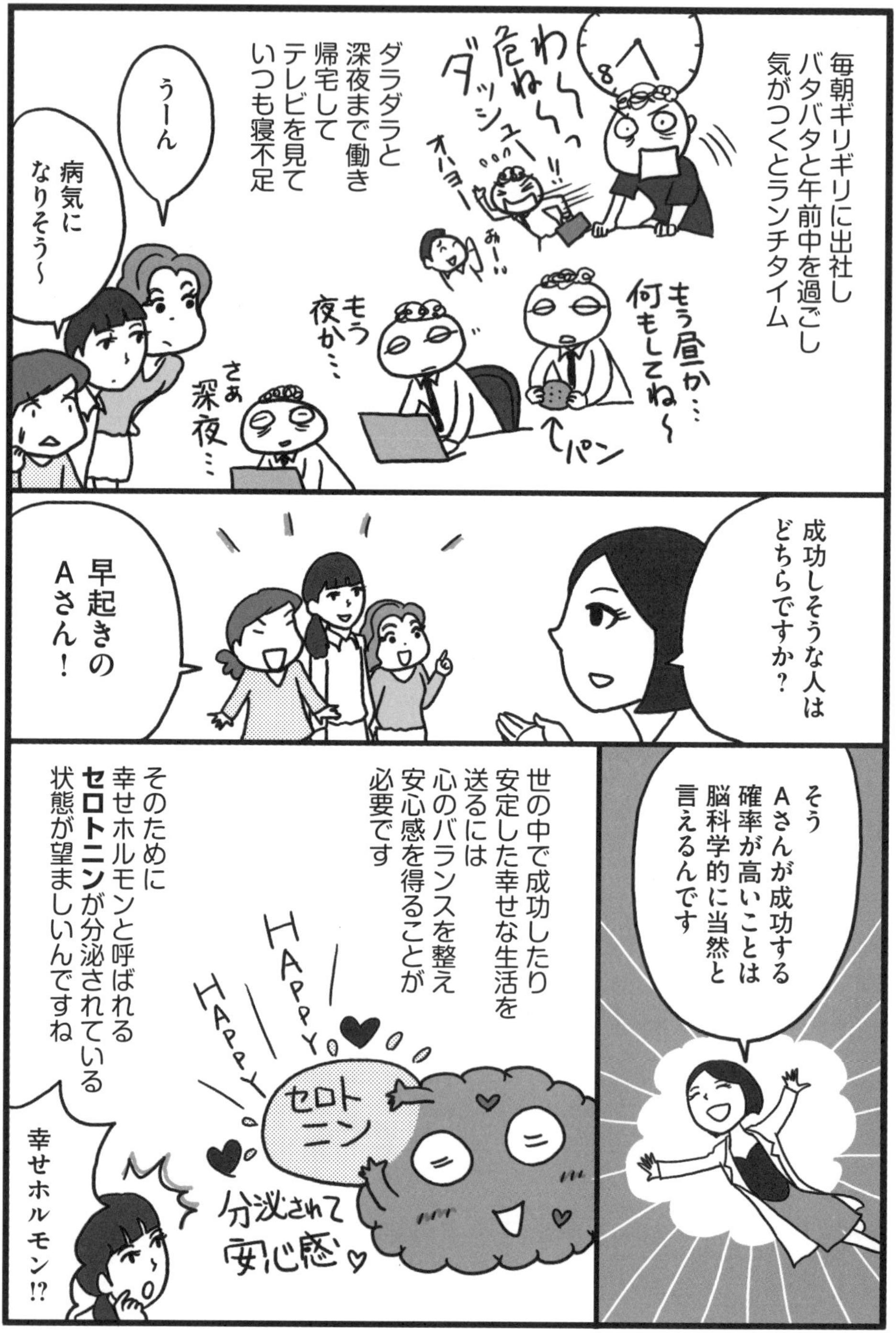
毎朝ギリギリに出社し
バタバタと午前中を過ごし
気がつくとランチタイム
わ〜〜っ
危ね〜〜っ
ダッシュ〜!!
オハヨー…
あー!!
もう昼か…
何もしてね〜
パン
ダラダラと
深夜まで働き
帰宅して
テレビを見て
いつも寝不足
もう
夜か…
さぁ
深夜…
う〜ん
病気に
なりそう〜
成功しそうな人は
どちらですか?
早起きの
Aさん!
そう
Aさんが成功する
確率が高いことは
脳科学的に当然と
言えるんです
世の中で成功したり
安定した幸せな生活を
送るには
心のバランスを整え
安心感を得ることが
必要です
HAPPY
HAPPY
セロトニン
分泌されて
安心感♡
そのために
幸せホルモンと呼ばれる
セロトニンが分泌されている
状態が望ましいんですね
幸せホルモン!?

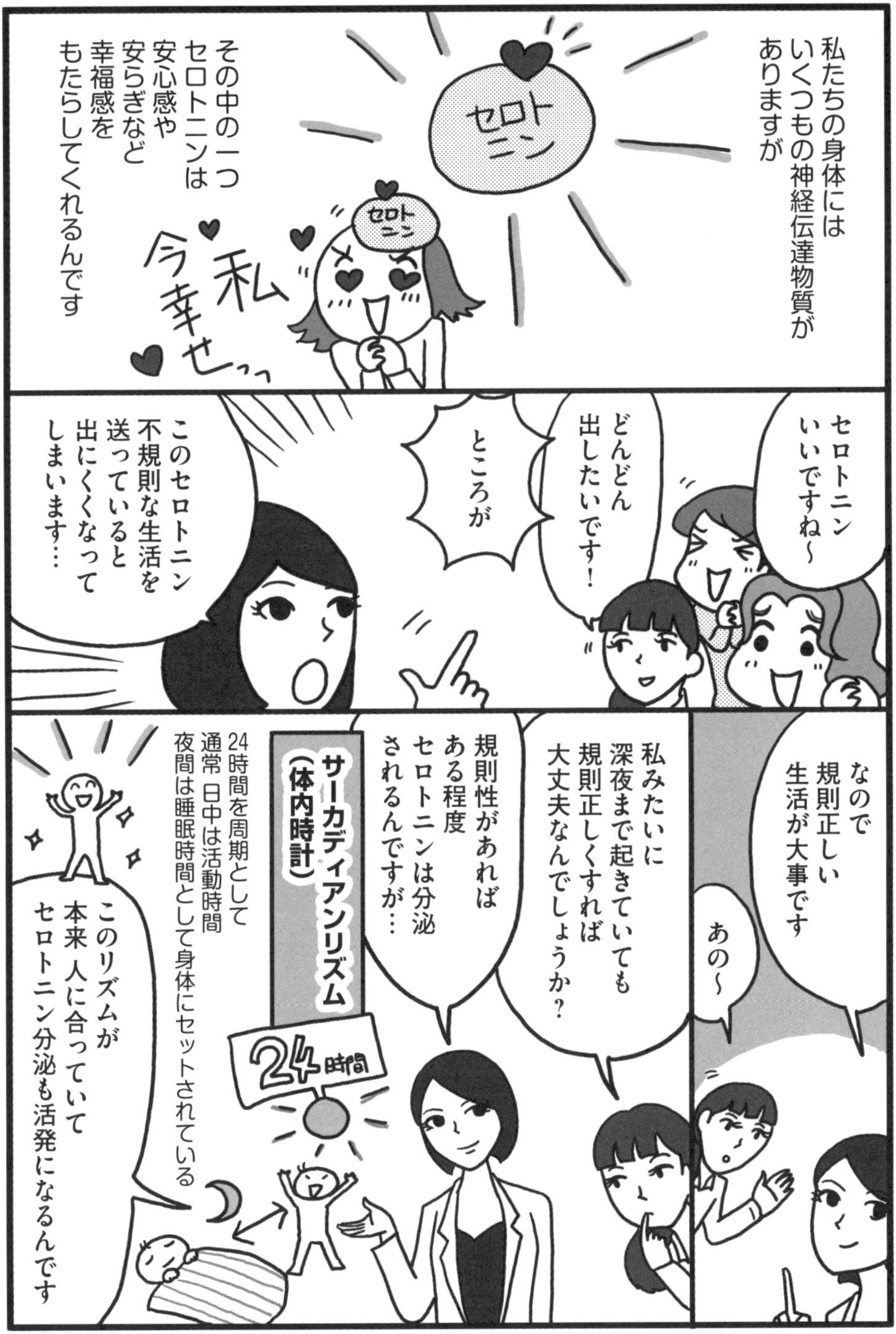
私たちの身体には
いくつもの神経伝達物質が
ありますが
セロトニン
セロトニン
その中の一つ
セロトニンは
安心感や
安らぎなど
幸福感を
もたらしてくれるんです
私 今 幸せっっっ
セロトニン
いいですね〜
どんどん
出したいです！
ところが
このセロトニン
不規則な生活を
送っていると
出にくくなって
しまいます…
なので
規則正しい
生活が大事です
あの〜
私みたいに
深夜まで起きていても
規則正しくすれば
大丈夫なんでしょうか？
規則性があれば
ある程度
セロトニンは分泌
されるんですが…
サーカディアンリズム
（体内時計）
24時間を周期として
通常 日中は活動時間
夜間は睡眠時間として身体にセットされている
24時間
このリズムが
本来 人に合っていて
セロトニン分泌も活発になるんです

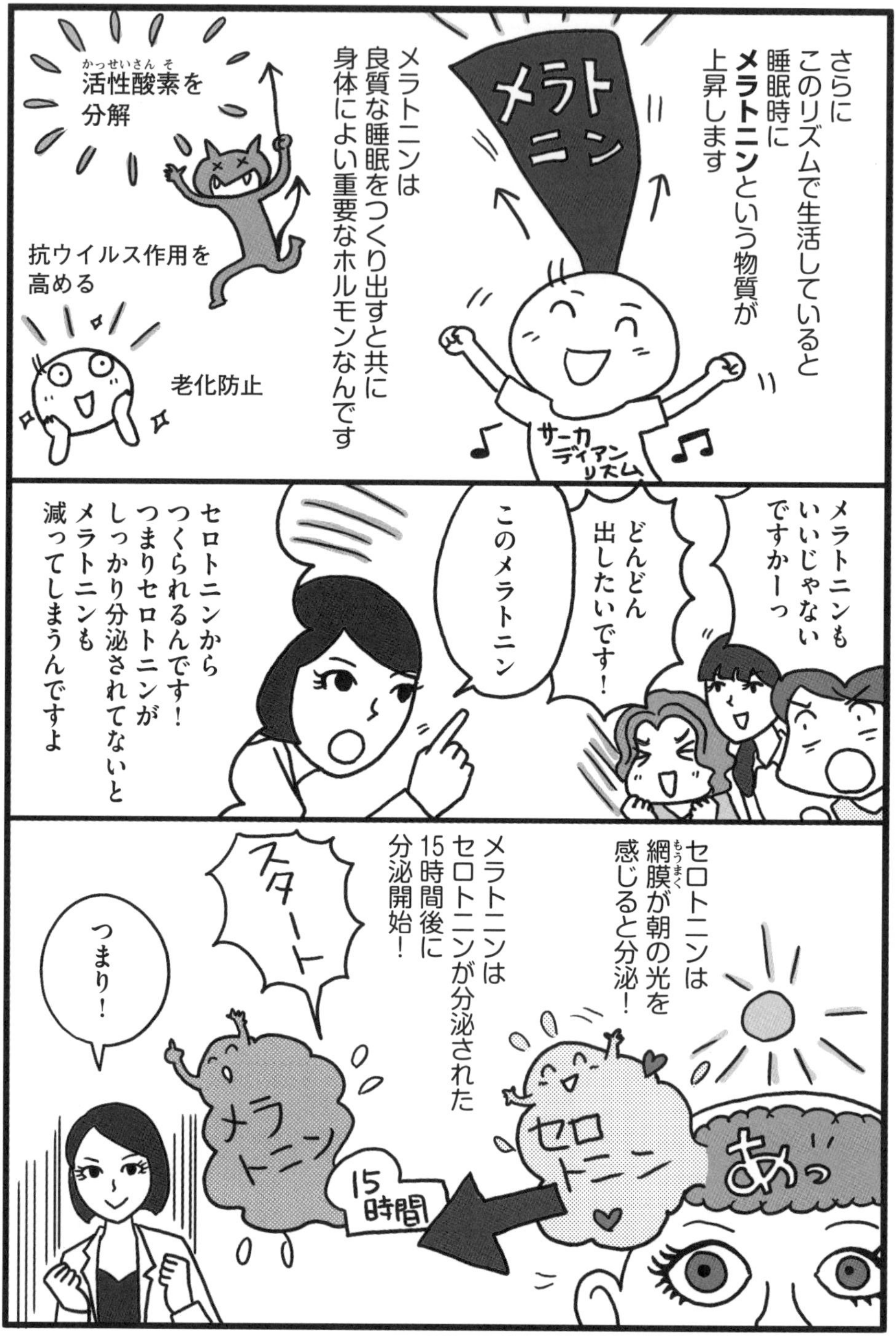
さらに このリズムで生活していると 睡眠時に **メラトニン**という物質が 上昇します
メラトニン
サーカディアンリズム
メラトニンは 良質な睡眠をつくり出すと共に 身体によい重要なホルモンなんです
活性酸《かっせいさん》素《そ》を分解
抗ウイルス作用を高める
老化防止
メラトニンもいいじゃないですかーっ
どんどん出したいです!
このメラトニン
セロトニンから つくられるんです! つまりセロトニンが しっかり分泌されてないと メラトニンも 減ってしまうんですよ
セロトニンは 網膜《もうまく》が朝の光を 感じると分泌!
メラトニンは セロトニンが分泌された 15時間後に 分泌開始!
スタート
つまり!
あっ
セロトニン
メラトニン
15時間

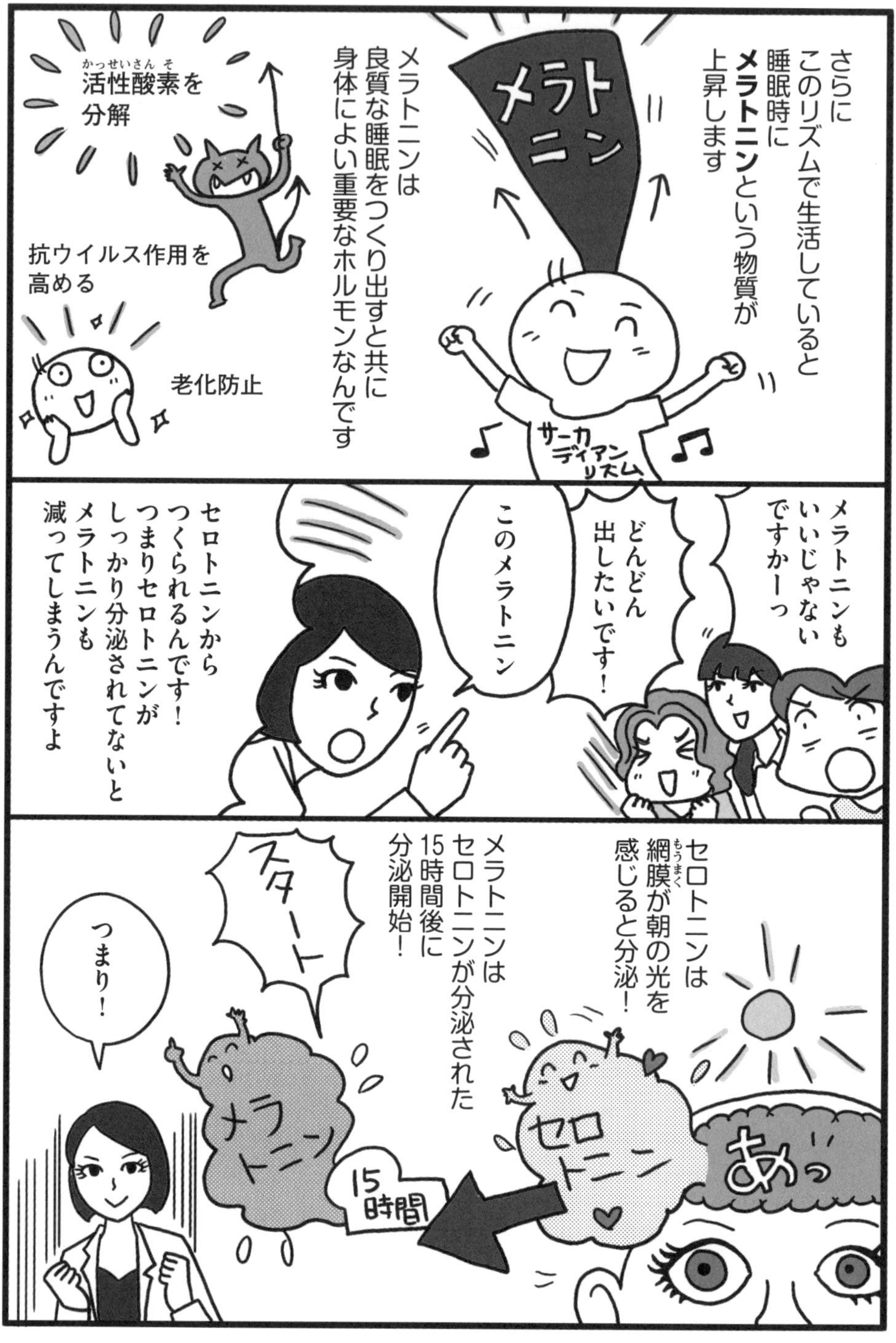

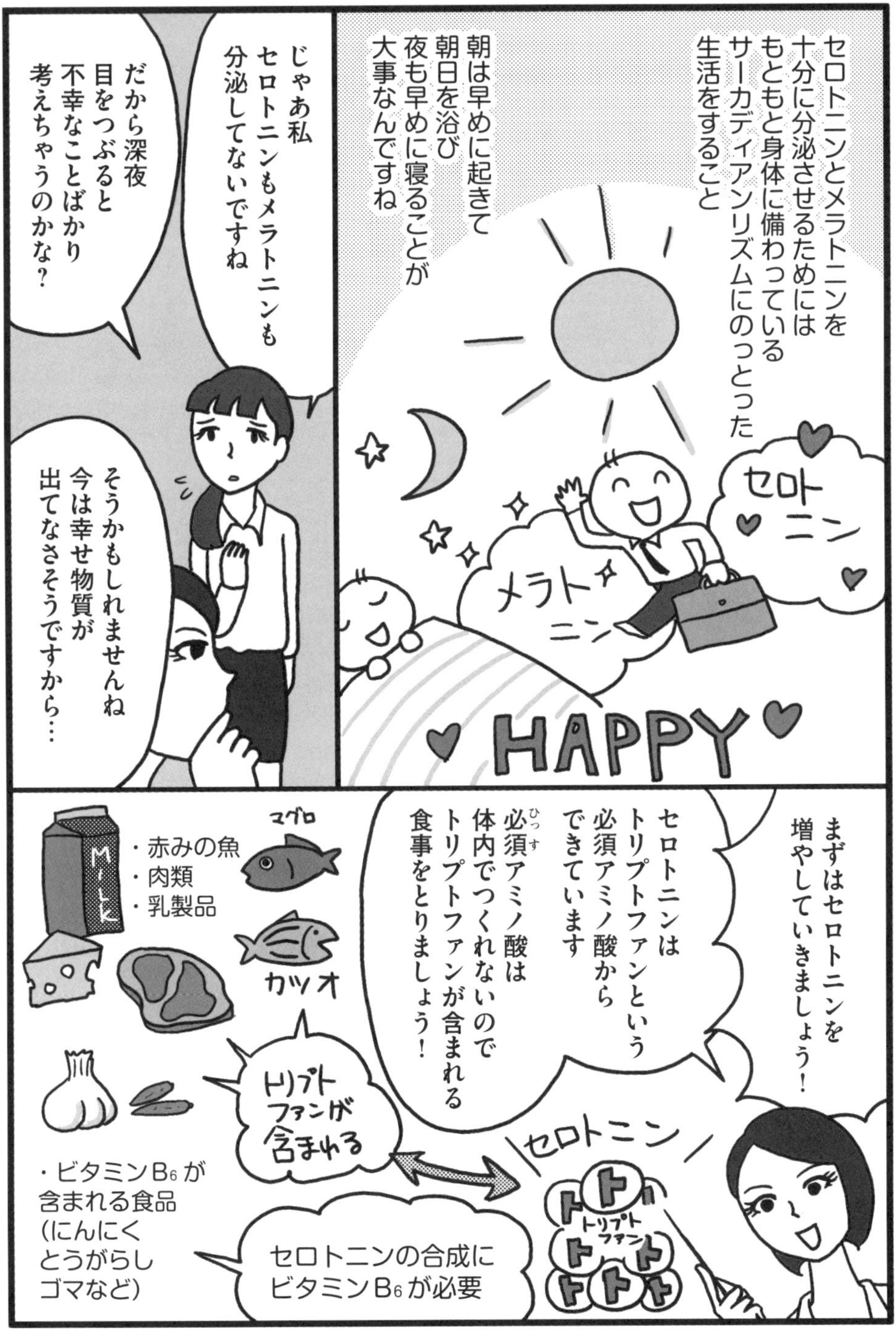
セロトニンとメラトニンを十分に分泌させるためにはもともと身体に備わっているサーカディアンリズムにのっとった生活をすること
朝は早めに起きて朝日を浴び夜も早めに寝ることが大事なんですね
セロトニン
メラトニン
HAPPY
じゃあ私セロトニンもメラトニンも分泌してないですね
だから深夜目をつぶると不幸なことばかり考えちゃうのかな？
そうかもしれませんね今は幸せ物質が出てなさそうですから…
まずはセロトニンを増やしていきましょう！
セロトニンはトリプトファンという必須アミノ酸からできています
必須《ひっす》アミノ酸は体内でつくれないのでトリプトファンが含まれる食事をとりましょう！
マグロ
・赤みの魚
・肉類
・乳製品
カツオ
トリプトファンが含まれる
セロトニン
トリプトファン
・ビタミンB_6が含まれる食品（にんにくとうがらしゴマなど）
セロトニンの合成にビタミンB_6が必要

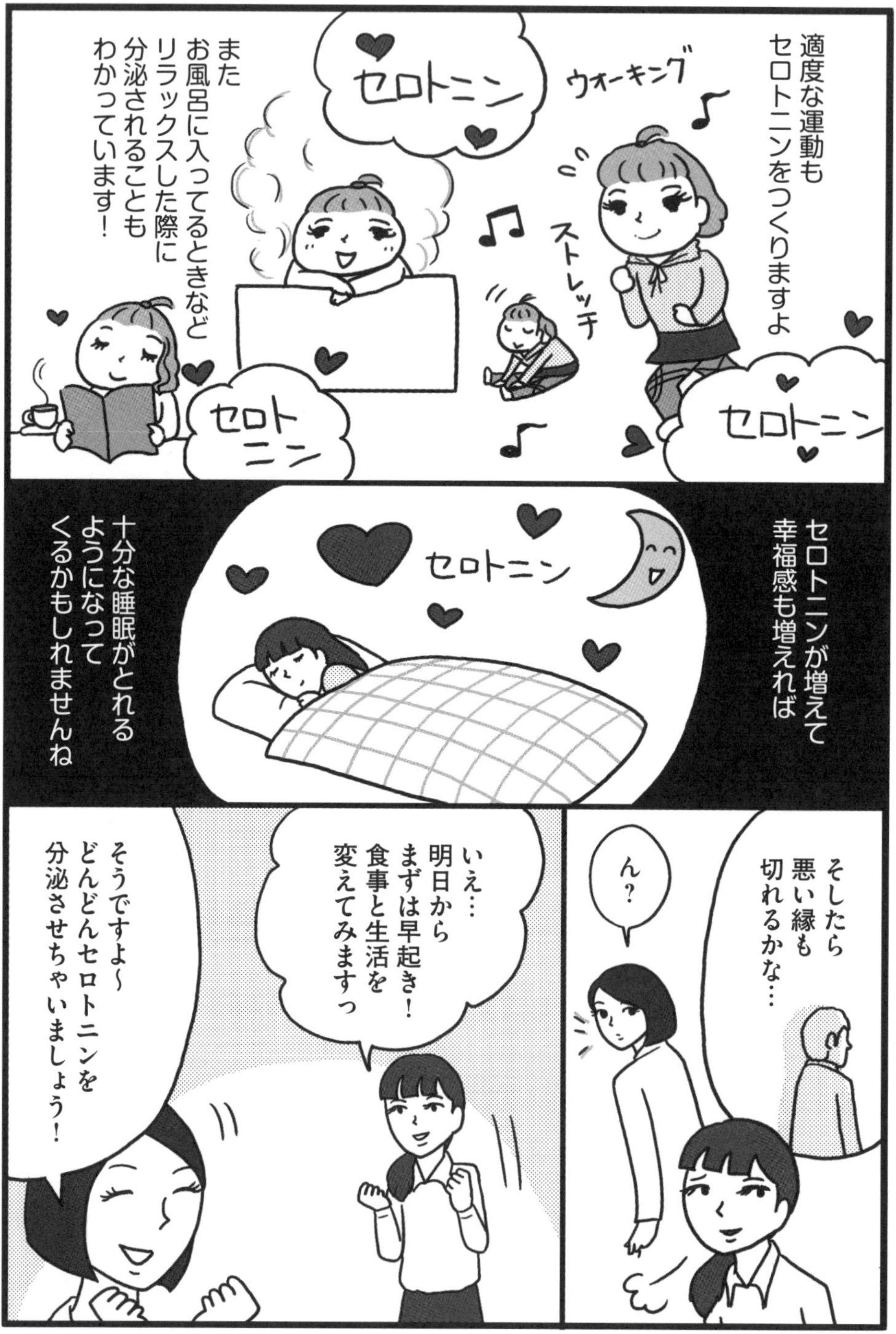
適度な運動も
セロトニンをつくりますよ
ウォーキング
ストレッチ
セロトニン
セロトニン
また
お風呂に入ってるときなど
リラックスした際に
分泌されることも
わかっています！
セロトニン
セロトニンが増えて
幸福感も増えれば
セロトニン
十分な睡眠がとれる
ようになって
くるかもしれませんね
そしたら
悪い縁も
切れるかな…
ん？
いえ…
明日から
まずは早起き！
食事と生活を
変えてみますっ
そうですよ～
どんどんセロトニンを
分泌させちゃいましょう！

第3章

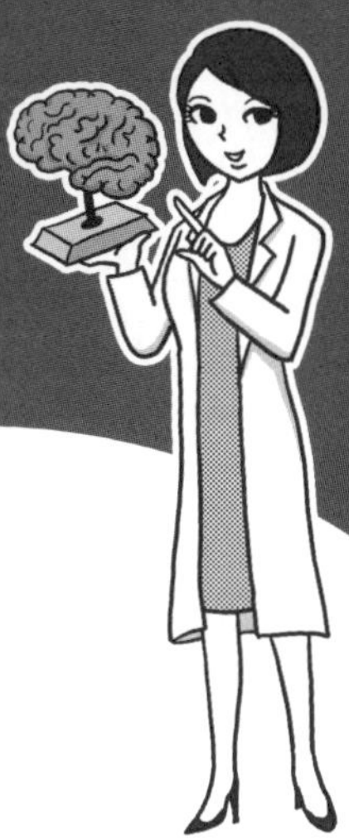

その「悩み」、「脳」で解決！

他人への悪口＝自分への悪口!?

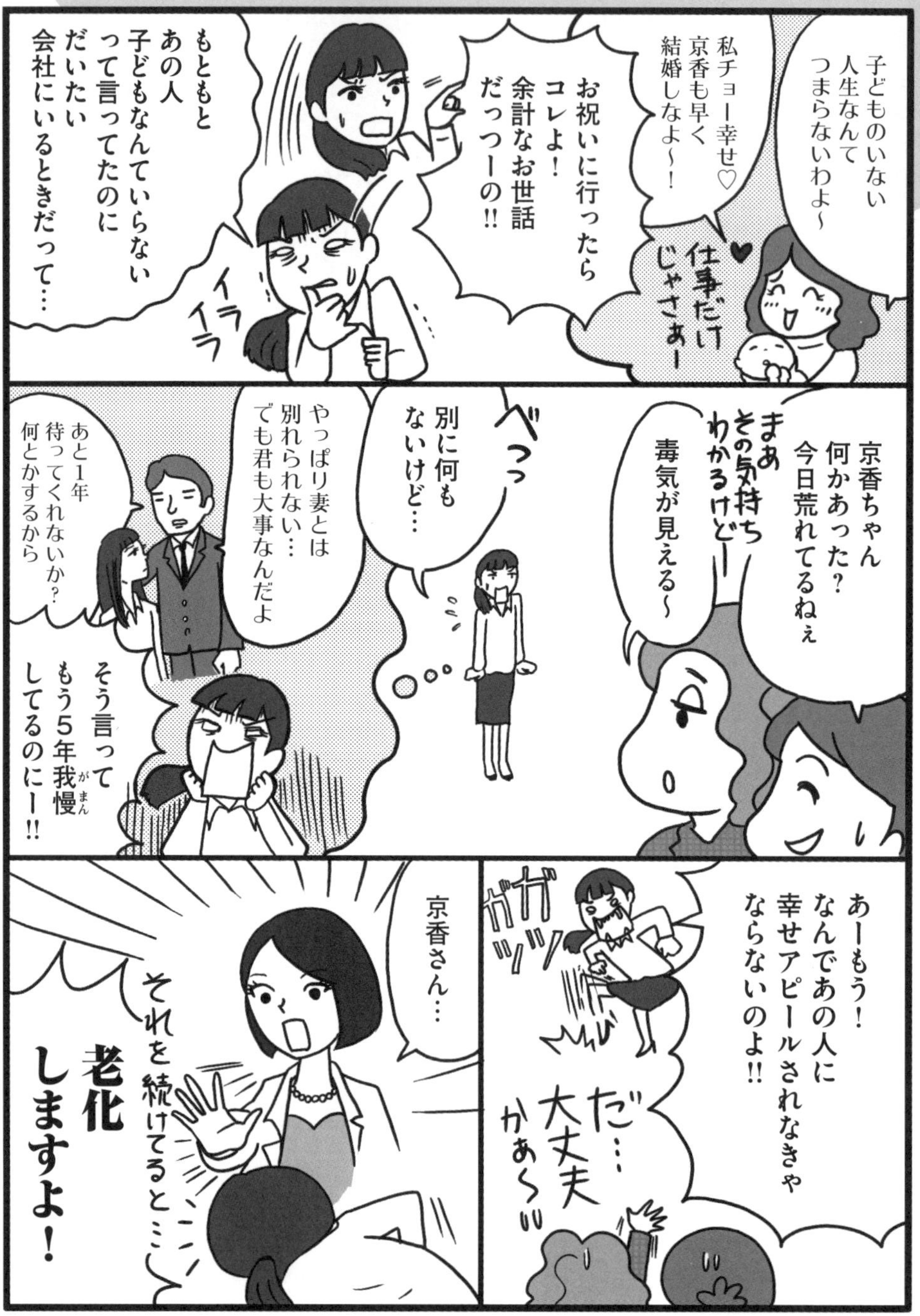
子どものいない人生なんてつまらないわよ～
私チョー幸せ♡京香も早く結婚しなよ～！
仕事だけじゃさあー
お祝いに行ったらコレよ！余計なお世話だっつーの!!
イラ イラ
もともとあの人子どもなんていらないって言ってたのにだいたい会社にいるときだって…
京香ちゃん何かあった？今日荒れてるねぇ
まあその気持ちわかるけどー
毒気が見える～
べっ
別に何もないけど…
やっぱり妻とは別れられない…でも君も大事なんだよ
あと1年待ってくれないか？何とかするから
そう言ってもう5年我慢《がまん》してるのにー!!
あーもう！なんであの人に幸せアピールされなきゃならないのよ!!
だ…大丈夫かあ～
京香さん…
それを続けてると…
老化しますよ！

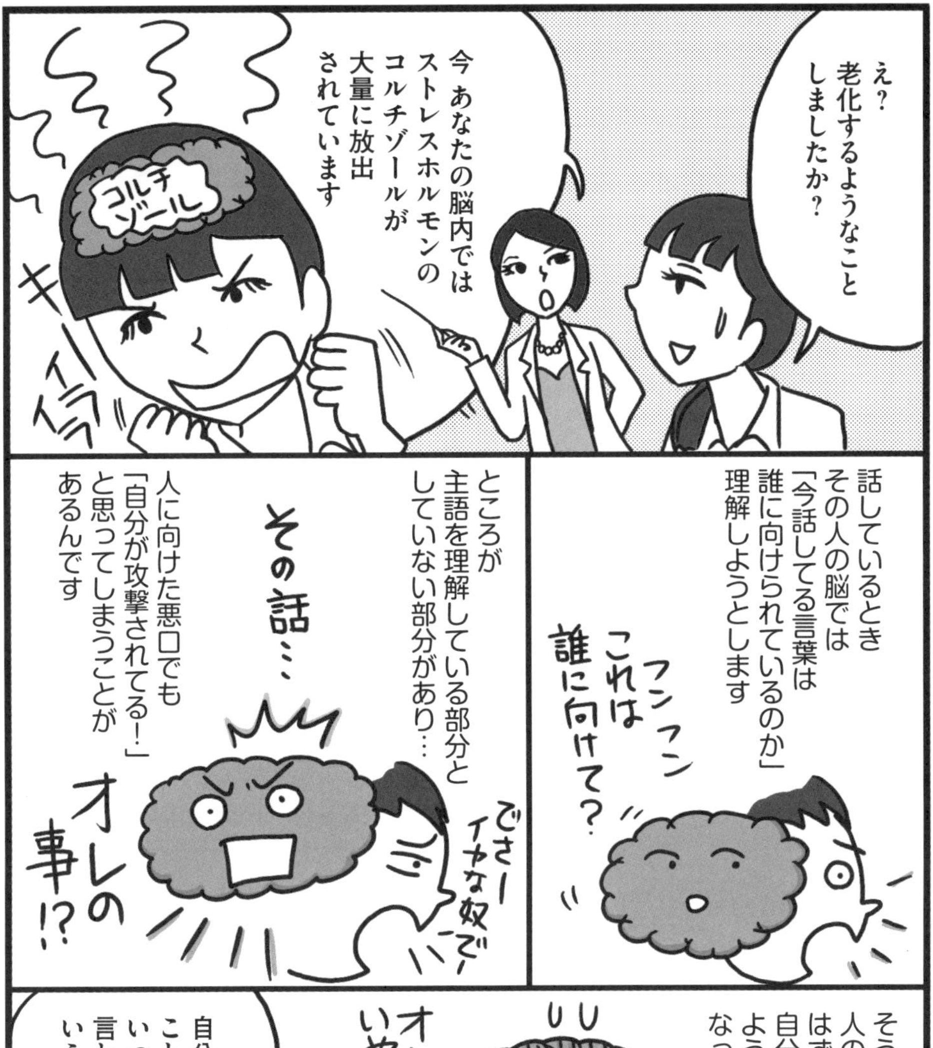
え？
老化するようなこと
しましたか？
今あなたの脳内では
ストレスホルモンの
コルチゾールが
大量に放出
されています
コルチゾール
話しているとき
その人の脳では
「今話してる言葉は
誰に向けられているのか」
理解しようとします
フンフン
これは
誰に向けて？
ところが
主語を理解している部分と
していない部分があり…
その話…
でさー
イヤな奴で
オレの
事!?
人に向けた悪口でも
「自分が攻撃されてる!」
と思ってしまうことが
あるんです
そうなると
人の悪口を言ってる
はずなのに
自分が攻められている
ような気持ちに
なってしまいます
オレ
いやな奴かぁ～
ちくちく
うん
うん
自分が言ってる
ことは
いつか同じことを
言われるって
いうよね

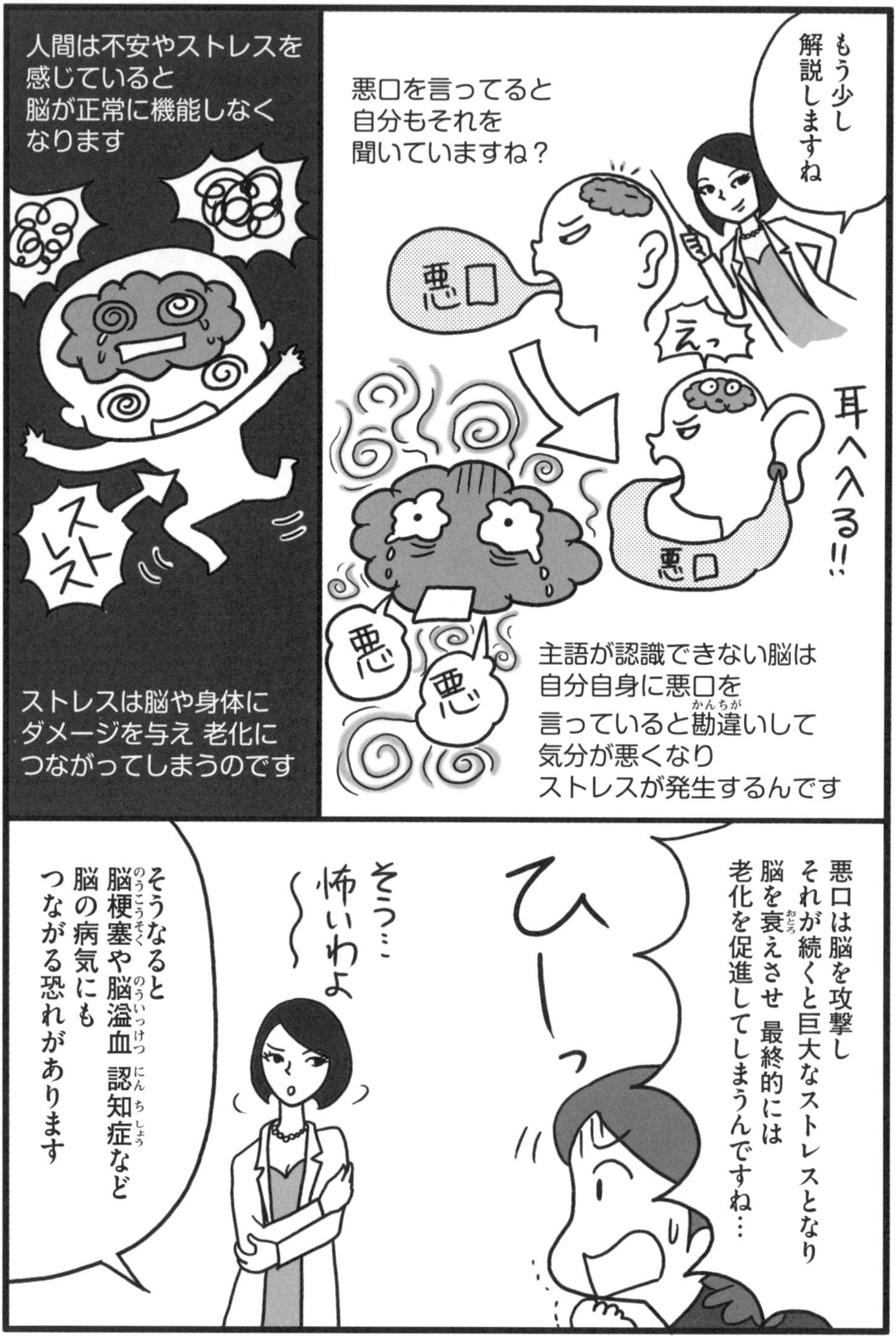

もう少し解説しますね
悪口を言ってると
自分もそれを
聞いていますね？
悪口
えっ
耳へ入る!!
悪口
悪
悪
主語が認識できない脳は
自分自身に悪口を
言っていると勘違《かんちが》いして
気分が悪くなり
ストレスが発生するんです
人間は不安やストレスを
感じていると
脳が正常に機能しなく
なります
ストレス
ストレスは脳や身体に
ダメージを与え 老化に
つながってしまうのです
悪口は脳を攻撃し
それが続くと巨大なストレスとなり
脳を衰《おとろ》えさせ 最終的には
老化を促進してしまうんですね…
ひーっ
そう…
怖いわよ
〜〜
そうなると
脳梗塞《のうこうそく》や脳溢血《のういっけつ》 認知症《にんちしょう》など
脳の病気にも
つながる恐れがあります

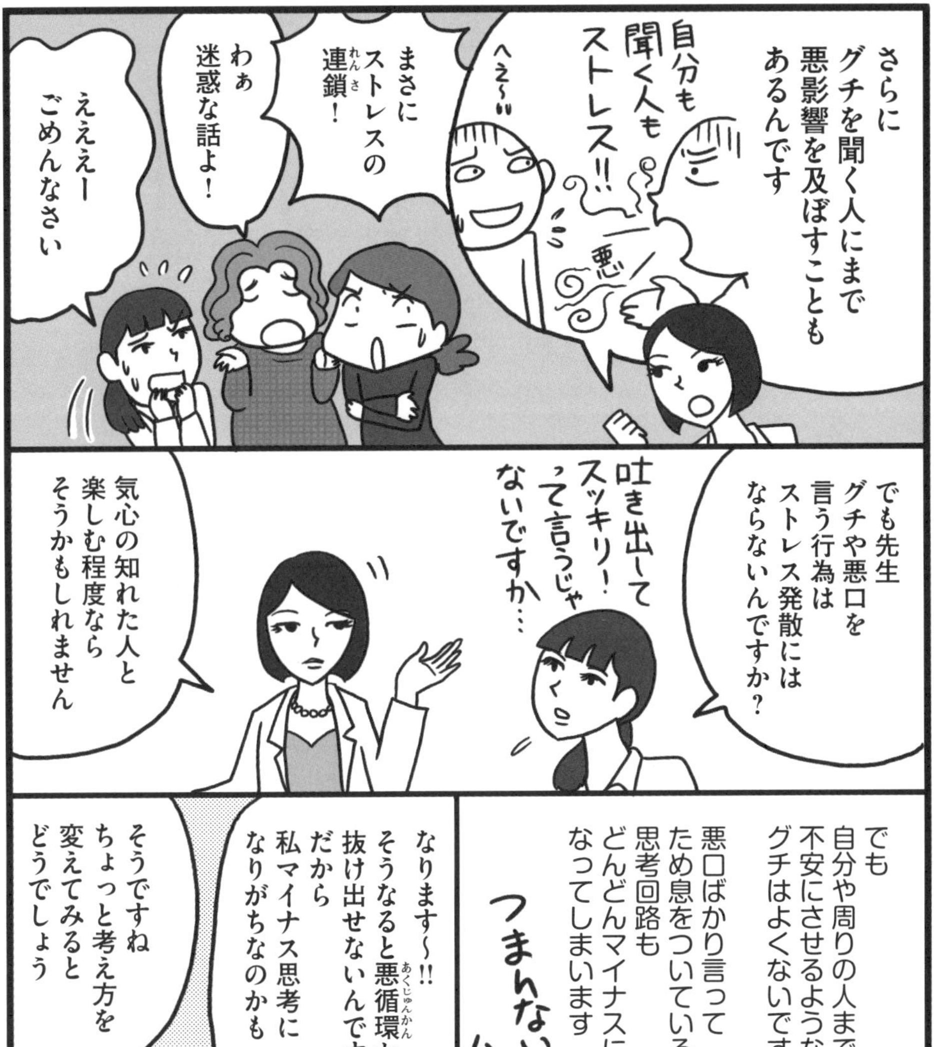
さらにグチを聞く人にまで悪影響を及ぼすこともあるんです
自分も聞く人もストレス!!
へえ〜!!
悪
まさにストレスの連鎖《れんさ》!
わぁ迷惑な話よ!
えええーごめんなさい
でも先生グチや悪口を言う行為はストレス発散にはならないんですか?
吐き出してスッキリ!って言うじゃないですか…
気心の知れた人と楽しむ程度ならそうかもしれません
でも自分や周りの人まで不安にさせるようなグチはよくないですよね
悪口ばかり言ってため息をついていると思考回路もどんどんマイナスになってしまいます
つまんないー
ムカつく
サイテー
あーイライラ
悪
悪
なります〜!!
そうなると悪循環《あくじゅんかん》から抜け出せないんですよね…
だから私マイナス思考になりがちなのかも
そうですねちょっと考え方を変えてみるとどうでしょう

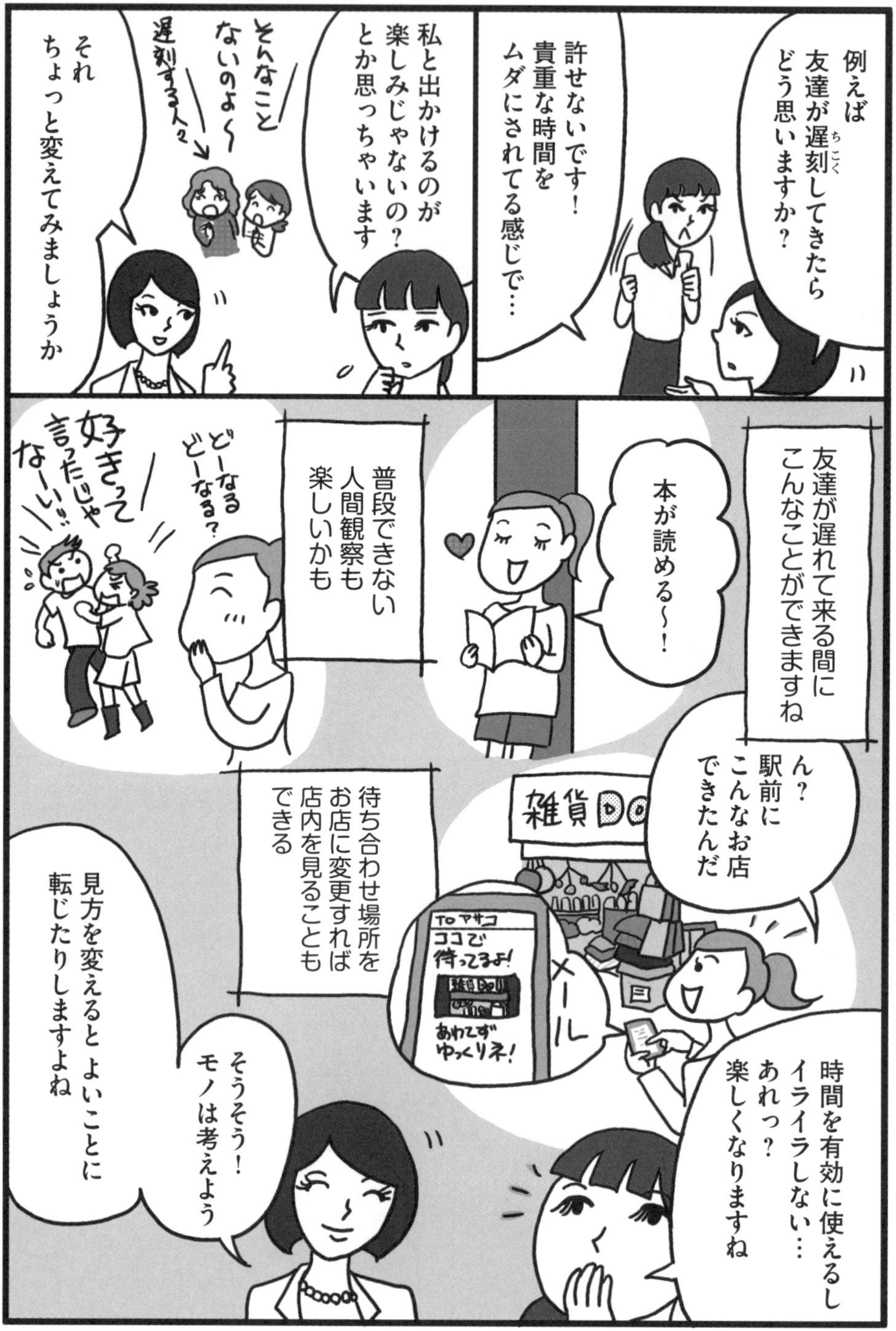
例えば 友達が遅刻《ちこく》してきたら どう思いますか?
許せないです! 貴重な時間を ムダにされてる感じで…
私と出かけるのが 楽しみじゃないの? とか思っちゃいます
そんなこと ないのよ〜
遅刻する人?
それ ちょっと変えてみましょうか
友達が遅れて来る間に こんなことができますね
本が読める〜!
普段できない 人間観察も 楽しいかも
どーなる どーなる?
好きって 言ったじゃ なーい!!
ん? 駅前に こんなお店 できたんだ
雑貨DO
待ち合わせ場所を お店に変更すれば 店内を見ることも できる
メール
TO アサコ
ココで 待ってるよ!
あわてず ゆっくりネ!
時間を有効に使えるし イライラしない… あれっ? 楽しくなりますね
そうそう! モノは考えよう
見方を変えると よいことに 転じたりしますよね

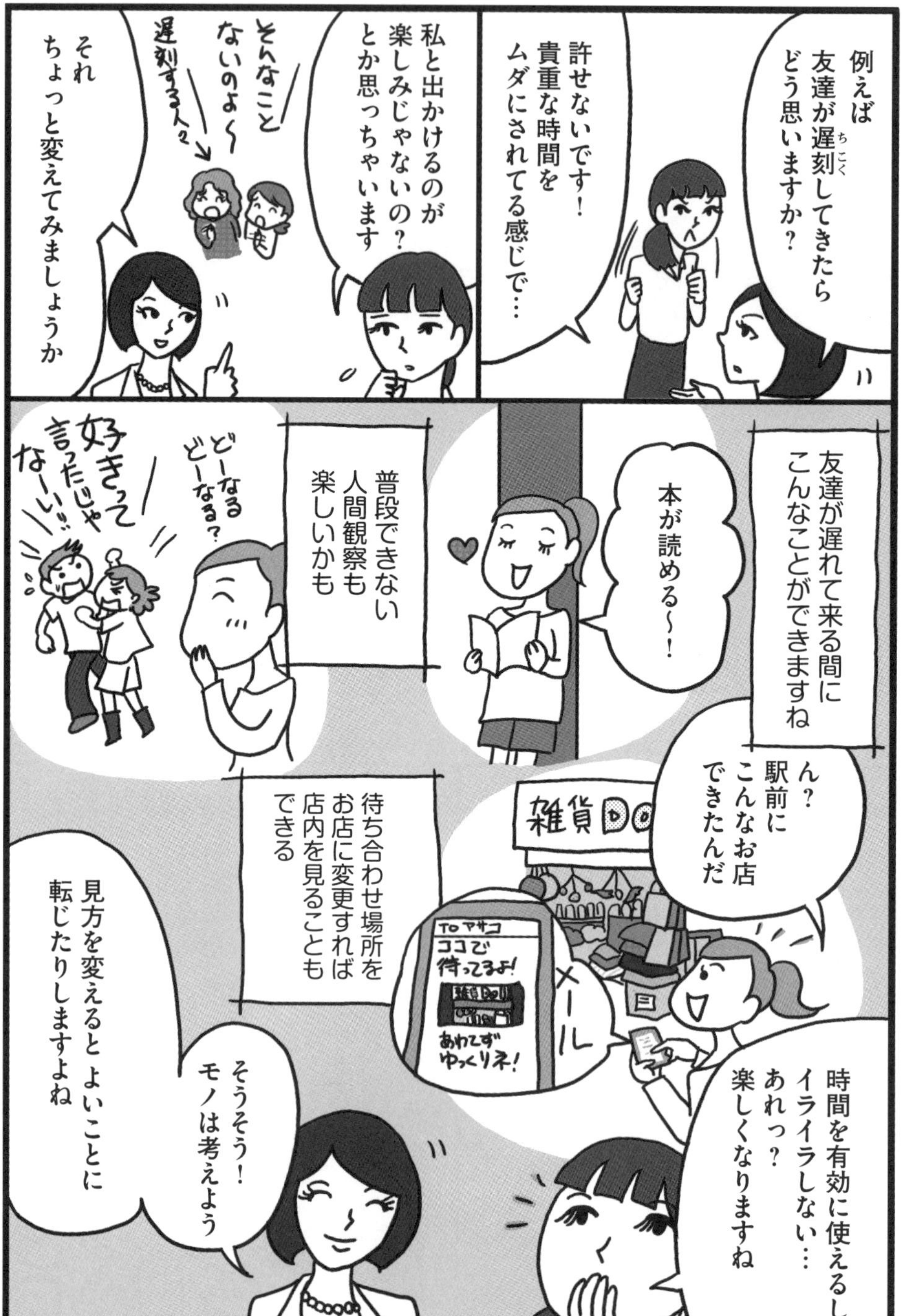

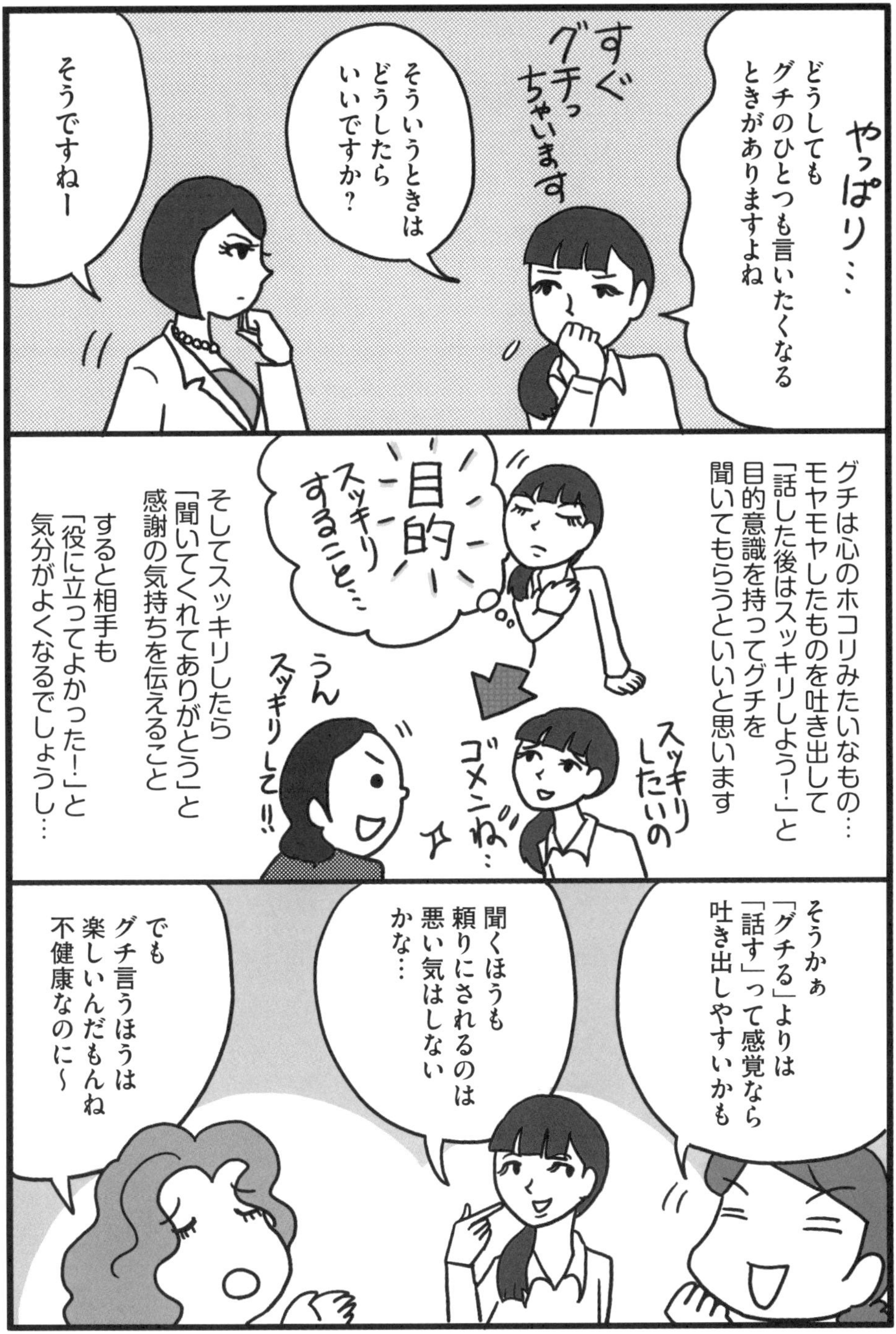
やっぱり…
どうしても
グチのひとつも言いたくなる
ときがありますよね
すぐグチっちゃいます
そういうときは
どうしたら
いいですか？
そうですねー
グチは心のホコリみたいなもの…
モヤモヤしたものを吐き出して
「話した後はスッキリしよう！」と
目的意識を持ってグチを
聞いてもらうといいと思います
目的
スッキリすること…
スッキリしたいのゴメンね…
うん
スッキリして!!
そしてスッキリしたら
「聞いてくれてありがとう」と
感謝の気持ちを伝えること
すると相手も
「役に立ってよかった！」と
気分がよくなるでしょうし…
そうかぁ
「グチる」よりは
「話す」って感覚なら
吐き出しやすいかも
聞くほうも
頼りにされるのは
悪い気はしない
かな…
でも
グチ言うほうは
楽しいんだもんね
不健康なのに～

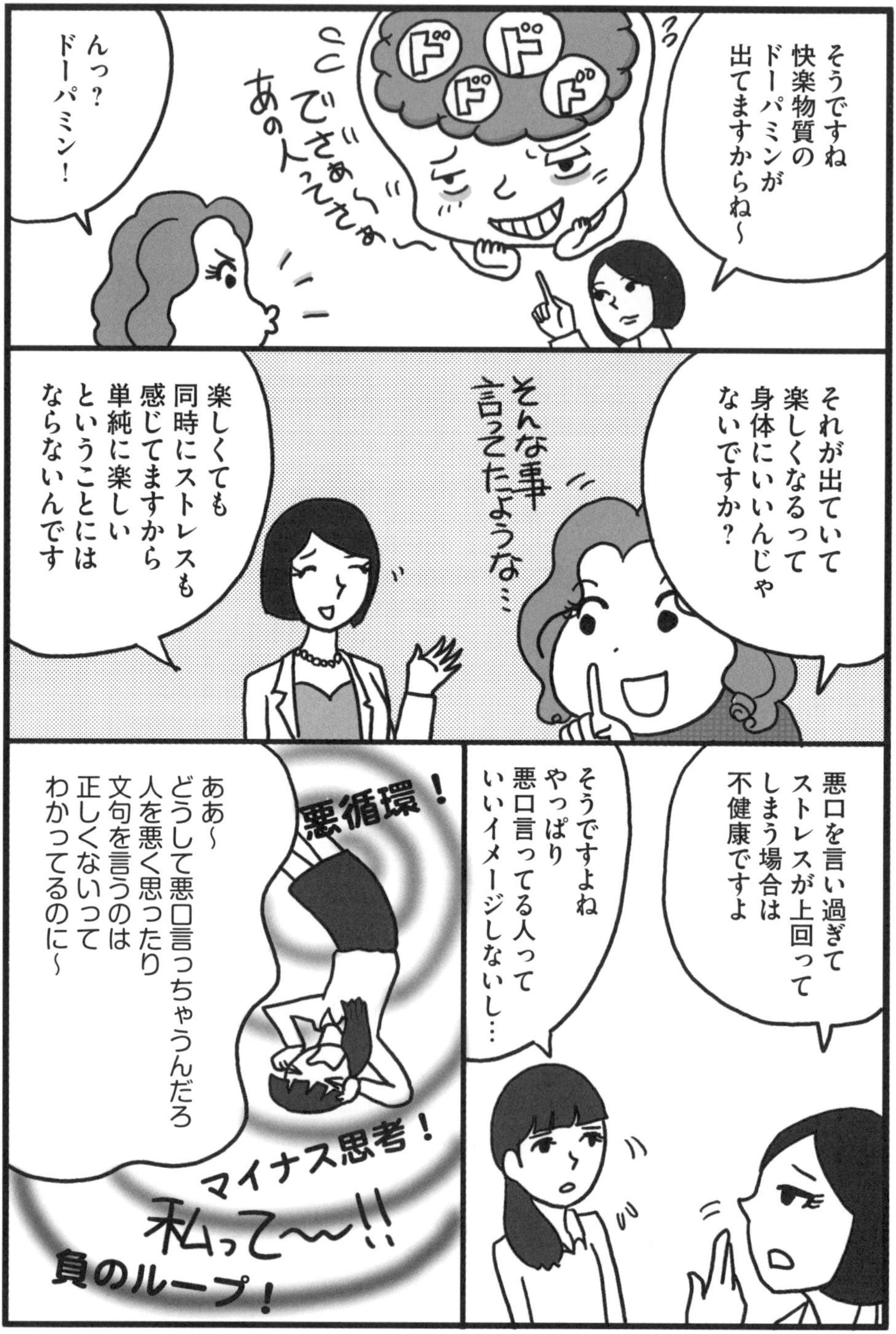
そうですね
快楽物質の
ドーパミンが
出てますからね～
ドドドド
でさぁ～
あの人ってさぁ～
んっ？
ドーパミン！
それが出ていて
楽しくなるって
身体にいいんじゃ
ないですか？
そんな事
言ってたような…
楽しくても
同時にストレスも
感じてますから
単純に楽しい
ということには
ならないんです
悪口を言い過ぎて
ストレスが上回って
しまう場合は
不健康ですよ
そうですよね
やっぱり
悪口言ってる人って
いいイメージしないし…
ああ～
どうして悪口言っちゃうんだろ
人を悪く思ったり
文句を言うのは
正しくないって
わかってるのに～
悪循環！
マイナス思考！
私って～～!!
負のループ！

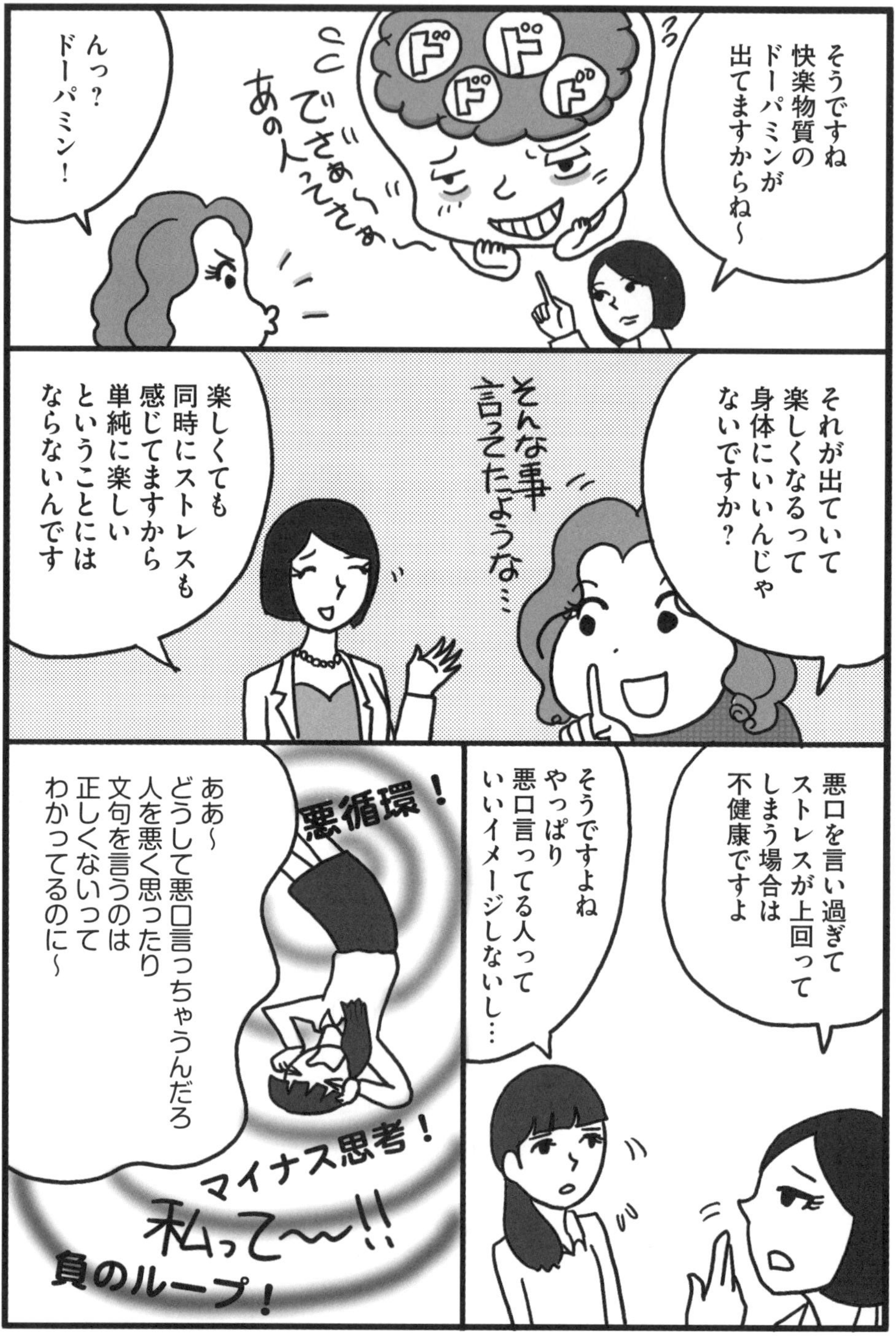

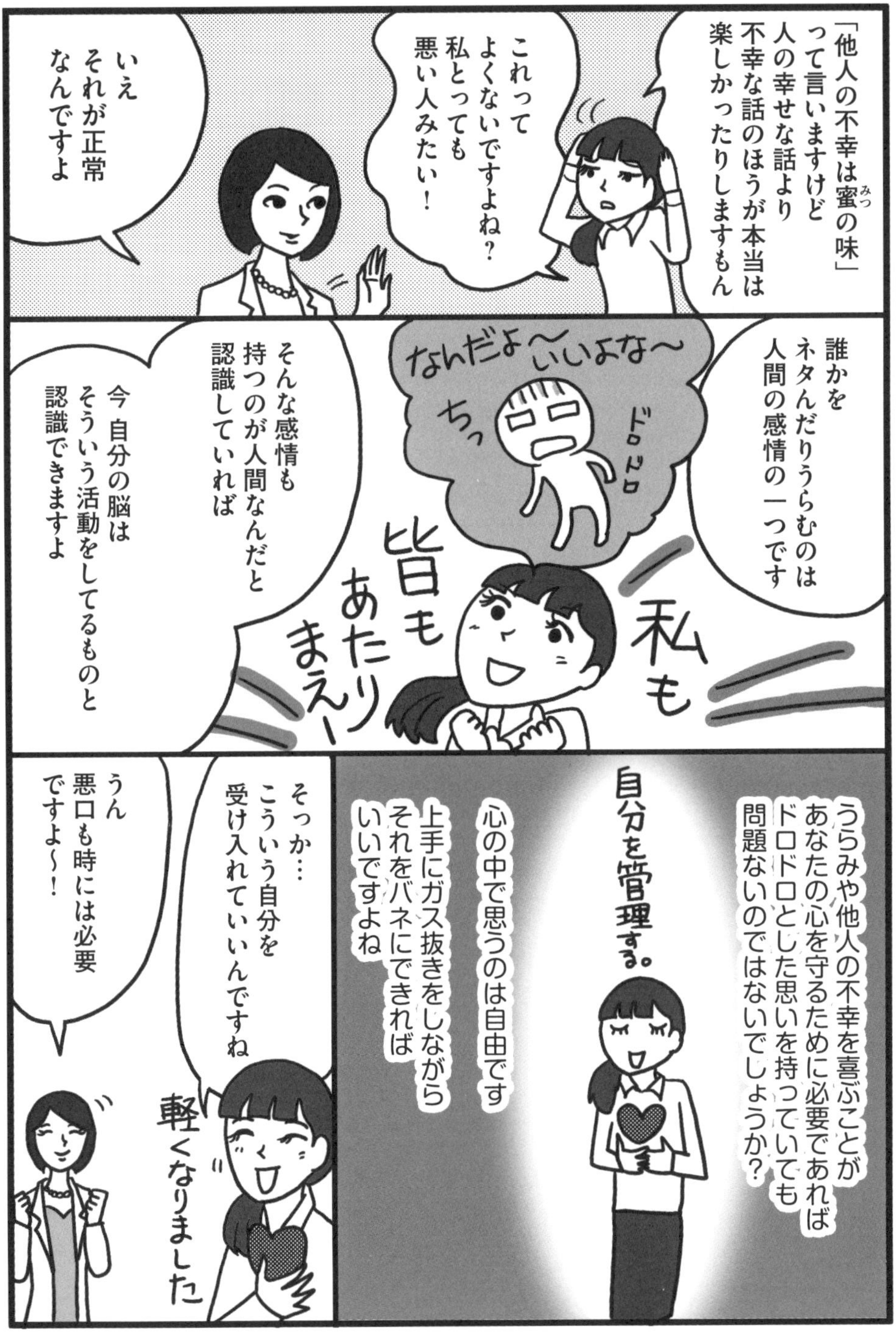
「他人の不幸は蜜《みつ》の味」って言いますけど人の幸せな話より不幸な話のほうが本当は楽しかったりしますもん
これってよくないですよね？私とっても悪い人みたい！
いえ それが正常なんですよ
誰かをネタんだりうらむのは人間の感情の一つです
なんだよ〜 いいよな〜
ちっ
ドロドロ
私も
皆もあたりまえ〜！
そんな感情も持つのが人間なんだと認識していれば
今自分の脳はそういう活動をしてるものと認識できますよ
うらみや他人の不幸を喜ぶことがあなたの心を守るために必要であればドロドロとした思いを持っていても問題ないのではないでしょうか？
自分を管理する。
心の中で思うのは自由です
上手にガス抜きをしながらそれをバネにできればいいですよね
そっか…こういう自分を受け入れていいんですね
軽くなりました
うん 悪口も時には必要ですよ〜！

Column 3

「他人の不幸は蜜の味」で自己嫌悪にならなくてOK!

男性のほうが他人の不幸を喜ぶ傾向にアリ?

時に人間は、誰かの不幸を知って、喜びを感じてしまったり、気持ちがスッとすることがありますね。いけないことだとわかっていても…。いわゆる「他人の不幸は蜜の味」とか、俗語・ネットスラングで言われる「メシウマ状態」のことです。

普通は、こうした感情を持つことには、後ろめたさが伴《ともな》います。ですので、この感情には「恥ずべき喜び」を意味するドイツ語「Schadenfreude（シャーデンフロイデ）」という名前がつけられています。

そんな感情を持ってしまうことに自己嫌悪を感じる人もいるかもしれません。しかし、**人間の脳にはそもそも、ある条件のもとでは他人の不幸に喜びを感じてしまう働きを持つ場所がある**ということが、ごく最近の研究でわかったのです。そのカギをにぎるのが、「前《ぜん》

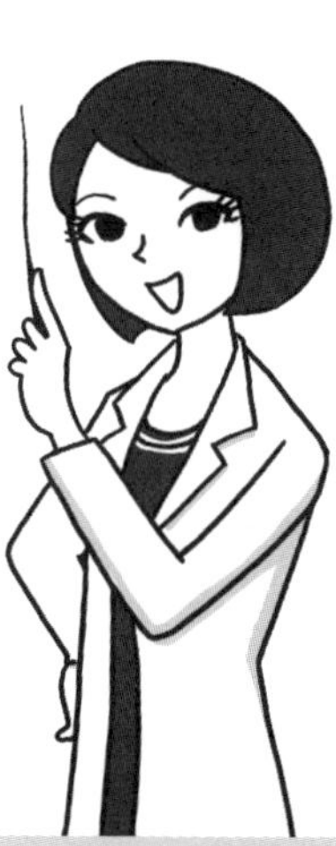

帯状皮質《たいじょうひしつ》」と「腹側線条体《ふくそくせんじょうたい》」。前者は不安情動に関与し、後者は快感を生み出す脳領域です。

ごく最近の研究で、他人の不幸に対し人間がどう反応するかを調べた実験があります。「公正だと思う他人」が苦しんでいるのを見たときには、前帯状皮質（共感や痛みと関連する脳領域）に反応が見られました。

しかし、「公正でないと思う他人」が痛い目にあった場合には、男女の反応に違いが生じたのです。女性では好きな人間が苦しんでいたときと同じ脳領域に反応がある一方で、男性は脳の腹側線条体（快感と関連する部分）に大きな反応が見られました。

つまり、女性の場合、苦しんでいるのが公正さに欠ける人であったとしても、弱いながらも共感する気持ちが生まれていたのです。一方で**男性の場合には、共感反応は全く見られず、あろうことか、相手の痛みで「報酬系が活性化していた＝喜びを感じていた」**のです。

他人の〝幸福〟はとってもマズ～い味

先の研究は、利他的懲罰《りたてきちょうばつ》（ズルした人に制裁を加えること）に関連するものですが、ネタみに関連して他人の不幸を喜ぶ脳の活動について調べた研究もあります。ご紹介しましょう。

かつての同窓生たちが社会的に成功して豊かな生活を送っている場面を刺激として、被験者の脳活動を記録します。すると、被験者の前帯状皮質が活動することがわかったのです。つまり、被験者は、**同級生の社会的な成功や豊かな生活に対して、不安、痛み、不快を感じている**のです。

そして今度は、その同じ同窓生が、不慮《ふりょ》の事故や相方の浮気などで不幸に陥《おちい》ったことを知ったときの脳活動を記録しました。すると、前帯状皮質は活動せず、快感の領域である腹側線条体が活性化したのです。つまり、シャーデンフロイデが脳回路にまぎれもなく実在する感情であることがわかったわけです。さらに、前帯状皮質の活動が強かった人ほど、腹側線条体の活動が強いということもわかりました。

他人の不幸を見て喜んでしまう回路が誰にも備わっているというのは、あまり気分の良くないものです。とはいえ、社会がうまくまとまっていく上で必要であったり、やる気やモチベーションを上げる役割を果たしたりもする、大事な感情でもあるのです。バランスをとって、こうした感情もうまく使いこなしていきたいですね。

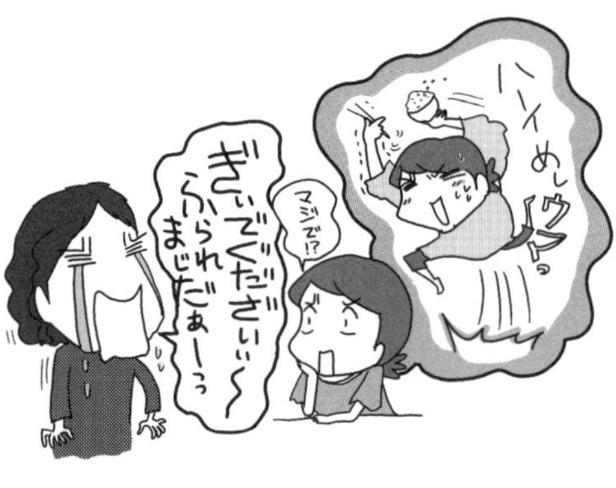
ハーイめし
ウマっ
マジで!?
ぎぃでぐだざいぃ〜
ふられまじだぁーっ

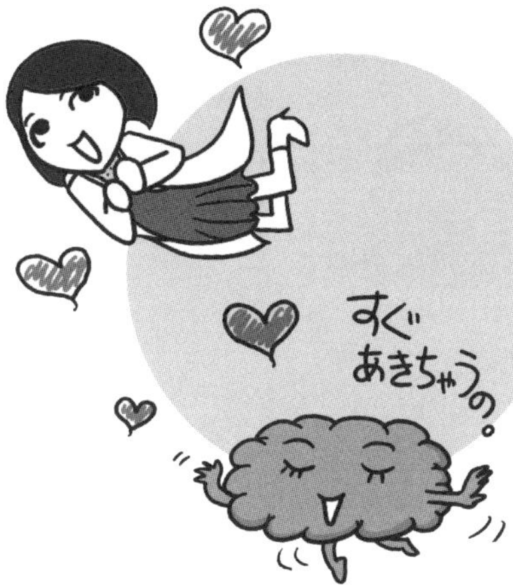
すぐ
あきちゃうの。

脳で賢くダイエット！

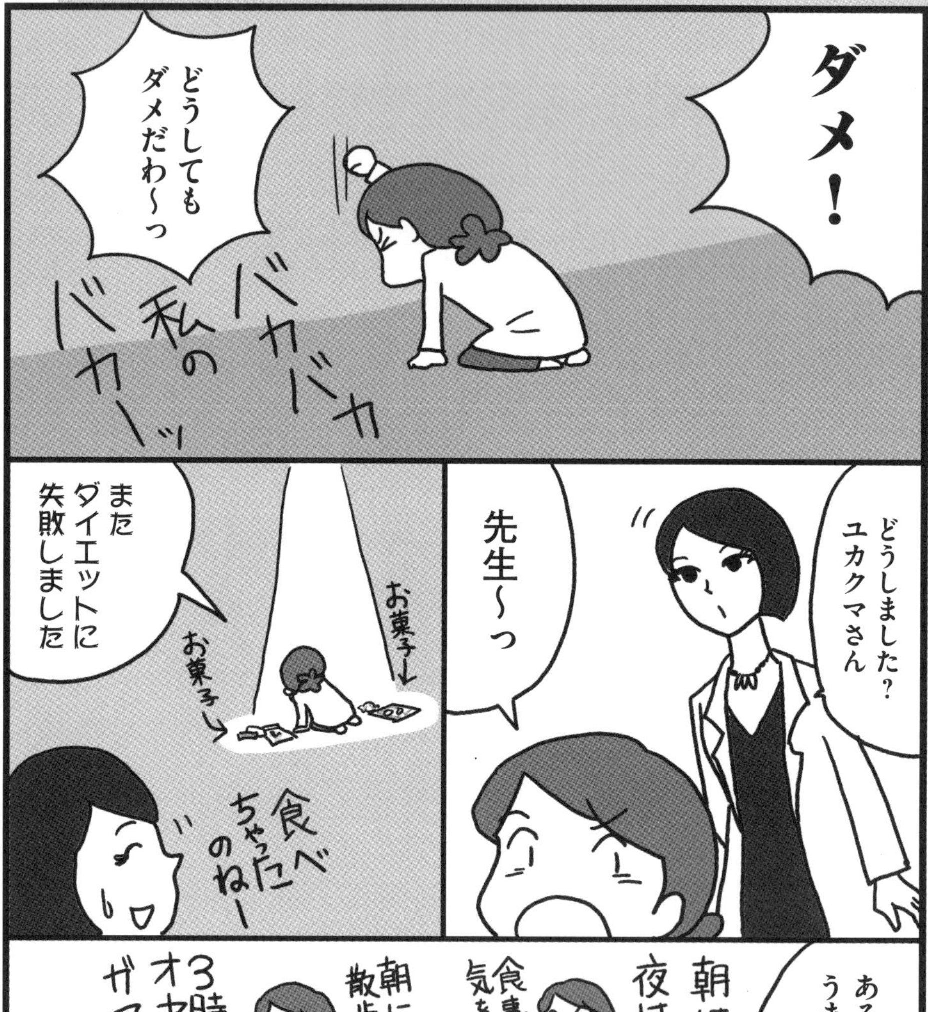

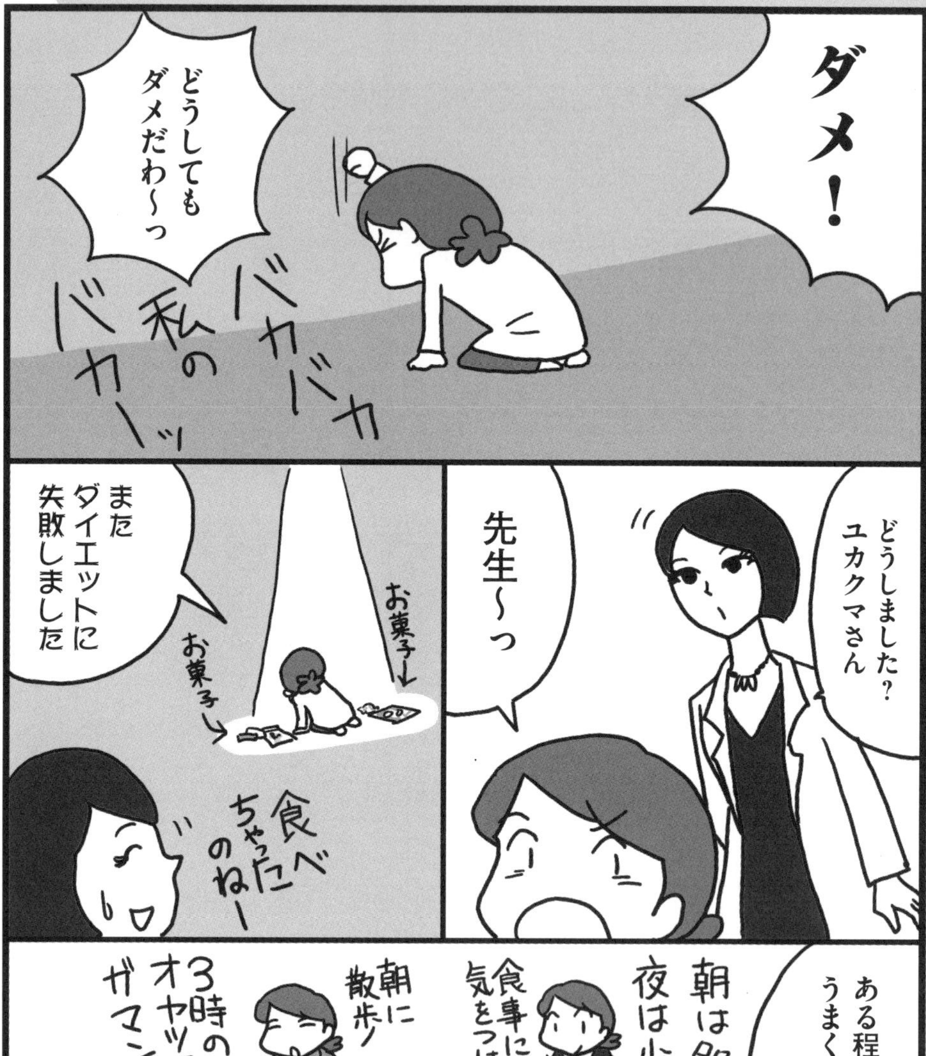

ダメ！
どうしてもダメだわ～っ
バカバカ私のバカ～ッ
どうしました？ユカクマさん
先生～っ
またダイエットに失敗しました
お菓子
お菓子
食べちゃったのねー
ある程度までうまくいくんです
朝は多め夜は少なく
食事に気をつける
朝に散歩
30分くらい！
3時のオヤツはガマン!!
NO
でも最後の最後に…

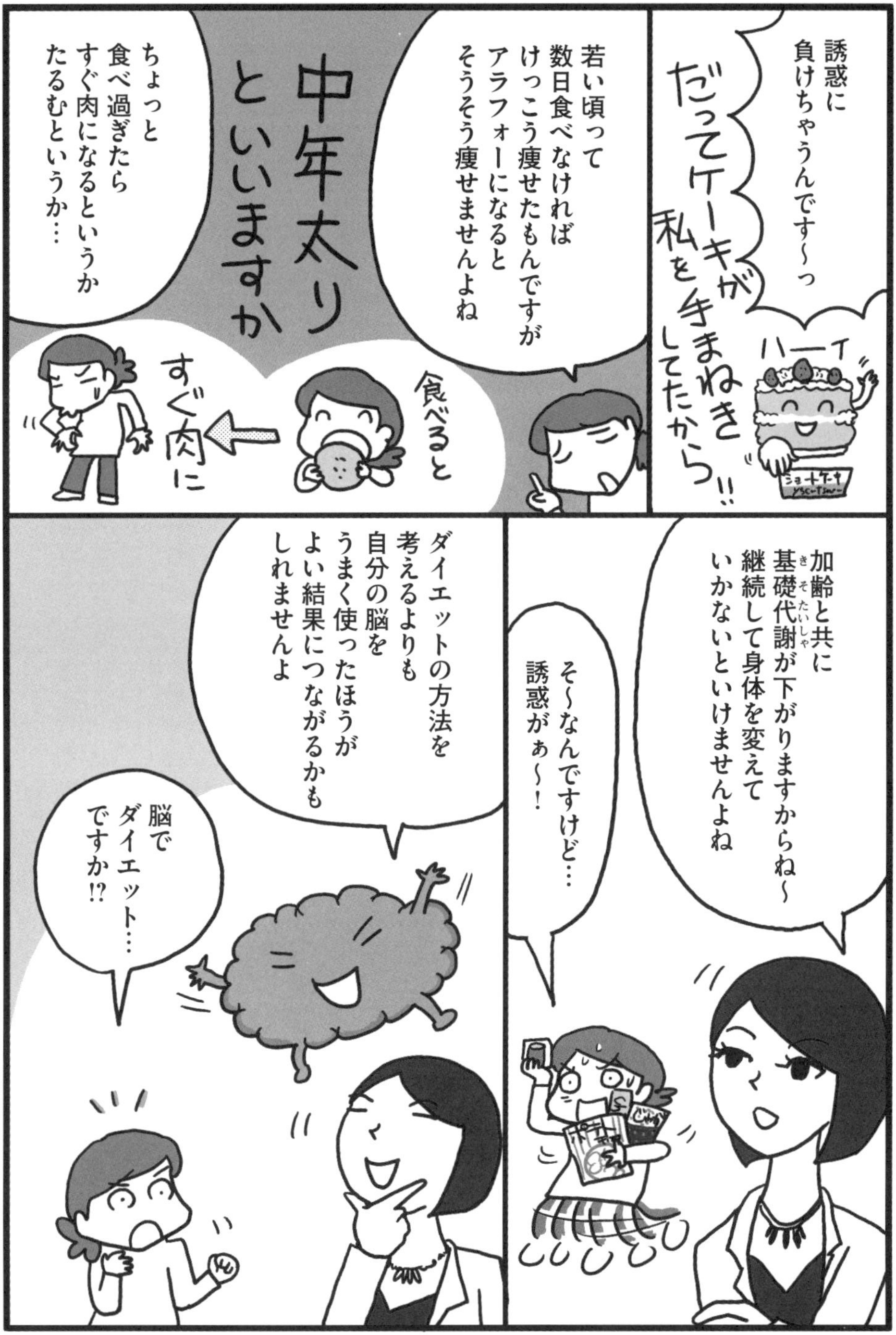

誘惑に
負けちゃうんです〜っ
だってケーキが私を手まねきしてたから!!
ハーイ
ショートケーキ
若い頃って
数日食べなければ
けっこう痩せたもんですが
アラフォーになると
そうそう痩せませんよね
中年太りといいますか
ちょっと
食べ過ぎたら
すぐ肉になるというか
たるむというか…
食べると
すぐ肉に
加齢と共に
基《き》礎《そ》代《たい》謝《しゃ》が下がりますからね〜
継続して身体を変えて
いかないといけませんよね
そ〜なんですけど…
誘惑がぁ〜!
ダイエットの方法を
考えるよりも
自分の脳を
うまく使ったほうが
よい結果につながるかも
しれませんよ
脳で
ダイエット…
ですか⁉

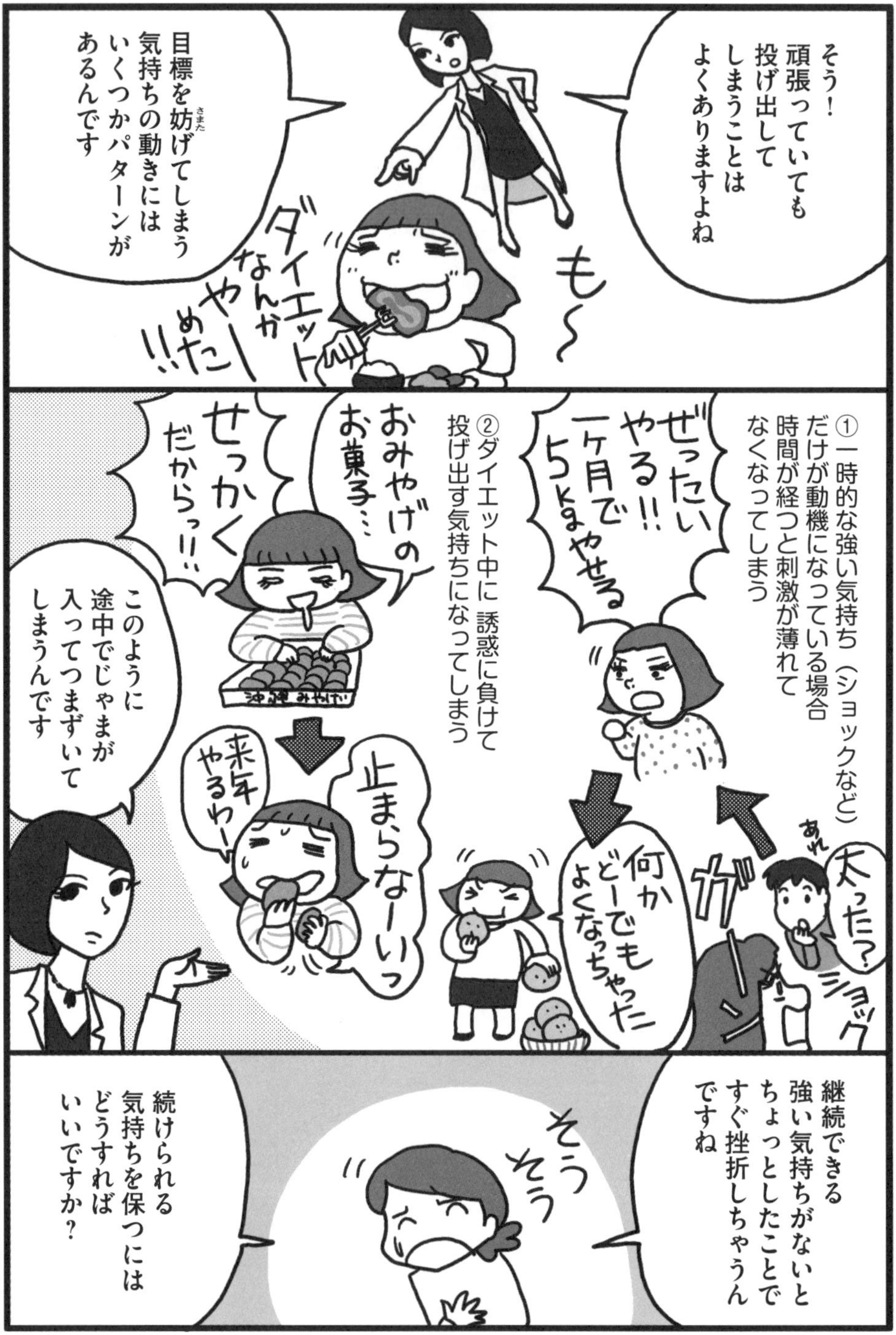

そう！頑張っていても投げ出してしまうことはよくありますよね
も～
ダイエットなんかやめた—!!
目標を妨《さまた》げてしまう気持ちの動きにはいくつかパターンがあるんです
①一時的な強い気持ち（ショックなど）だけが動機になっている場合 時間が経つと刺激が薄れてなくなってしまう
ぜったいやる!! 一ケ月で5kgやせる
太った？
あれ
ショック
ガーン
何かどーでもよくなっちゃった
②ダイエット中に 誘惑に負けて投げ出す気持ちになってしまう
おみやげのお菓子……
せっかくだからっ!!
沖縄みやげ
止まらなーいっ
来年やるわー
このように途中でじゃまが入ってつまずいてしまうんです
継続できる強い気持ちがないとちょっとしたことですぐ挫折しちゃうんですね
そうそう
続けられる気持ちを保つにはどうすればいいですか？

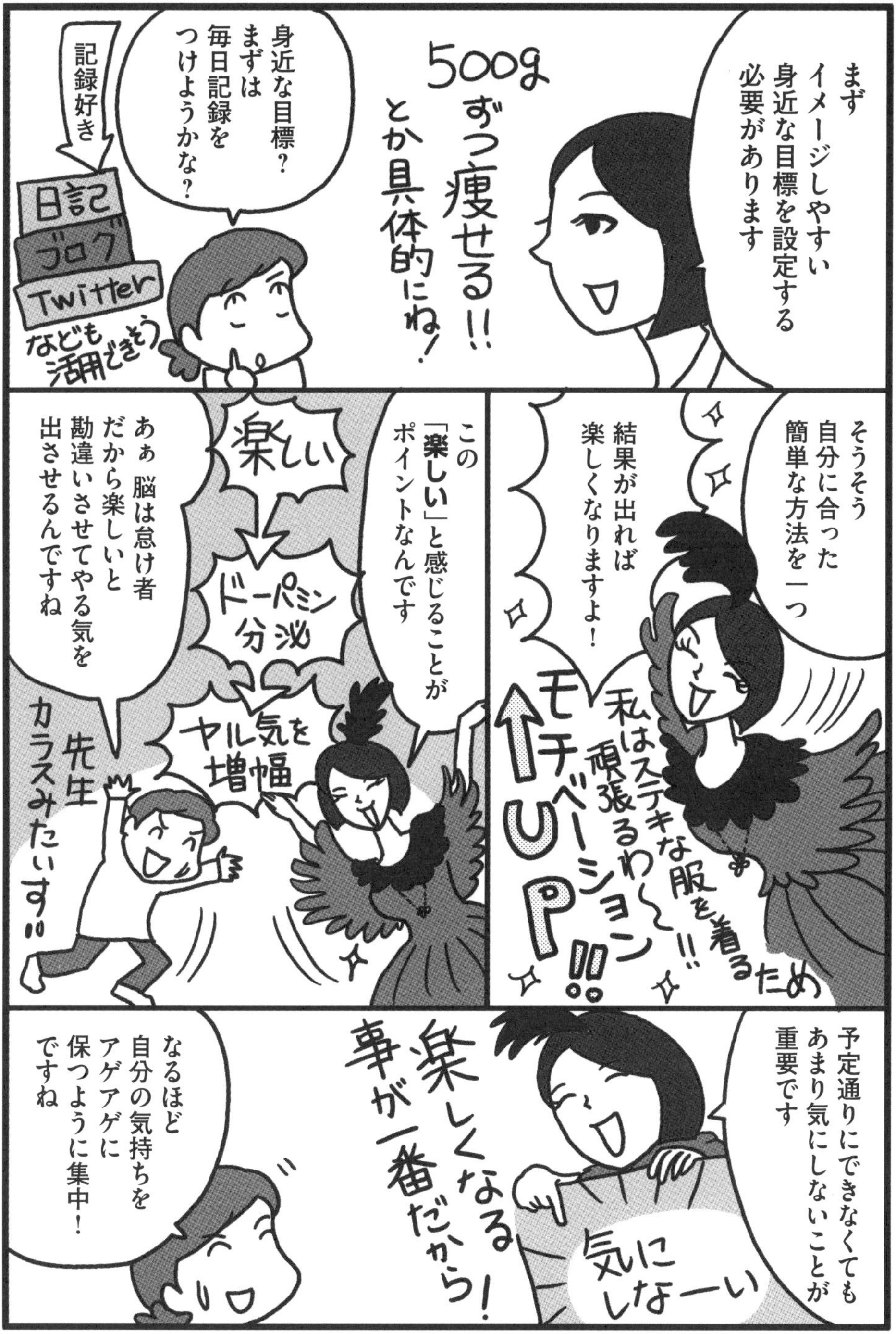
まず イメージしやすい 身近な目標を設定する 必要があります
500gずつ痩せる!! とか具体的にね!
身近な目標? まずは 毎日記録を つけようかな?
記録好き
日記
ブログ
Twitter
なども活用できそう
そうそう 自分に合った 簡単な方法を一つ
結果が出れば 楽しくなりますよ!
私はステキな服を着るため 頑張るわ〜!!
モチベーションUP!!
この「楽しい」と感じることが ポイントなんです
楽しい
ドーパミン分泌
ヤル気を増幅
あぁ 脳は怠け者 だから楽しいと 勘違いさせてやる気を 出させるんですね
先生 カラスみたいっす!!
予定通りにできなくても あまり気にしないことが 重要です
楽しくなる事が一番だから!
気にしなーい
なるほど 自分の気持ちを アゲアゲに 保つように集中! ですね

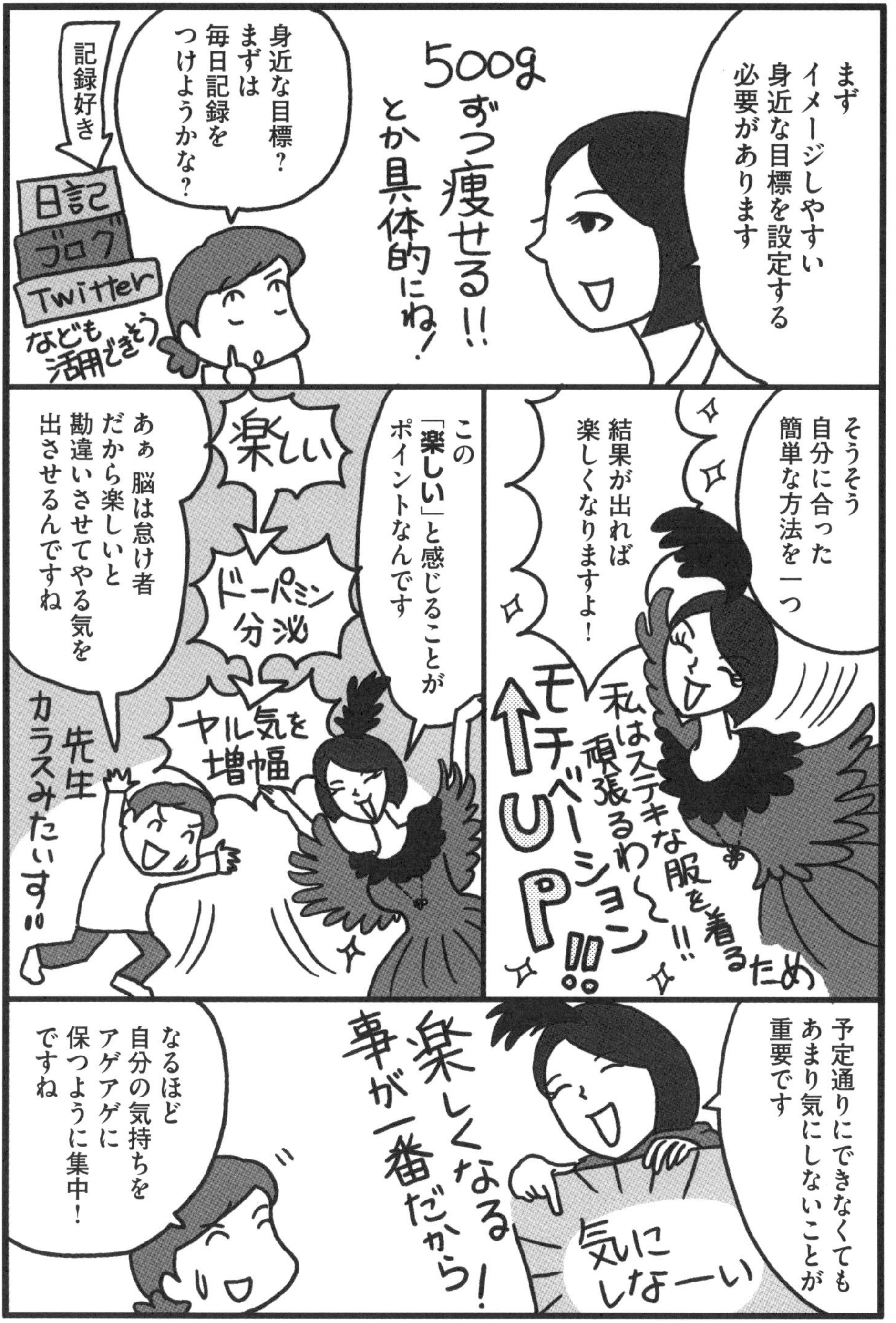

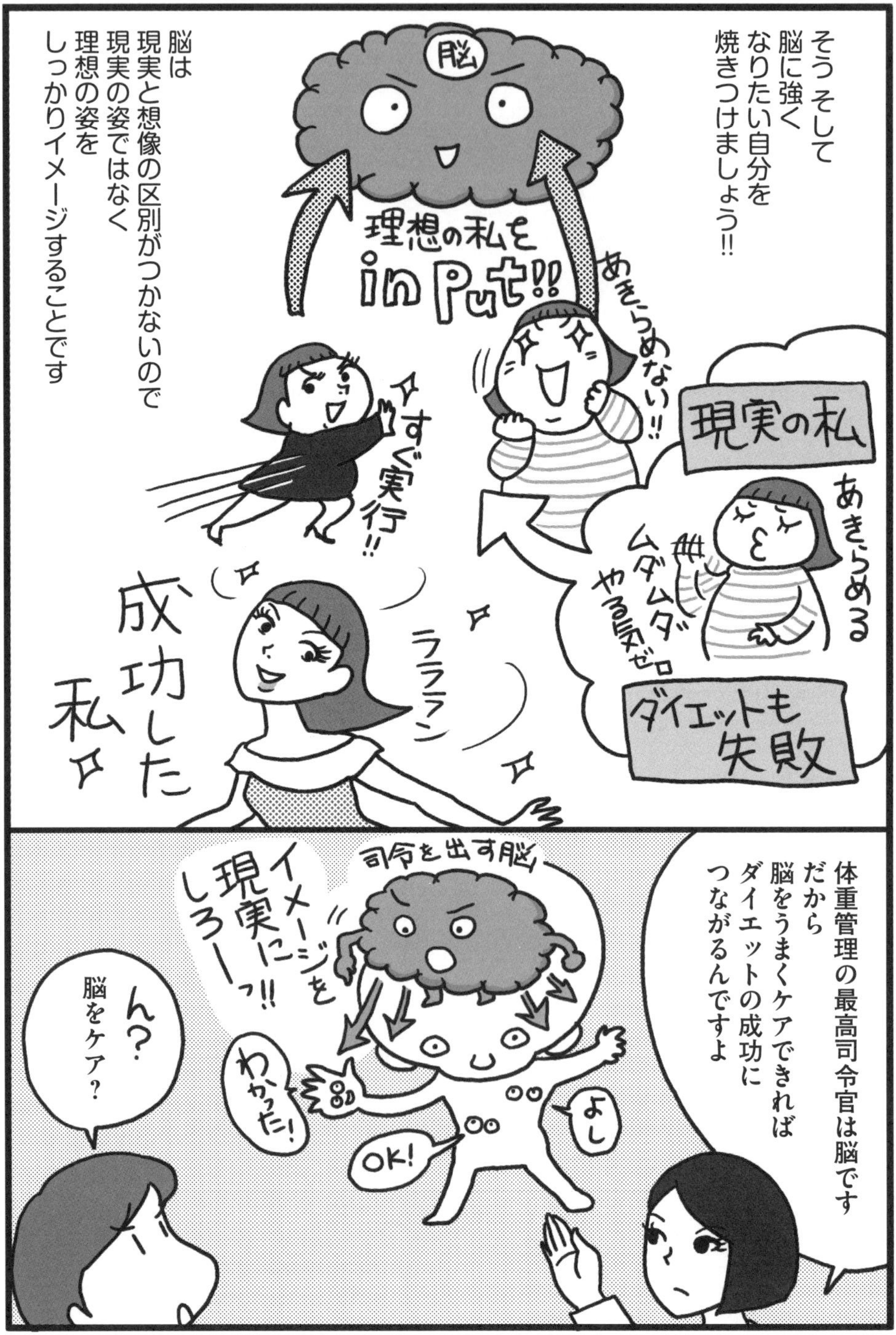
そうそして
脳に強く
なりたい自分を
焼きつけましょう!!
脳
理想の私を
inPut!!
あきらめない!!
現実の私
あきらめる
ムダムダ
やる気ゼロ
ダイエットも失敗
すぐ実行!!
ラララン
成功した私
脳は
現実と想像の区別がつかないので
現実の姿ではなく
理想の姿を
しっかりイメージすることです
体重管理の最高司令官は脳です
だから
脳をうまくケアできれば
ダイエットの成功に
つながるんですよ
司令を出す脳
イメージを現実にしろーーっ!!
よし
わかった!
OK!
ん?
脳をケア?

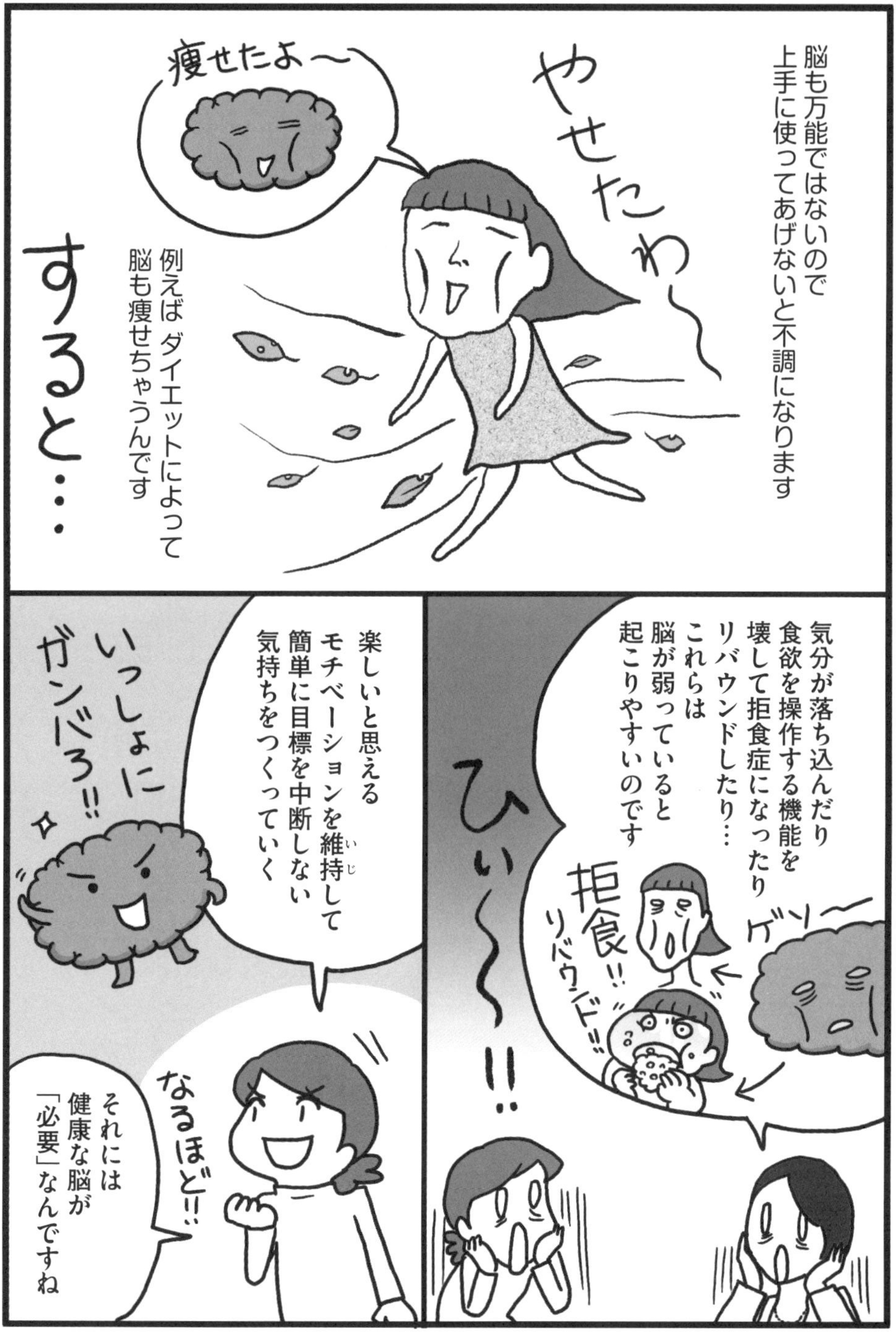
脳も万能ではないので上手に使ってあげないと不調になります
やせたわ〜
痩せたよ〜
例えば ダイエットによって脳も痩せちゃうんです
すると…
気分が落ち込んだり食欲を操作する機能を壊して拒食症になったりリバウンドしたり…これらは脳が弱っていると起こりやすいのです
ゲソ〜
拒食!!
リバウンド!!
ひぃ〜〜!!
楽しいと思えるモチベーションを維持《いじ》して簡単に目標を中断しない気持ちをつくっていく
いっしょにガンバろ!!
なるほど!!
それには健康な脳が「必要」なんですね

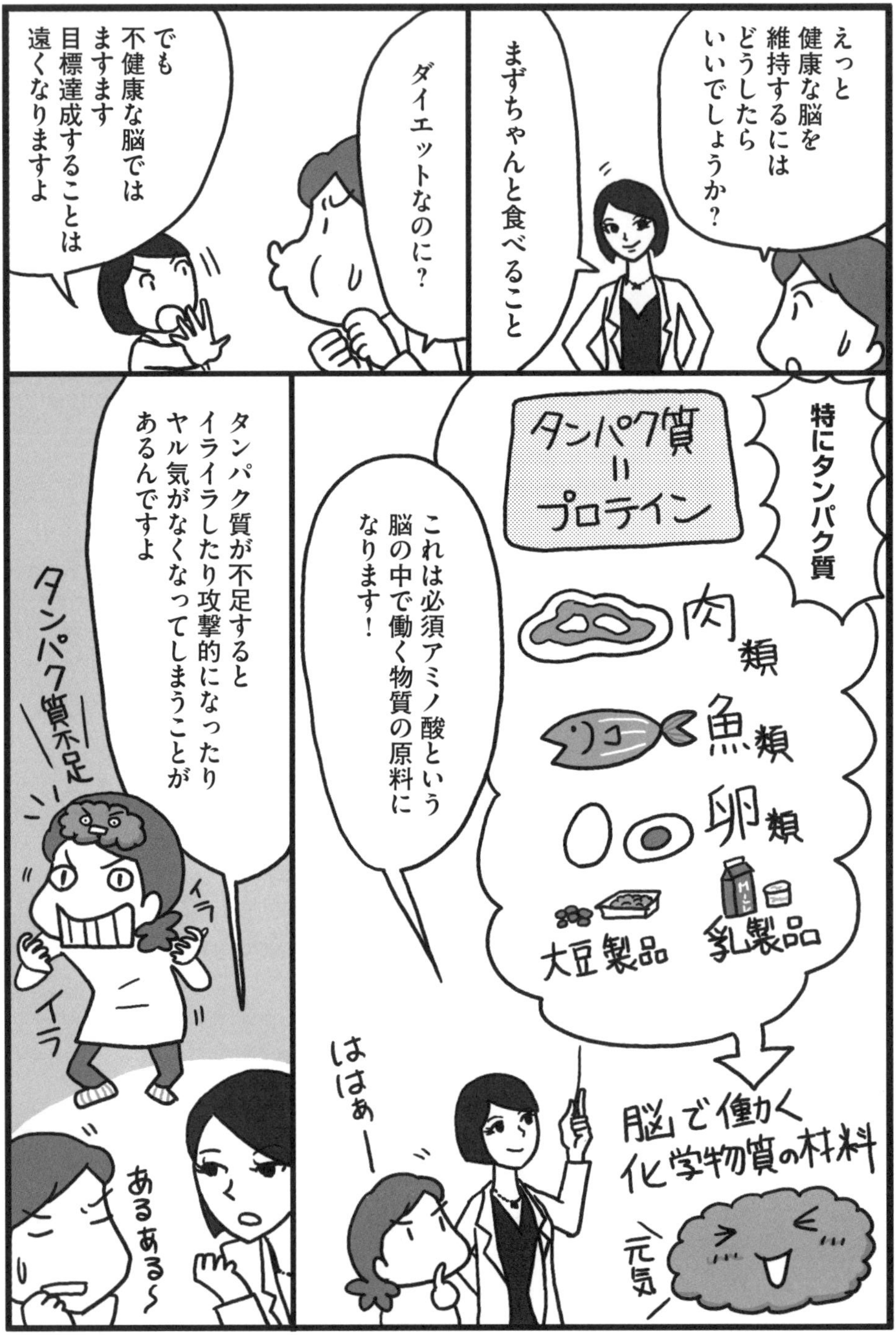
えっと健康な脳を維持するにはどうしたらいいでしょうか？
まずちゃんと食べること
ダイエットなのに？
でも不健康な脳ではますます目標達成することは遠くなりますよ
特にタンパク質
タンパク質＝プロテイン
肉類
魚類
卵類
大豆製品
乳製品
これは必須アミノ酸という脳の中で働く物質の原料になります！
脳で働く化学物質の材料
元気
ははぁー
タンパク質が不足するとイライラしたり攻撃的になったりヤル気がなくなってしまうことがあるんですよ
タンパク質不足
イラ
イラ
あるある〜

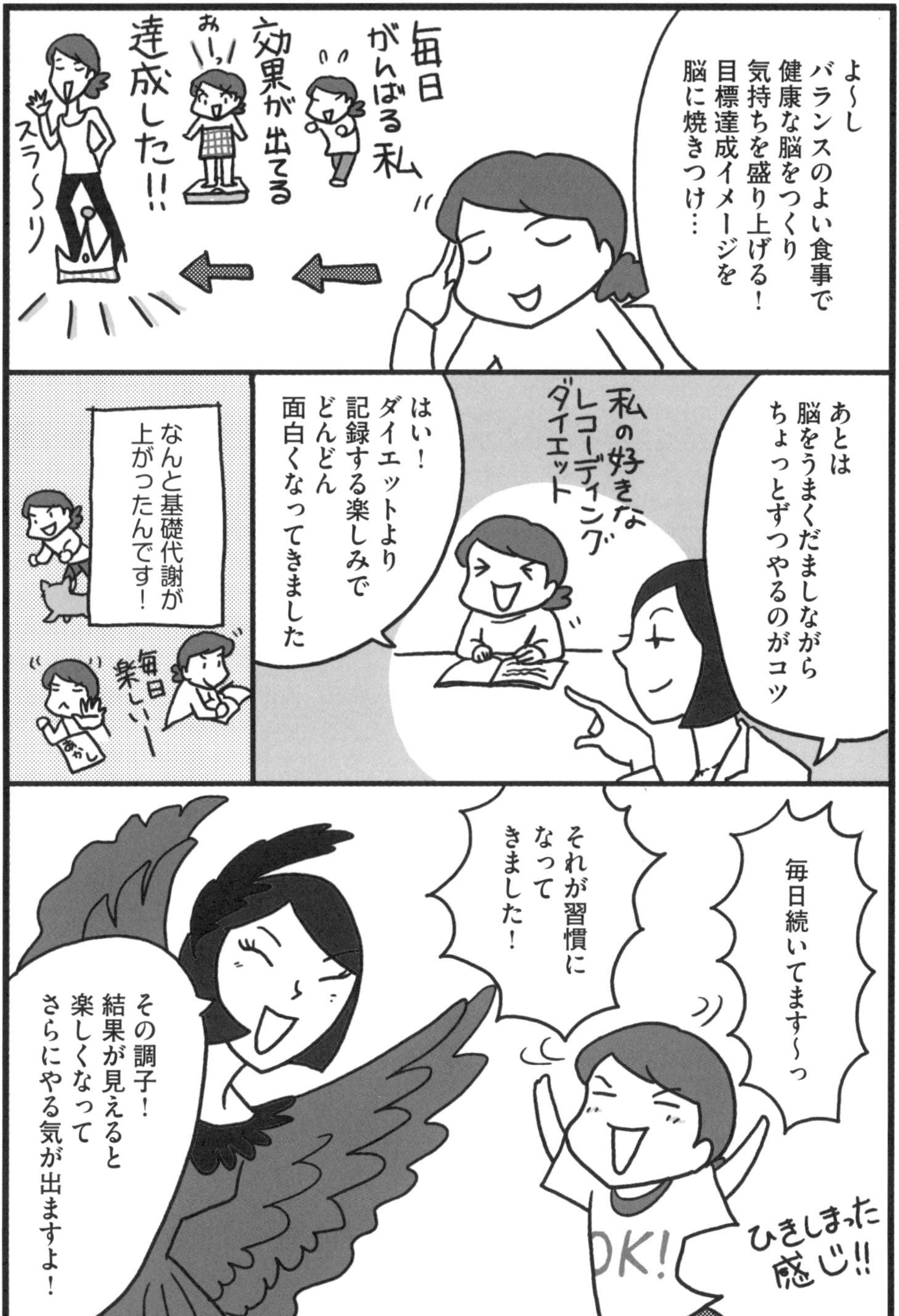

よ～し
バランスのよい食事で
健康な脳をつくり
気持ちを盛り上げる！
目標達成イメージを
脳に焼きつけ…
毎日
がんばる私
効果が出てる
み～っ
達成した!!!
スラ～リ
あとは
脳をうまくだましながら
ちょっとずつやるのがコツ
私の好きな
レコーディング
ダイエット
はい！
ダイエットより
記録する楽しみで
どんどん
面白くなってきました
なんと基礎代謝が
上がったんです！
毎日
楽しい
毎日続いてます～っ
それが習慣に
なって
きました！
ひきしまった
感じ!!
OK!
その調子！
結果が見えると
楽しくなって
さらにやる気が出ますよ！

片づけは脳トレにもなる!?

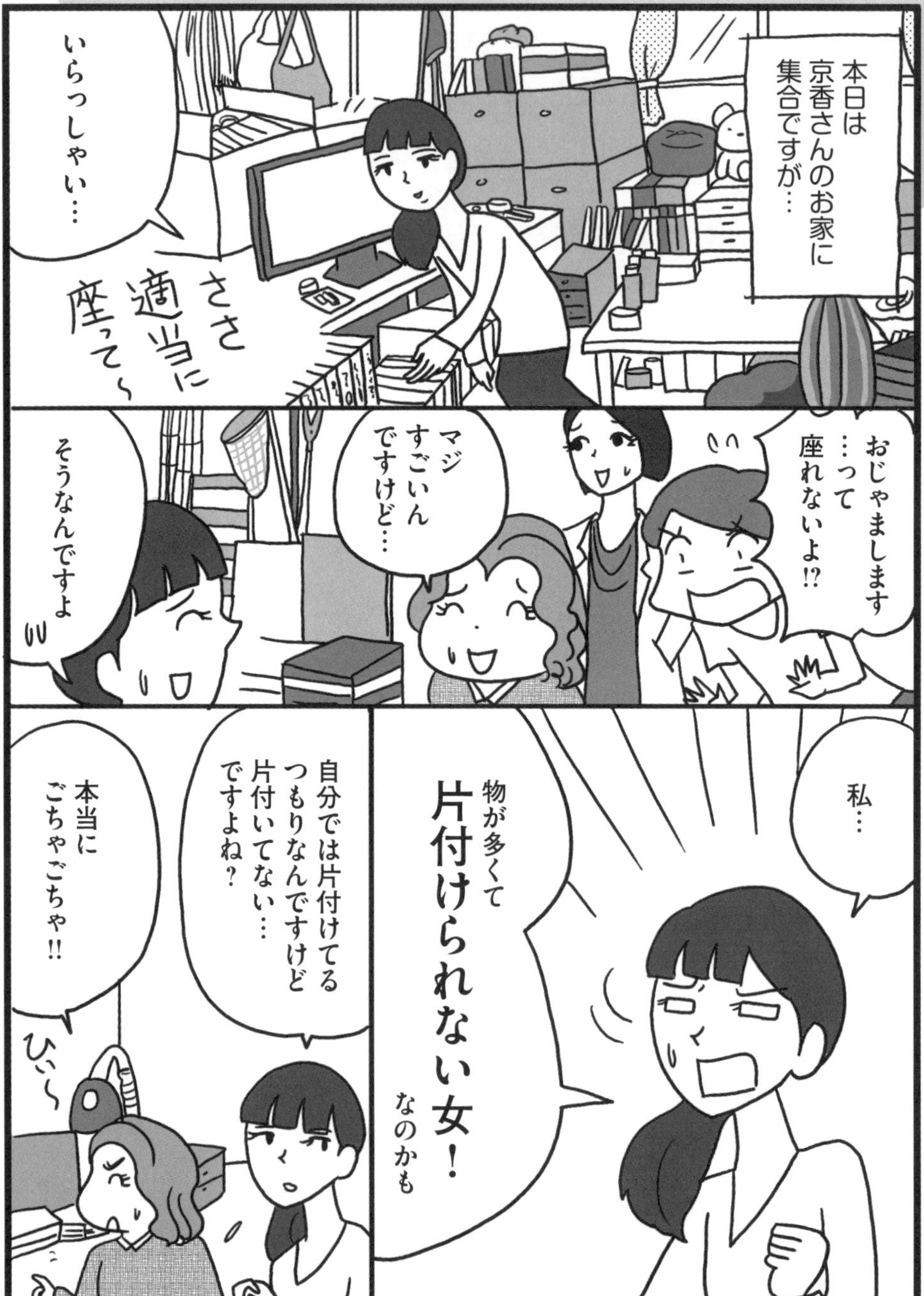
本日は京香さんのお家に集合ですが…
いらっしゃい…
ささ適当に座って〜
おじゃまします…って座れないよ!?
マジすごいんですけど…
そうなんですよ
私…
物が多くて片付けられない女！なのかも
自分では片付けてるつもりなんですけど片付いてない…ですよね？
本当にごちゃごちゃ!!
ひぃ〜

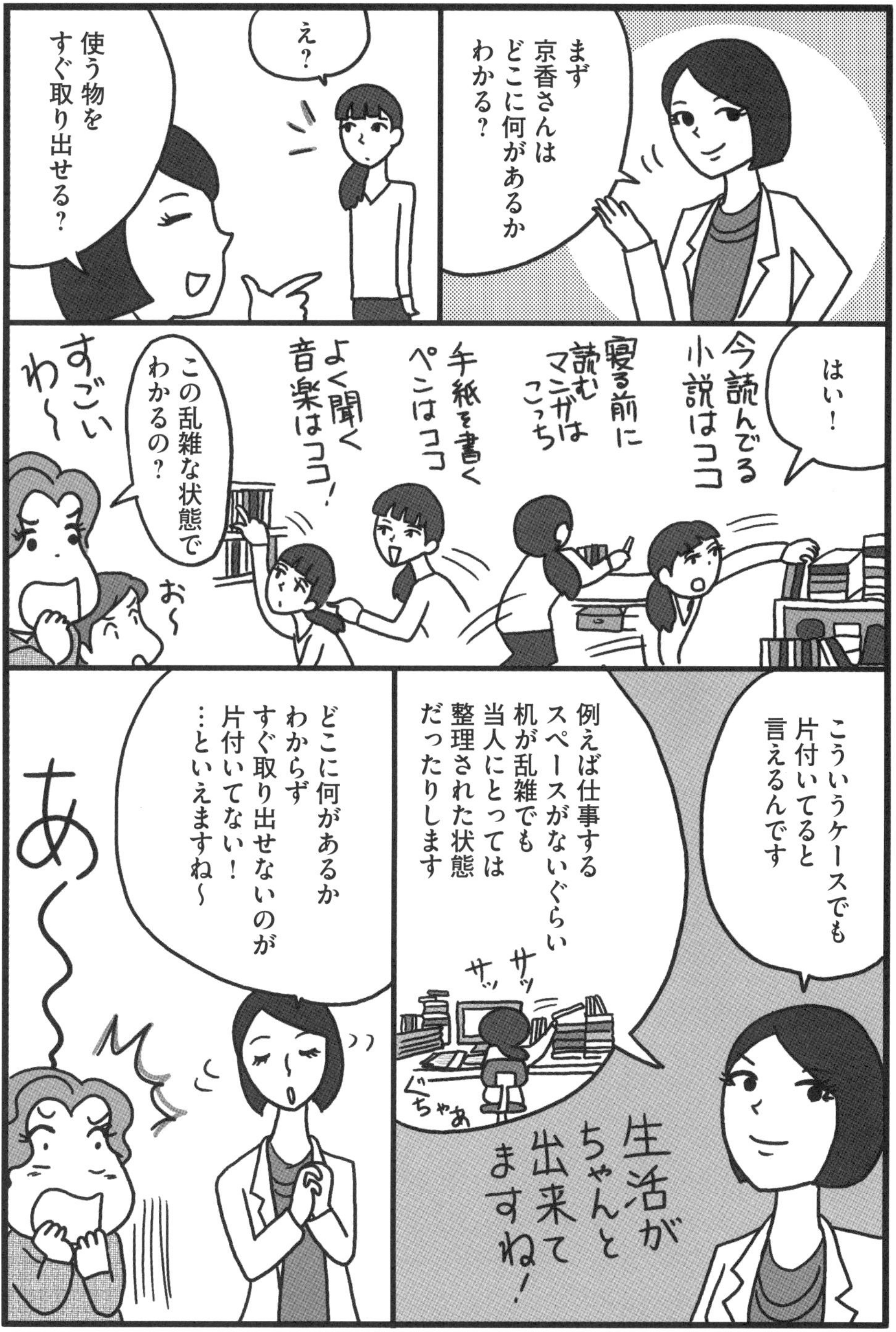
まず
京香さんは
どこに何があるか
わかる？
え？
使う物を
すぐ取り出せる？
はい！
今読んでる
小説はココ
寝る前に
読む
マンガは
こっち
手紙を書く
ペンはココ
よく聞く
音楽はココ！
この乱雑な状態で
わかるの？
すごい
わ〜
お〜
こういうケースでも
片付いてると
言えるんです
例えば仕事する
スペースがないぐらい
机が乱雑でも
当人にとっては
整理された状態
だったりします
サッ
サッ
ぐちゃあ
生活が
ちゃんと
出来て
ますね！
どこに何があるか
わからず
すぐ取り出せないのが
片付いてない！
…といえますね〜
あ〜〜

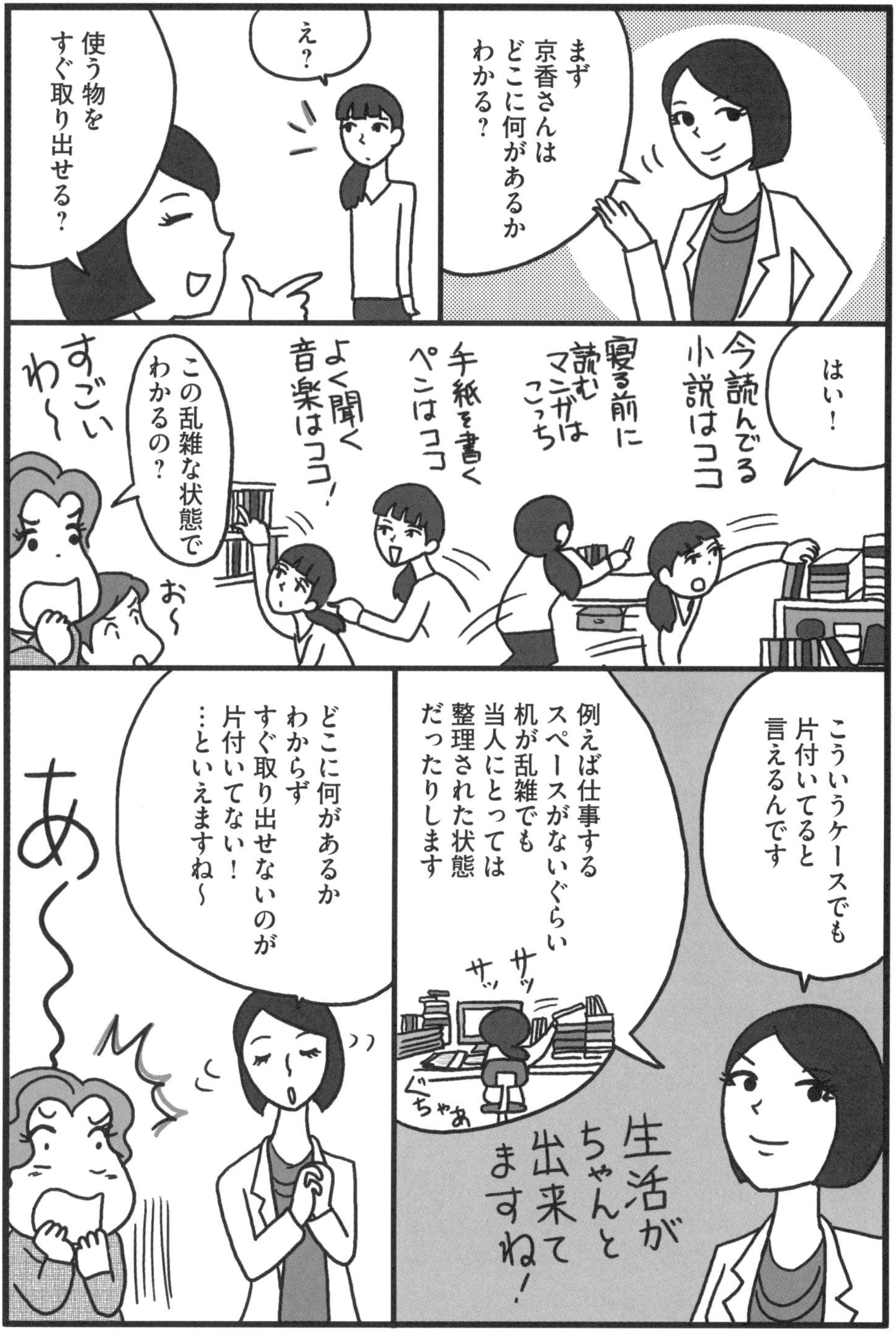

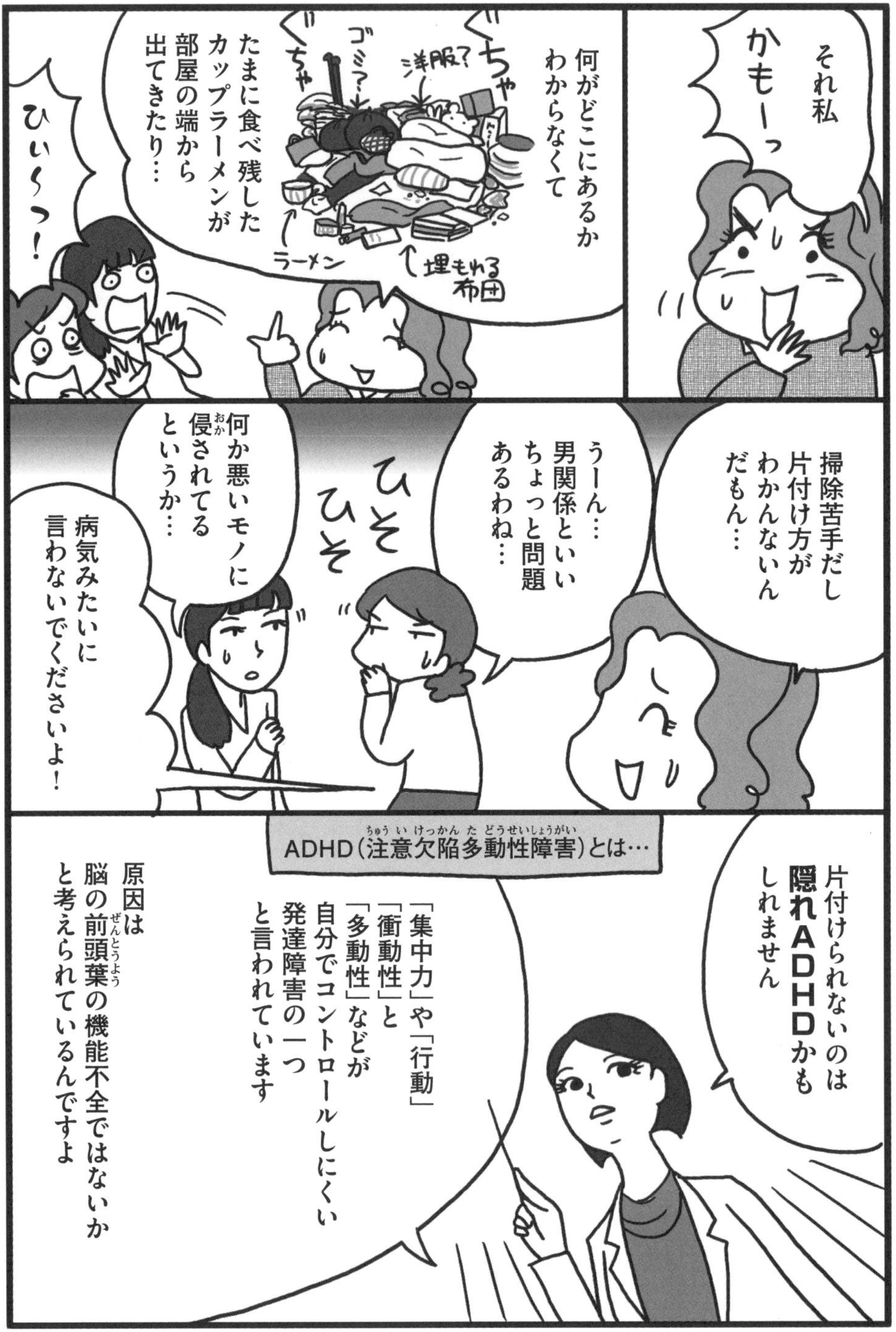

それ私
かもーっ
何がどこにあるか
わからなくて
ぐちゃ
洋服?
ゴミ?
ぐちゃ
ラーメン
埋もれる布団
たまに食べ残した
カップラーメンが
部屋の端から
出てきたり…
ひぃ〜っ!
掃除苦手だし
片付け方が
わかんないん
だもん…
うーん…
男関係といい
ちょっと問題
あるわね…
ひそひそ
何か悪いモノに
侵《おか》されてる
というか…
病気みたいに
言わないでくださいよ!
片付けられないのは
隠れADHDかも
しれません
ADHD（注《ちゅう》意《い》欠陥《けっかん》多《た》動性障害《どうせいしょうがい》）とは…
「集中力」や「行動」
「衝動性」と
「多動性」などが
自分でコントロールしにくい
発達障害の一つ
と言われています
原因は
脳の前頭葉《ぜんとうよう》の機能不全ではないか
と考えられているんですよ

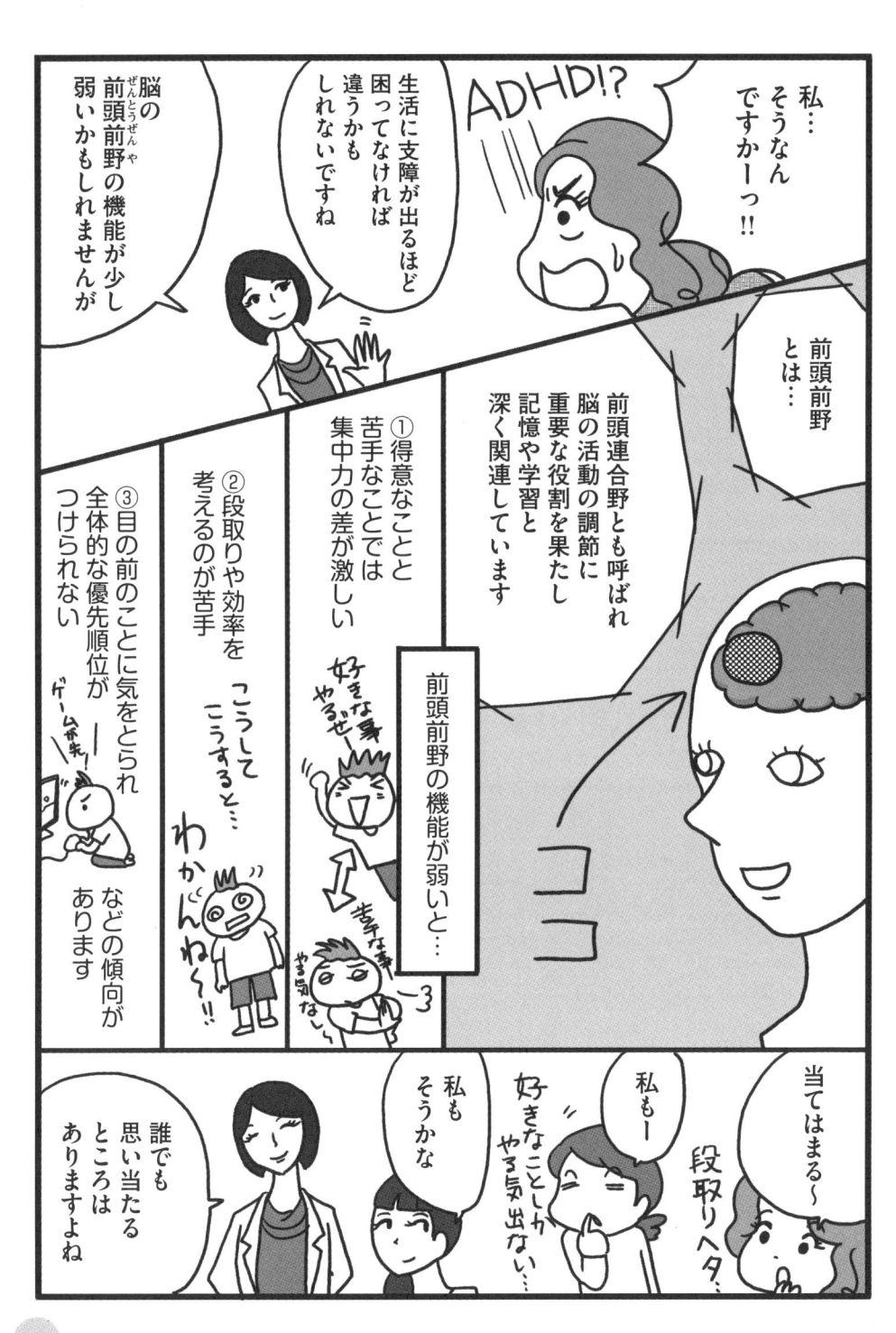

私…そうなんですかーっ!!
ADHD!?
生活に支障が出るほど困ってなければ違うかもしれないですね
脳の前頭前野《ぜんとうぜんや》の機能が少し弱いかもしれませんが
前頭前野とは…
前頭連合野とも呼ばれ脳の活動の調節に重要な役割を果たし記憶や学習と深く関連しています
ココ
前頭前野の機能が弱いと…
①得意なことと苦手なことでは集中力の差が激しい
好きな事やるぜ～
苦手な事やる気なし～
②段取りや効率を考えるのが苦手
こうしてこうすると…
わかんね～!!
③目の前のことに気をとられ全体的な優先順位がつけられない
ゲームが先!
などの傾向があります
当てはまる～
段取りヘタ…
私もー
好きなことしかやる気出ない…
私もそうかな
誰でも思い当たるところはありますよね

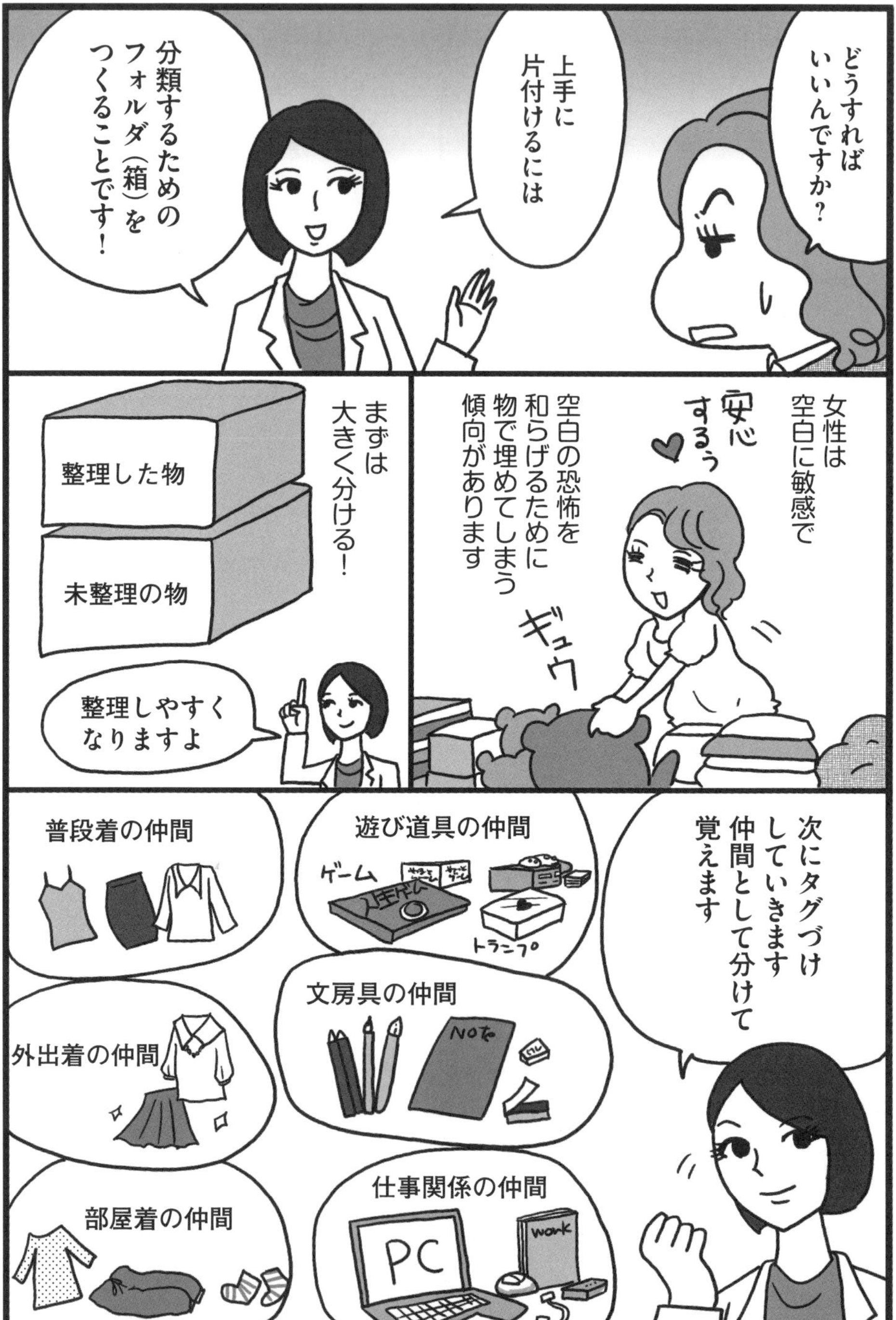

どうすればいいんですか？
上手に片付けるには
分類するためのフォルダ（箱）をつくることです！
女性は空白に敏感で
安心するぅ
空白の恐怖を和らげるために物で埋めてしまう傾向があります
ギュウ
まずは大きく分ける！
整理した物
未整理の物
整理しやすくなりますよ
次にタグづけしていきます仲間として分けて覚えます
遊び道具の仲間
ゲーム
トランプ
普段着の仲間
文房具の仲間
外出着の仲間
仕事関係の仲間
PC
work
部屋着の仲間

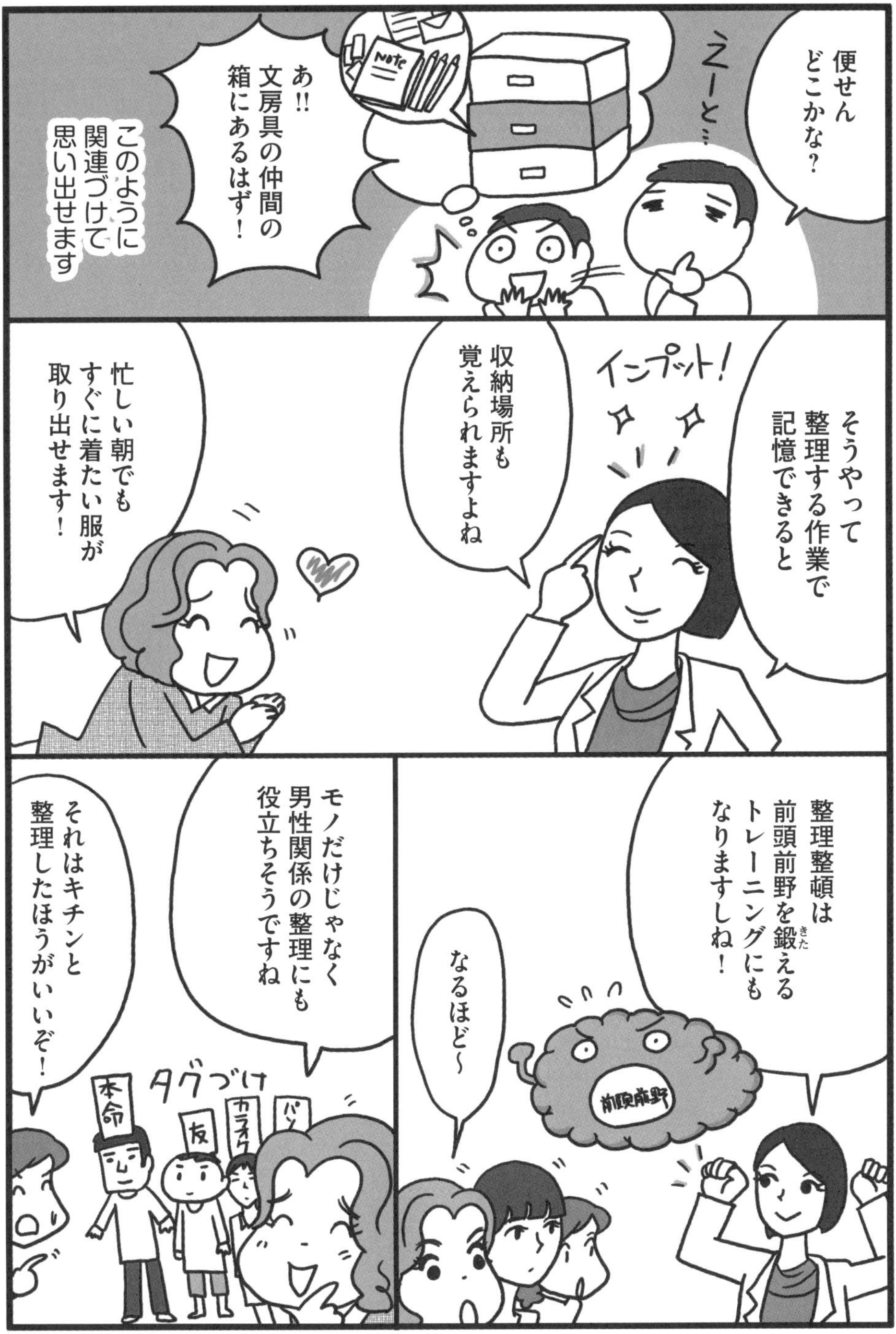

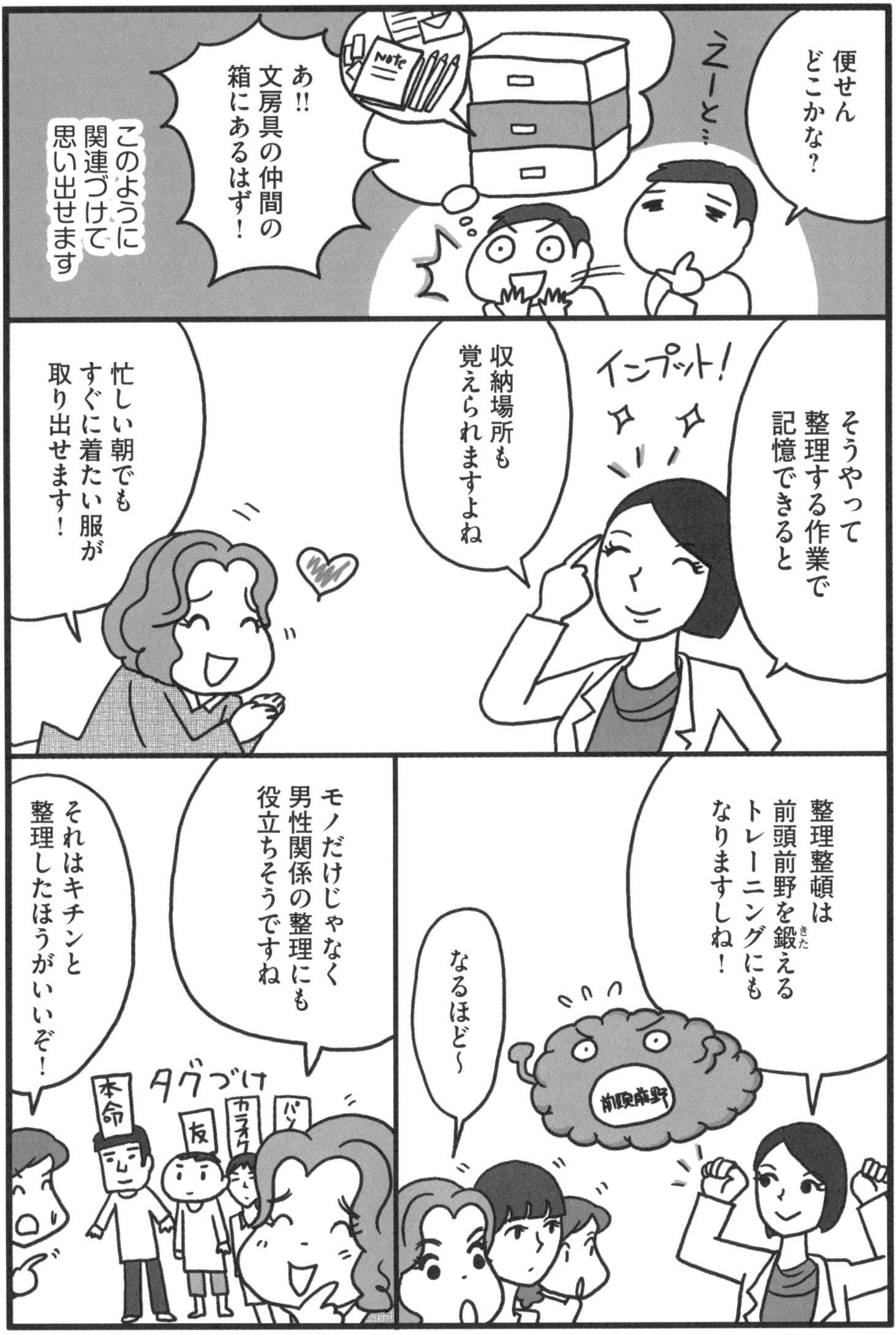

便せん
どこかな？
えーと…
あ!!
文房具の仲間の
箱にあるはず！
このように
関連づけて
思い出せます
そうやって
整理する作業で
記憶できると
インプット！
収納場所も
覚えられますよね
忙しい朝でも
すぐに着たい服が
取り出せます！
整理整頓は
前頭前野を鍛《きた》える
トレーニングにも
なりますしね！
前頭前野
なるほど～
モノだけじゃなく
男性関係の整理にも
役立ちそうですね
タグづけ
本命
友
それはキチンと
整理したほうがいいぞ！

女性は占いに解決策を求めていない!?

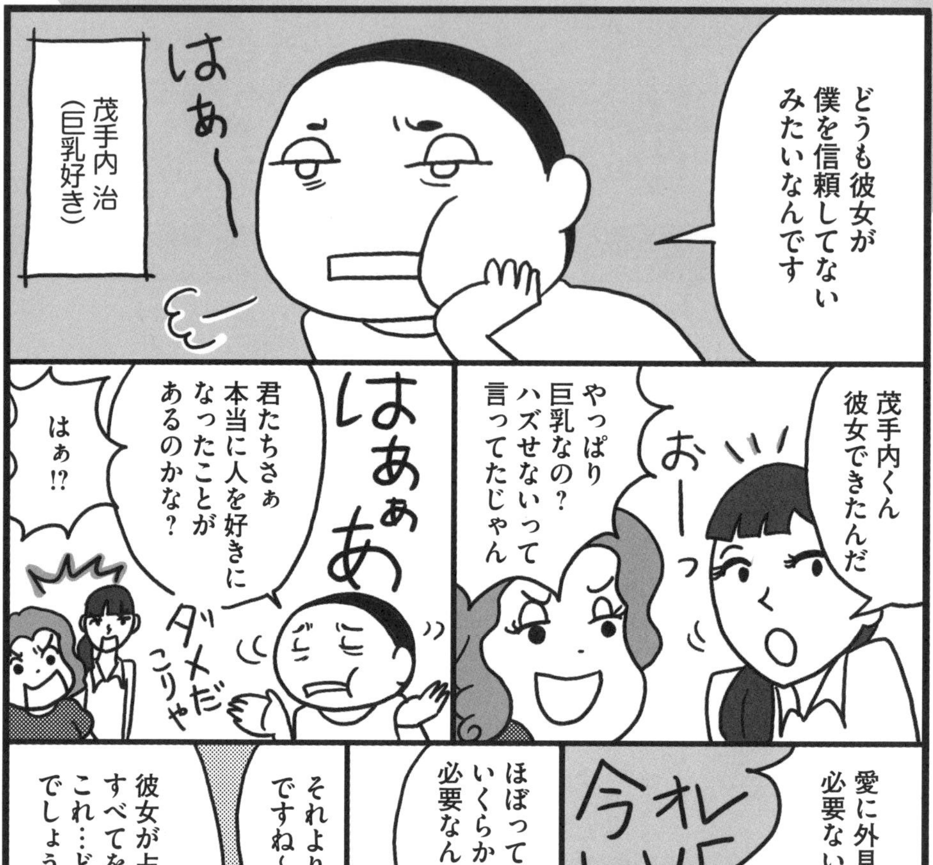

どうも彼女が僕を信頼してないみたいなんです
茂手内 治（巨乳好き）
はぁ〜
茂手内くん彼女できたんだ
おーっ
やっぱり巨乳なの？ハズせないって言ってたじゃん
はぁぁぁあ
君たちさぁ本当に人を好きになったことがあるのかな？
はぁ!?
ダメだこりゃ
愛に外見はほぼ必要ないんだよ
今オレLOVEド真ん中
ほぼってことはいくらか必要なんだね
そりゃ好みはありますよ
それよりですね〜
彼女が占いですべてを決めるんですこれ…どういうことでしょうかね？

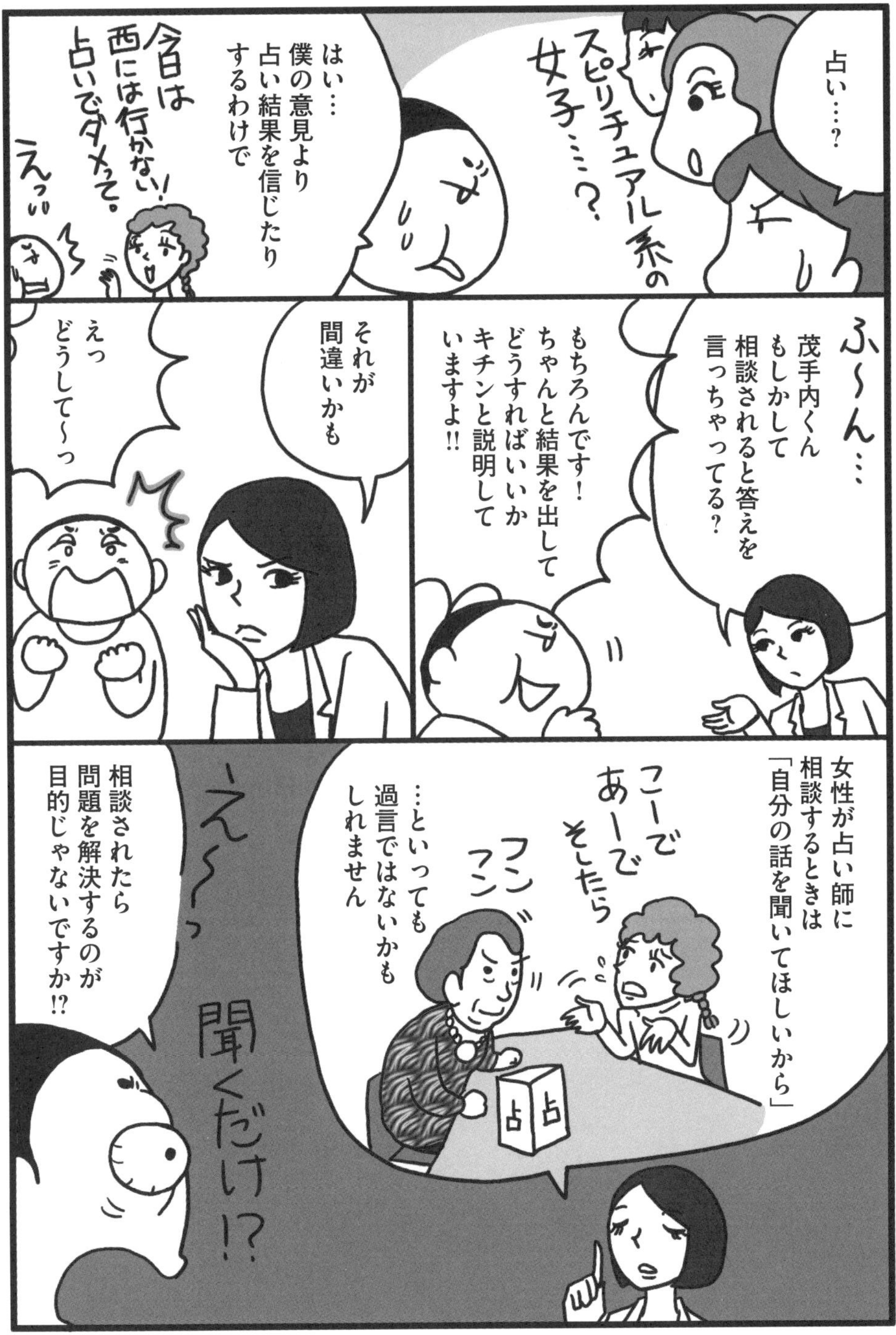
占い…？
スピリチュアル系の女子…？
はい… 僕の意見より占い結果を信じたりするわけで
今日は西には行かない！占いでダメって。
えっ‼
ふ〜ん…
茂手内くんもしかして相談されると答えを言っちゃってる？
もちろんです！ちゃんと結果を出してどうすればいいかキチンと説明していますよ‼
それが間違いかも
えっ どうして〜っ
女性が占い師に相談するときは「自分の話を聞いてほしいから」
こーで あーで そしたら
フンフン
占 占
…といっても過言ではないかもしれません
え〜っ
聞くだけ!?
相談されたら問題を解決するのが目的じゃないですか!?

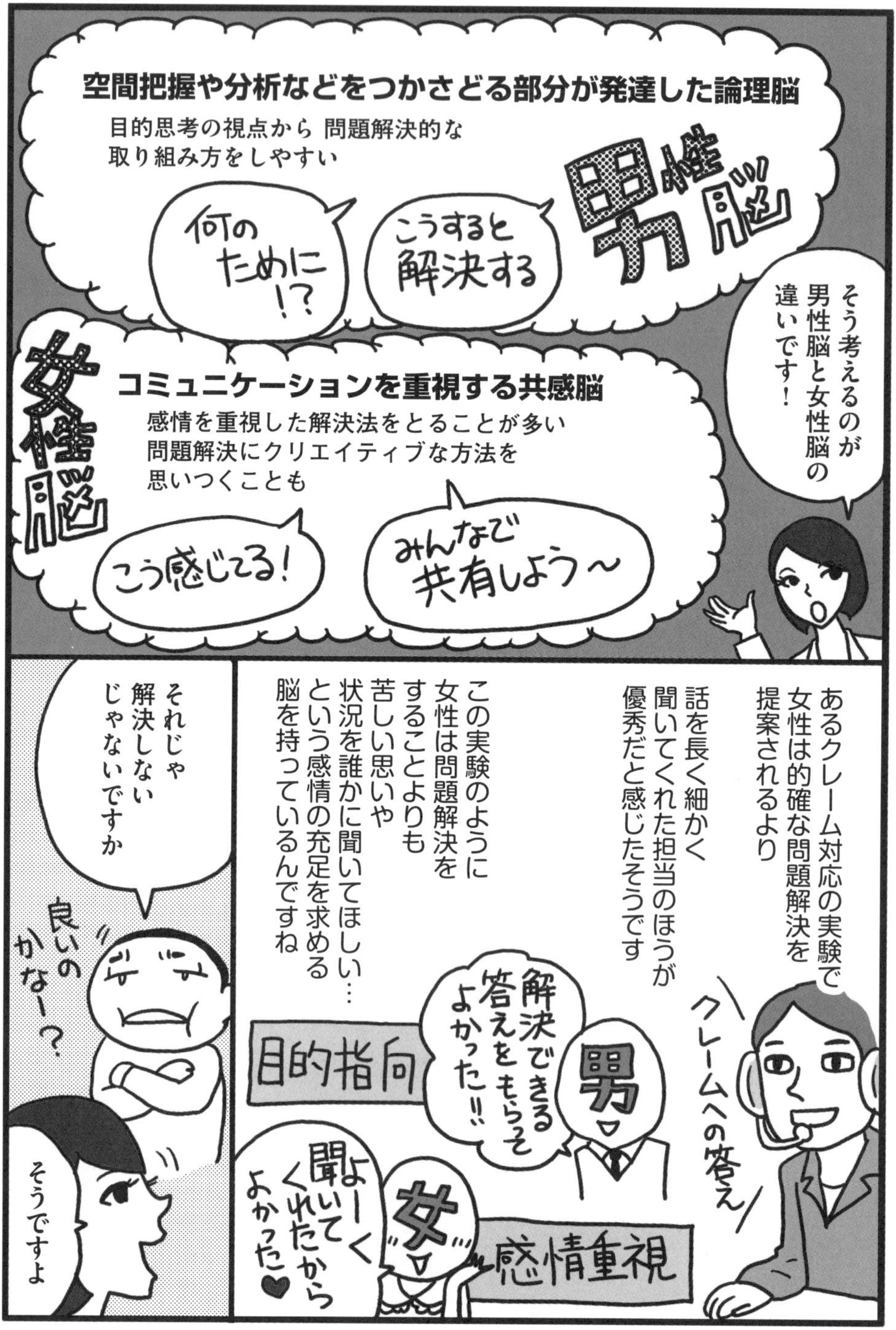
空間把握や分析などをつかさどる部分が発達した論理脳
目的思考の視点から 問題解決的な
取り組み方をしやすい
男性脳
こうすると解決する
何のために!?
そう考えるのが男性脳と女性脳の違いです!
女性脳
コミュニケーションを重視する共感脳
感情を重視した解決法をとることが多い
問題解決にクリエイティブな方法を
思いつくことも
みんなで共有しよう〜
こう感じてる!
あるクレーム対応の実験で女性は的確な問題解決を提案されるより
話を長く細かく聞いてくれた担当のほうが優秀だと感じたそうです
この実験のように女性は問題解決をすることよりも苦しい思いや状況を誰かに聞いてほしい…という感情の充足を求める脳を持っているんですね
クレームへの答え
男
解決できる答えをもらえてよかった!!
目的指向
女
よーく聞いてくれたからよかった♥
感情重視
それじゃ解決しないじゃないですか
良いのかなー?
そうですよ

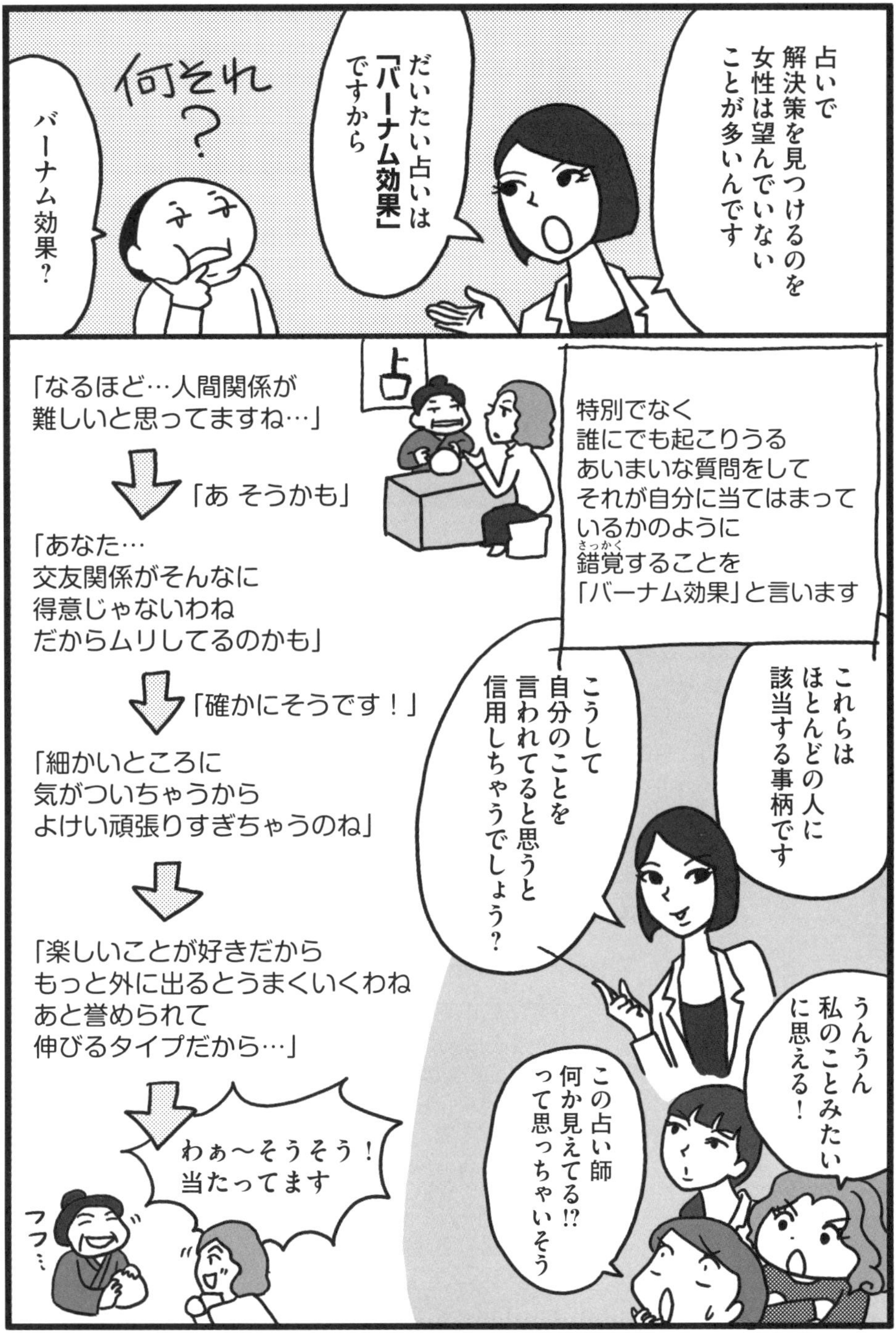

占いで解決策を見つけるのを女性は望んでいないことが多いんです
だいたい占いは「バーナム効果」ですから
何それ？
バーナム効果？
特別でなく
誰にでも起こりうる
あいまいな質問をして
それが自分に当てはまって
いるかのように
錯覚《さっかく》することを
「バーナム効果」と言います
占
「なるほど…人間関係が
難しいと思ってますね…」
「あ そうかも」
「あなた…
交友関係がそんなに
得意じゃないわね
だからムリしてるのかも」
「確かにそうです！」
「細かいところに
気がついちゃうから
よけい頑張りすぎちゃうのね」
「楽しいことが好きだから
もっと外に出るとうまくいくわね
あと誉められて
伸びるタイプだから…」
わぁ〜そうそう！
当たってます
フフ…
これらはほとんどの人に該当する事柄です
こうして自分のことを言われてると思うと信用しちゃうでしょう？
うんうん私のことみたいに思える！
この占い師何か見えてる!?って思っちゃいそう

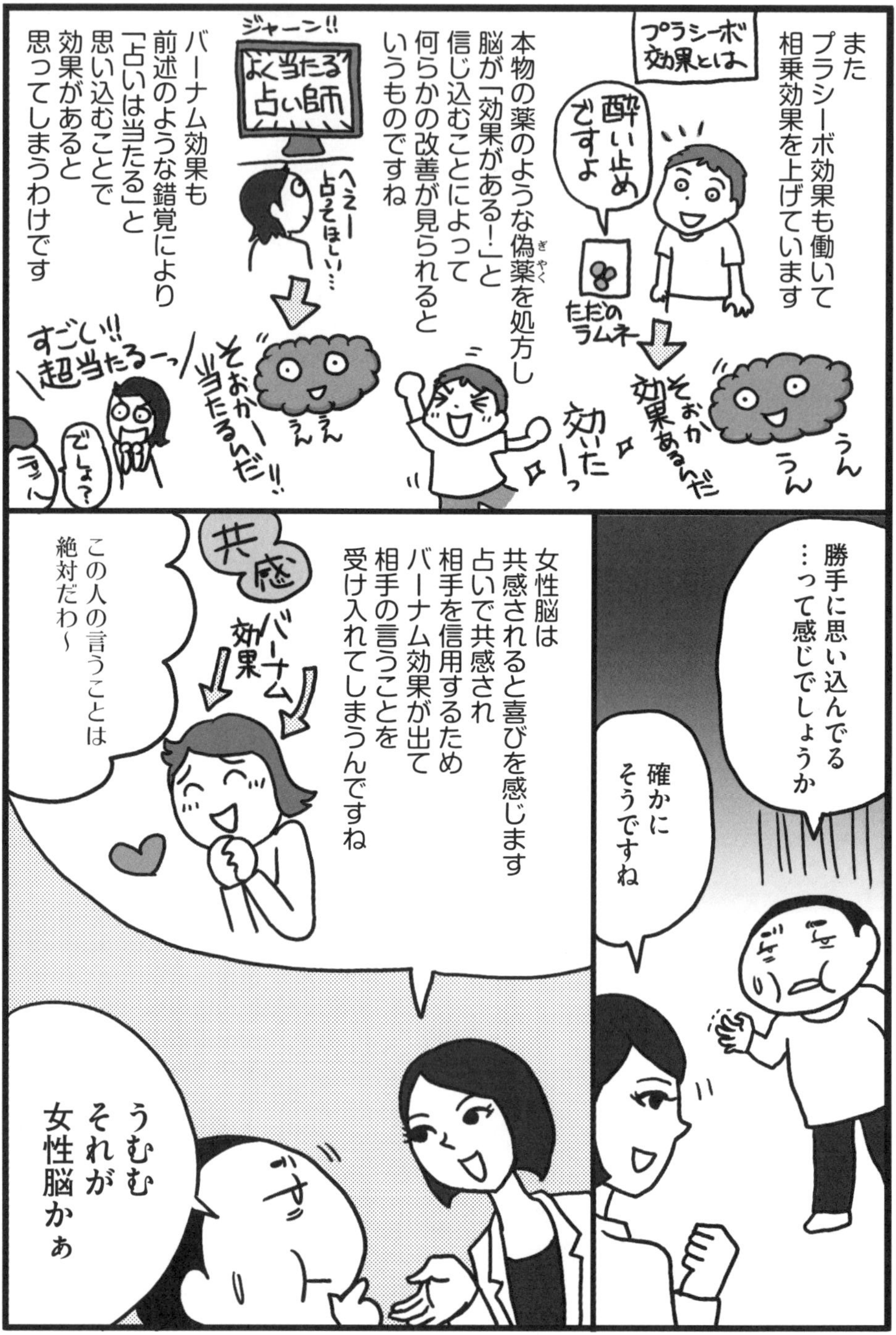
また
プラシーボ効果も働いて
相乗効果を上げています
プラシーボ効果とは
酔い止めですよ
ただのラムネ
そぉか効果あるんだ
うん うん
効いたーっ
本物の薬のような偽薬《ぎやく》を処方し
脳が「効果がある!」と
信じ込むことによって
何らかの改善が見られると
いうものですね
ジャーン!!
よく当たる占い師
へえ～占ってほしい…
そぉか～当たるんだ!!
えん えん
バーナム効果も
前述のような錯覚により
「占いは当たる」と
思い込むことで
効果があると
思ってしまうわけです
すごい!! 超当たるーっ
でしょ?
勝手に思い込んでる
…って感じでしょうか
確かに
そうですね
女性脳は
共感されると喜びを感じます
占いで共感され
相手を信用するため
バーナム効果が出て
相手の言うことを
受け入れてしまうんですね
共感
バーナム効果
この人の言うことは
絶対だわ～
うむ
それが
女性脳かぁ

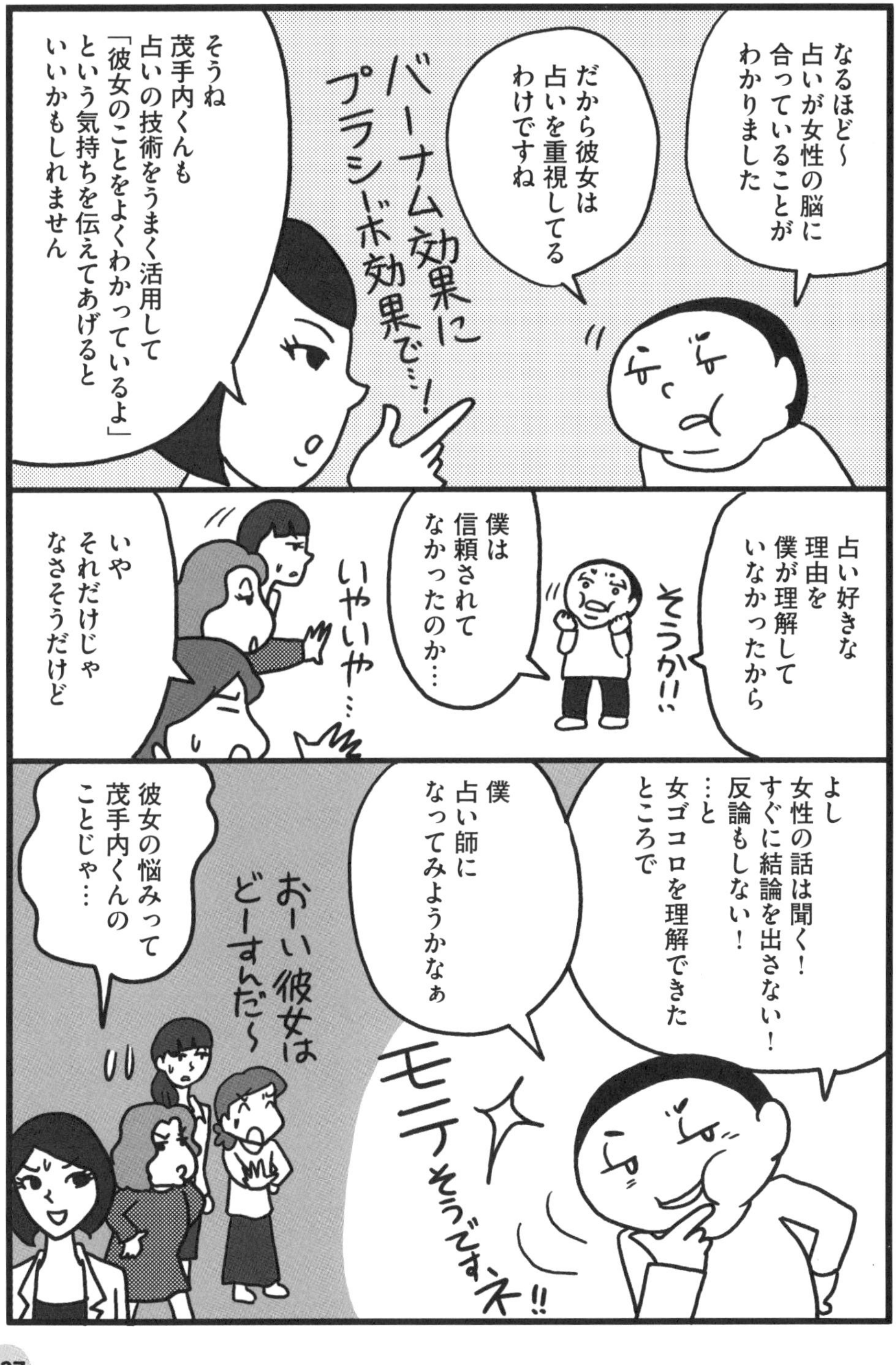
なるほど〜 占いが女性の脳に合っていることがわかりました
だから彼女は占いを重視してるわけですね
バーナム効果にプラシーボ効果で…!
そうね 茂手内くんも占いの技術をうまく活用して「彼女のことをよくわかっているよ」という気持ちを伝えてあげるといいかもしれません
占い好きな理由を僕が理解していなかったから
そうか!!
僕は信頼されてなかったのか…
いやいや…
いや それだけじゃなさそうだけど
よし 女性の話は聞く! すぐに結論を出さない! 反論もしない! …と女ゴコロを理解できたところで
僕 占い師になってみようかなぁ
モテそうですネ!!
おーい彼女はどーすんだ〜
彼女の悩みって茂手内くんのことじゃ…

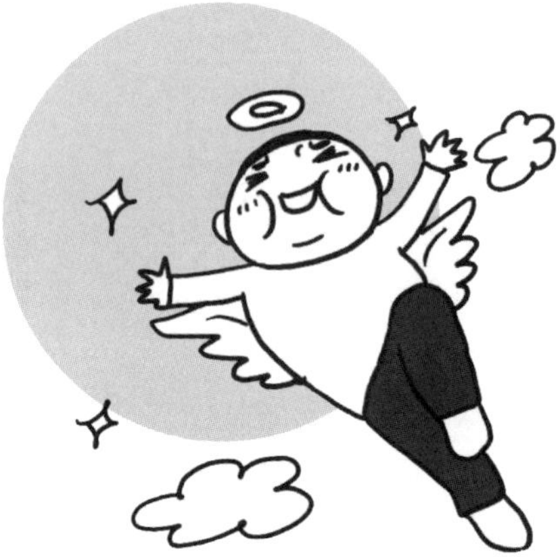

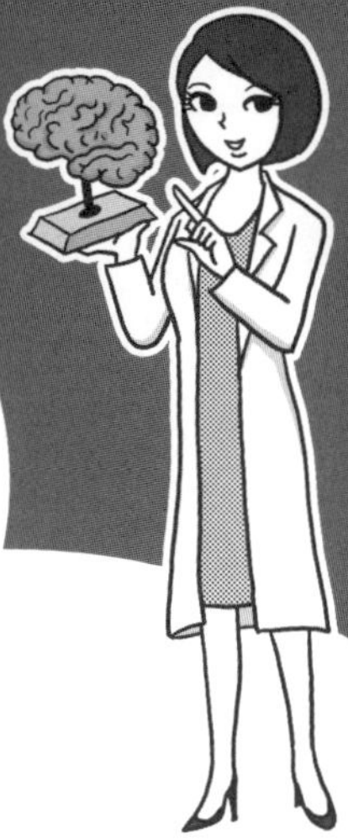

第4章

脳を使って成果を上げる

嫌な上司・部下とうまくやる方法

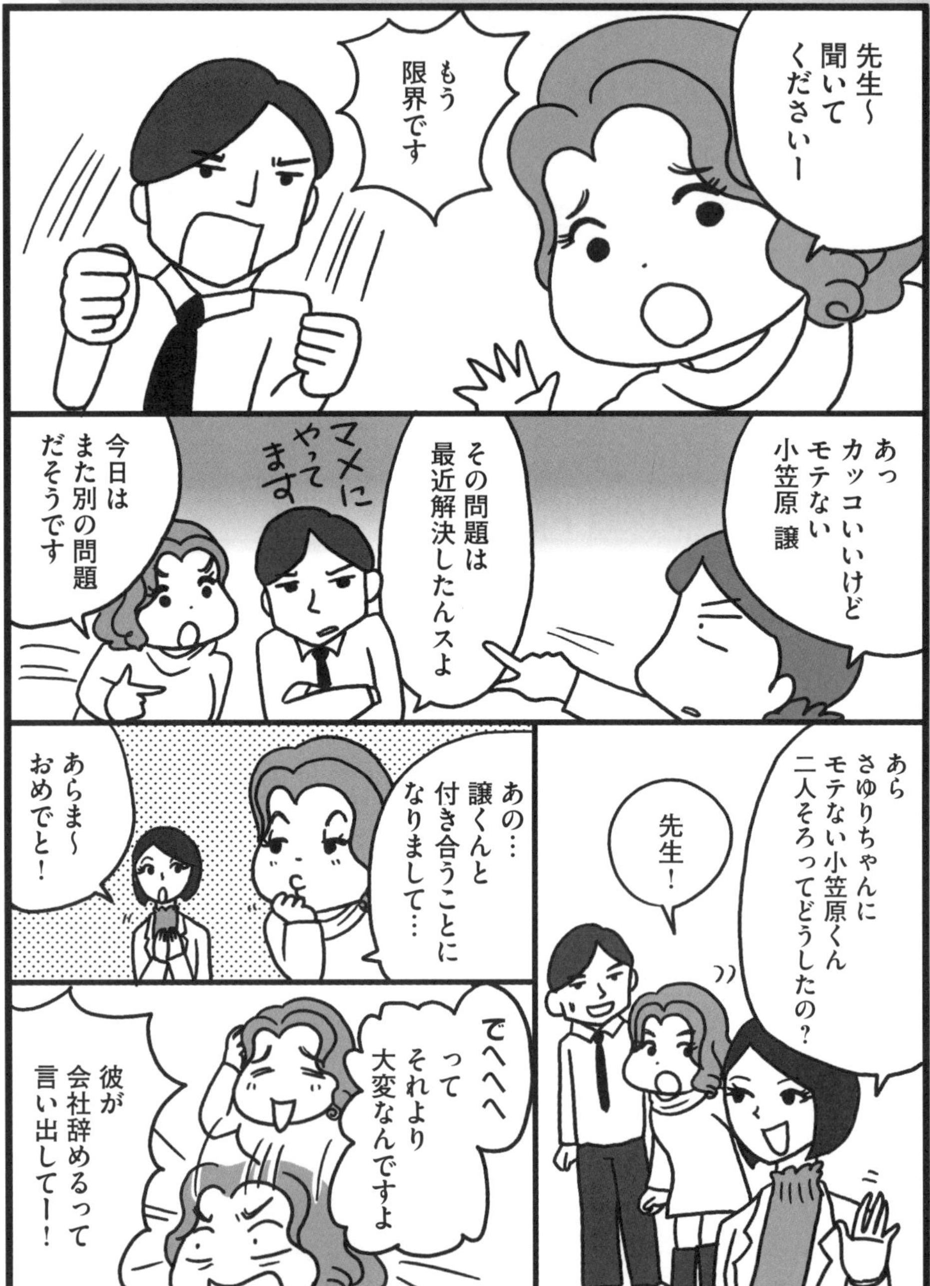

先生～聞いてくださいー
もう限界です
あっカッコいいけどモテない小笠原 譲
その問題は最近解決したんスよ
マメにやってます
今日はまた別の問題だそうです
あらさゆりちゃんにモテない小笠原くん二人そろってどうしたの？
先生！
あの…譲くんと付き合うことになりまして…
あらま～おめでと！
でへへへってそれより大変なんですよ
彼が会社辞めるって言い出してー！

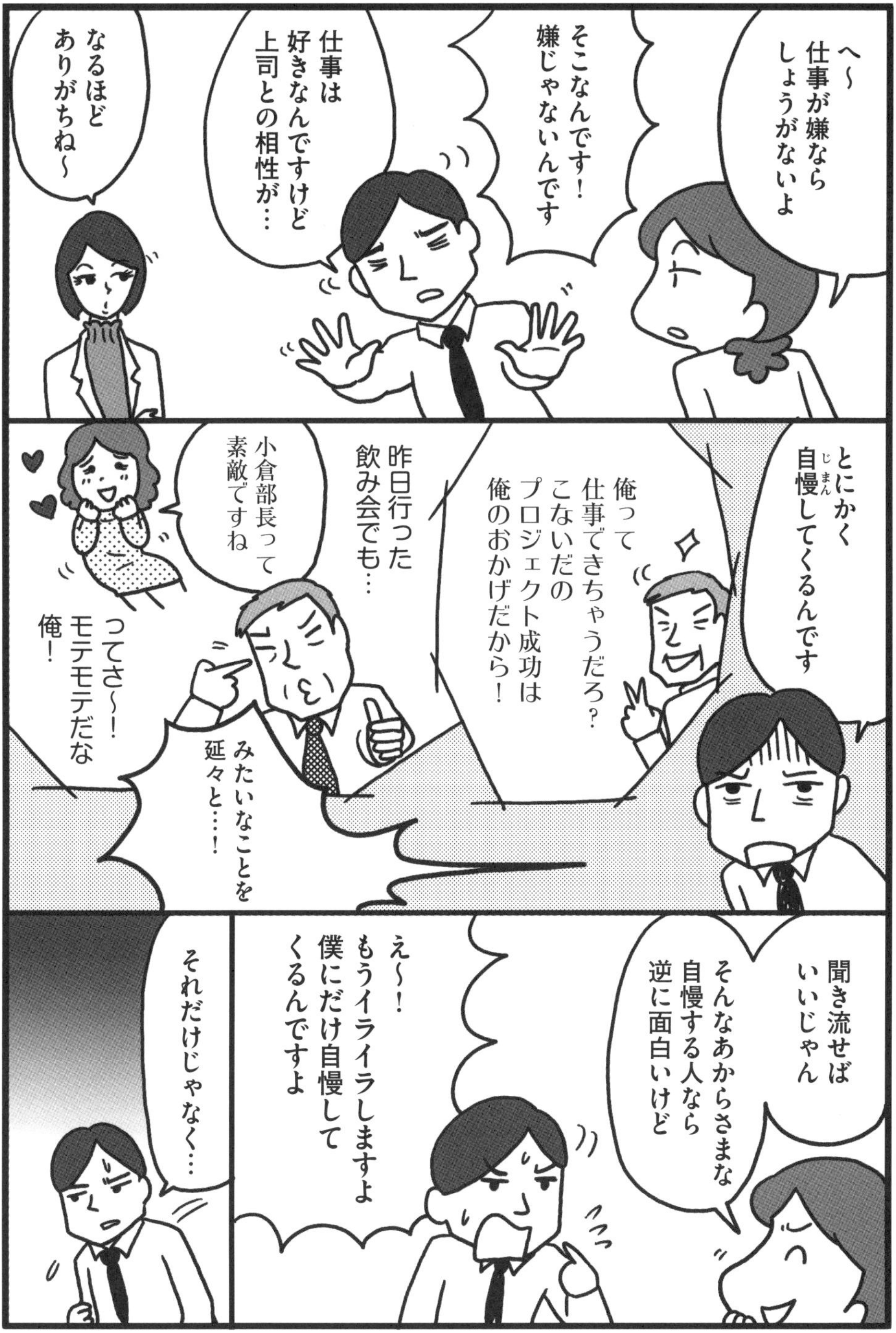

へ～ 仕事が嫌なら しょうがないよ
そこなんです！ 嫌じゃないんです
仕事は 好きなんですけど 上司との相性が…
なるほど ありがちね～
とにかく 自慢《じまん》してくるんです
俺って 仕事できちゃうだろ？ こないだの プロジェクト成功は 俺のおかげだから！
昨日行った 飲み会でも…
小倉部長って 素敵ですね
ってさ～！ モテモテだな 俺！
みたいなことを 延々と…！
聞き流せば いいじゃん
そんなあからさまな 自慢する人なら 逆に面白いけど
え～！ もうイライラしますよ 僕にだけ自慢して くるんですよ
それだけじゃなく…

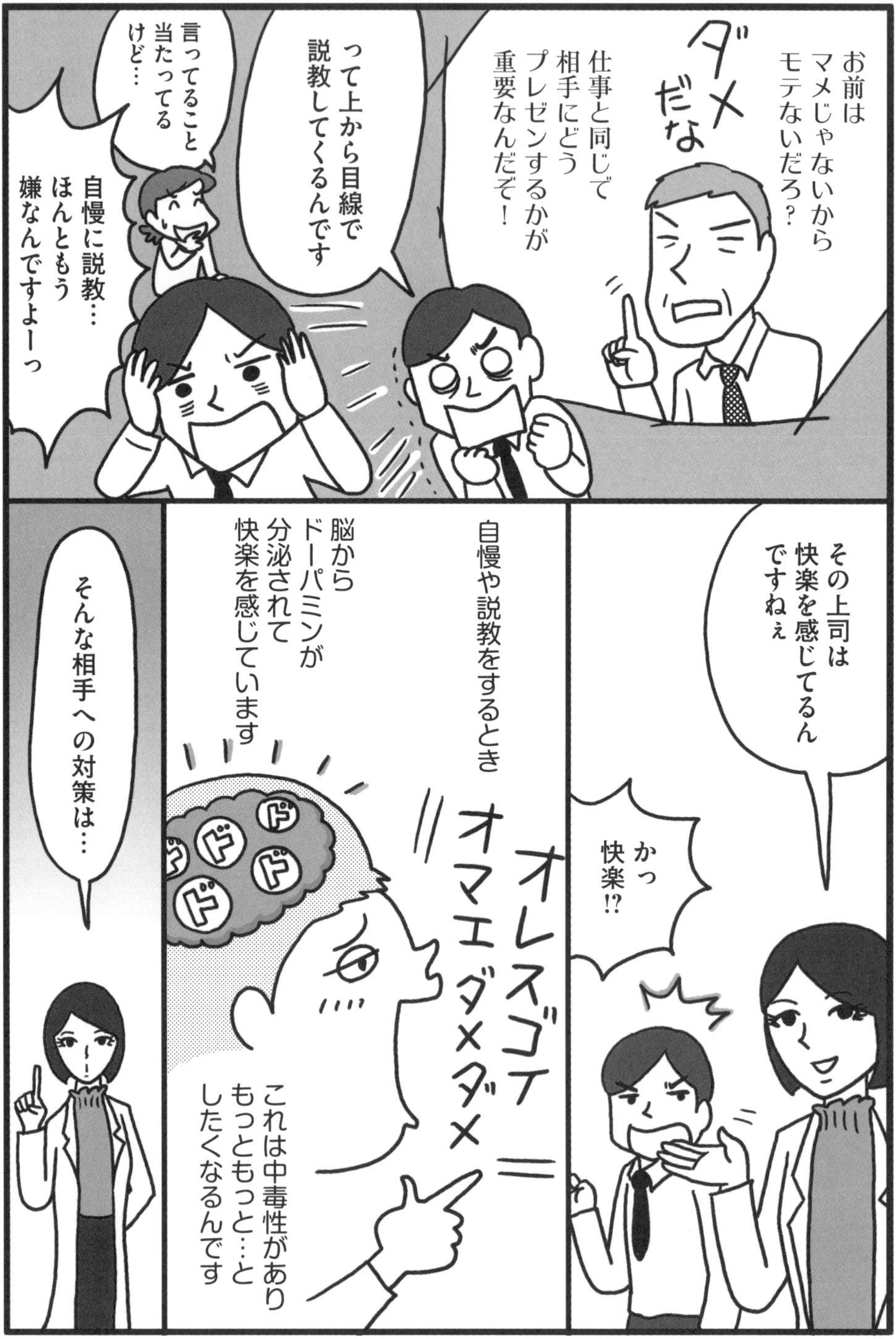

お前は
マメじゃないから
モテないだろ？
ダメだな
仕事と同じで
相手にどう
プレゼンするかが
重要なんだぞ！
って上から目線で
説教してくるんです
言ってること
当たってる
けど…
自慢に説教…
ほんともう
嫌なんですよーっ
その上司は
快楽を感じてるん
ですねぇ
かっ
快楽!?
自慢や説教をするとき
脳から
ドーパミンが
分泌されて
快楽を感じています
ド
ド
ド
ド
ド
オレスゴイ
オマエダメダメ
これは中毒性があり
もっともっと…と
したくなるんです
そんな相手への対策は…

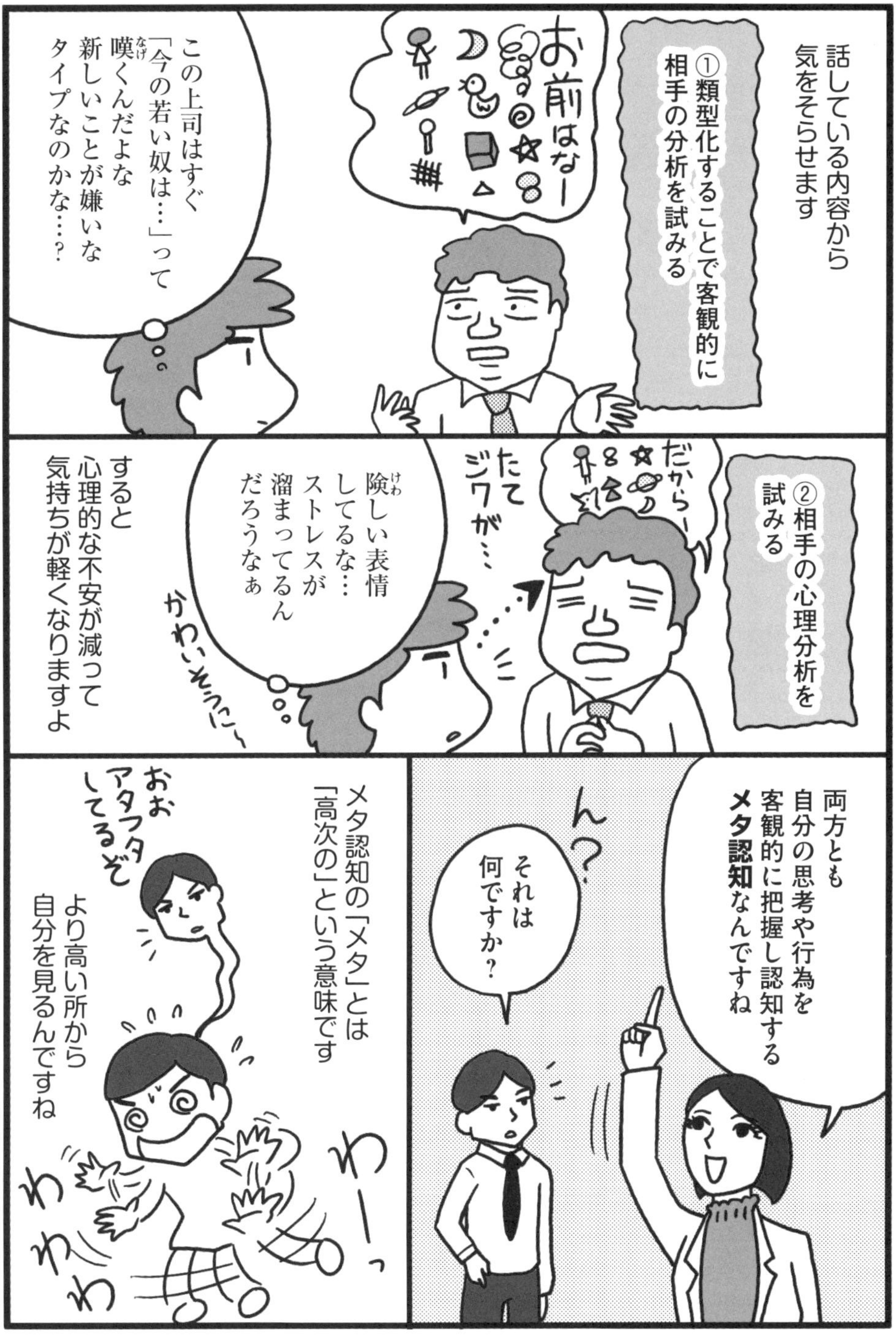
話している内容から気をそらせます
①類型化することで客観的に相手の分析を試みる
お前はなー
この上司はすぐ「今の若い奴は……」って嘆《なげ》くんだよな 新しいことが嫌いなタイプなのかな……？
②相手の心理分析を試みる
だからー
たてジワが…
険《けわ》しい表情してるな… ストレスが溜まってるんだろうなぁ
かわいそうに～
すると心理的な不安が減って気持ちが軽くなりますよ
両方とも自分の思考や行為を客観的に把握し認知する**メタ認知**なんですね
ん？
それは何ですか？
メタ認知の「メタ」とは「高次の」という意味です
より高い所から自分を見るんですね
おおアタフタしてるぞ
わーっ
わわわ

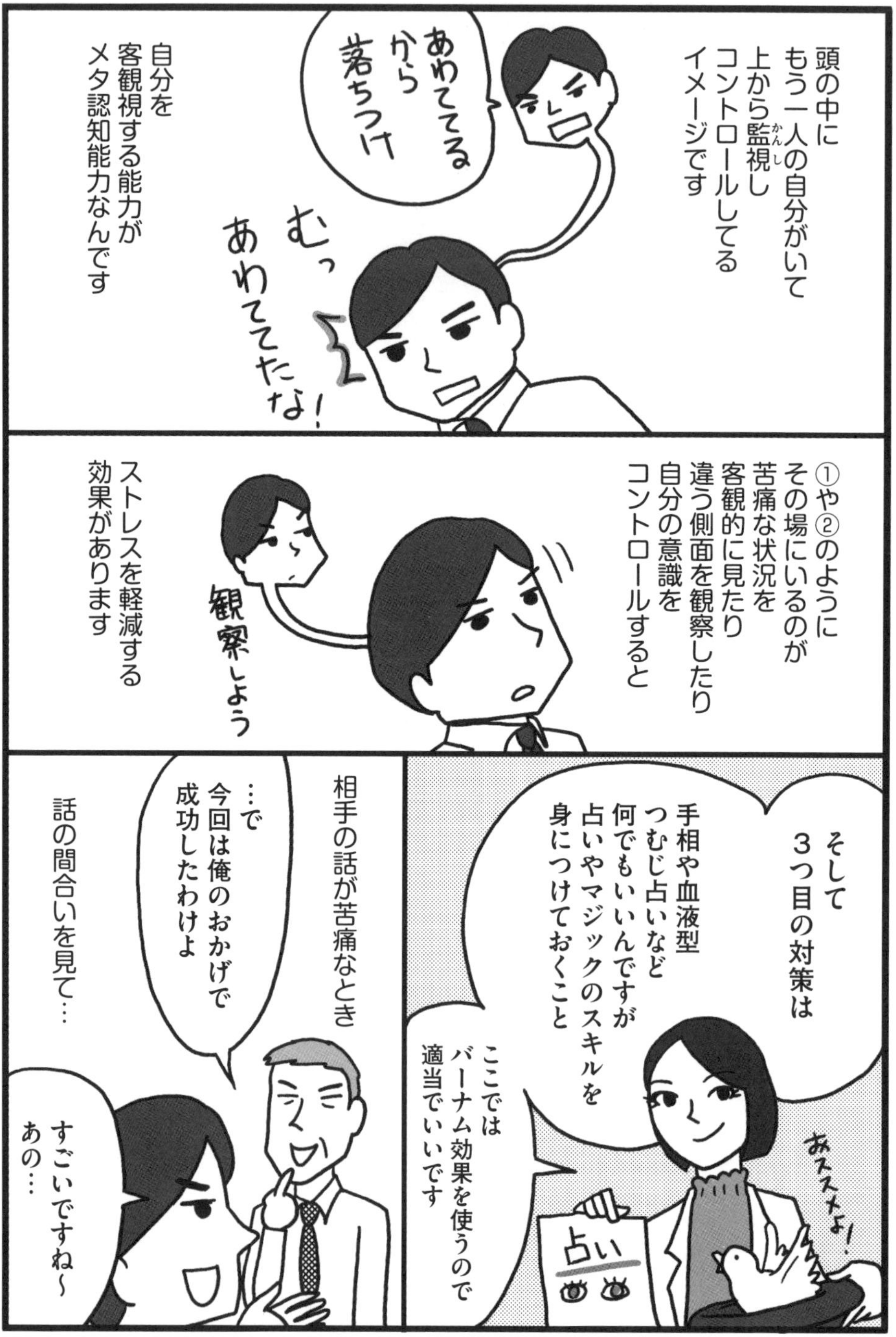
頭の中に もう一人の自分がいて 上から監視《かんし》し コントロールしてる イメージです
あわててる から 落ちつけ
むっ あわててたな!
自分を 客観視する能力が メタ認知能力なんです
①や②のように その場にいるのが 苦痛な状況を 客観的に見たり 違う側面を観察したり 自分の意識を コントロールすると
観察しよう
ストレスを軽減する 効果があります
そして 3つ目の対策は 手相や血液型 つむじ占いなど 何でもいいんですが 占いやマジックのスキルを 身につけておくこと
ここでは バーナム効果を使うので 適当でいいです
おススメよ!
占い
相手の話が苦痛なとき
…で 今回は俺のおかげで 成功したわけよ
話の間合いを見て…
すごいですね〜 あの…

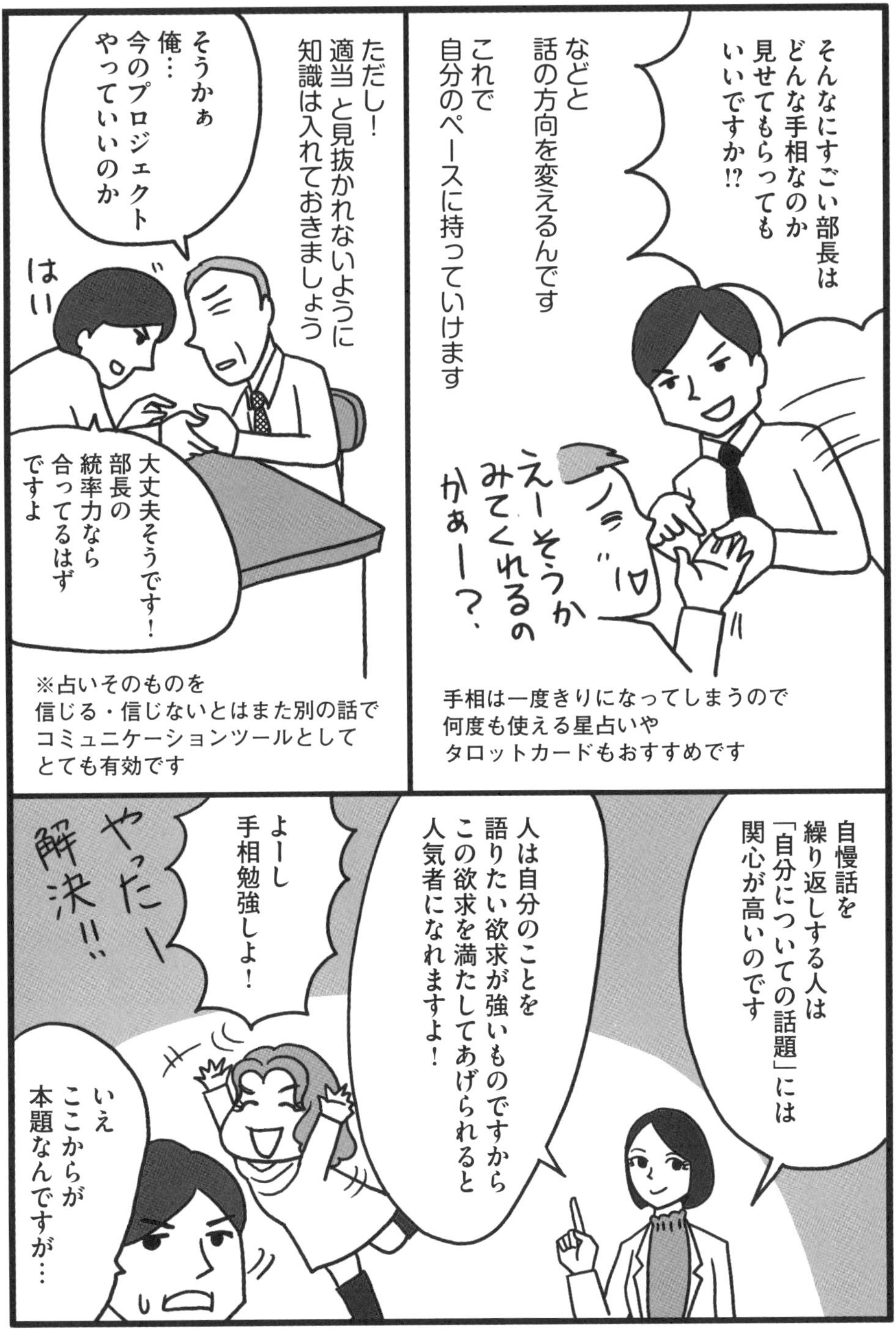
そんなにすごい部長は
どんな手相なのか
見せてもらっても
いいですか⁉
などと
話の方向を変えるんです
これで
自分のペースに持っていけます
えーそうか
みてくれるの
かぁー？、
手相は一度きりになってしまうので
何度も使える星占いや
タロットカードもおすすめです
ただし！
適当と見抜かれないように
知識は入れておきましょう
そうかぁ
俺…
今のプロジェクト
やっていいのか
はい
大丈夫そうです！
部長の
統率力なら
合ってるはず
ですよ
※占いそのものを
信じる・信じないとはまた別の話で
コミュニケーションツールとして
とても有効です
自慢話を
繰り返しする人は
「自分についての話題」には
関心が高いのです
人は自分のことを
語りたい欲求が強いものですから
この欲求を満たしてあげられると
人気者になれますよ！
よーし
手相勉強しよ！
やったー
解決!!
いえ
ここからが
本題なんですが…

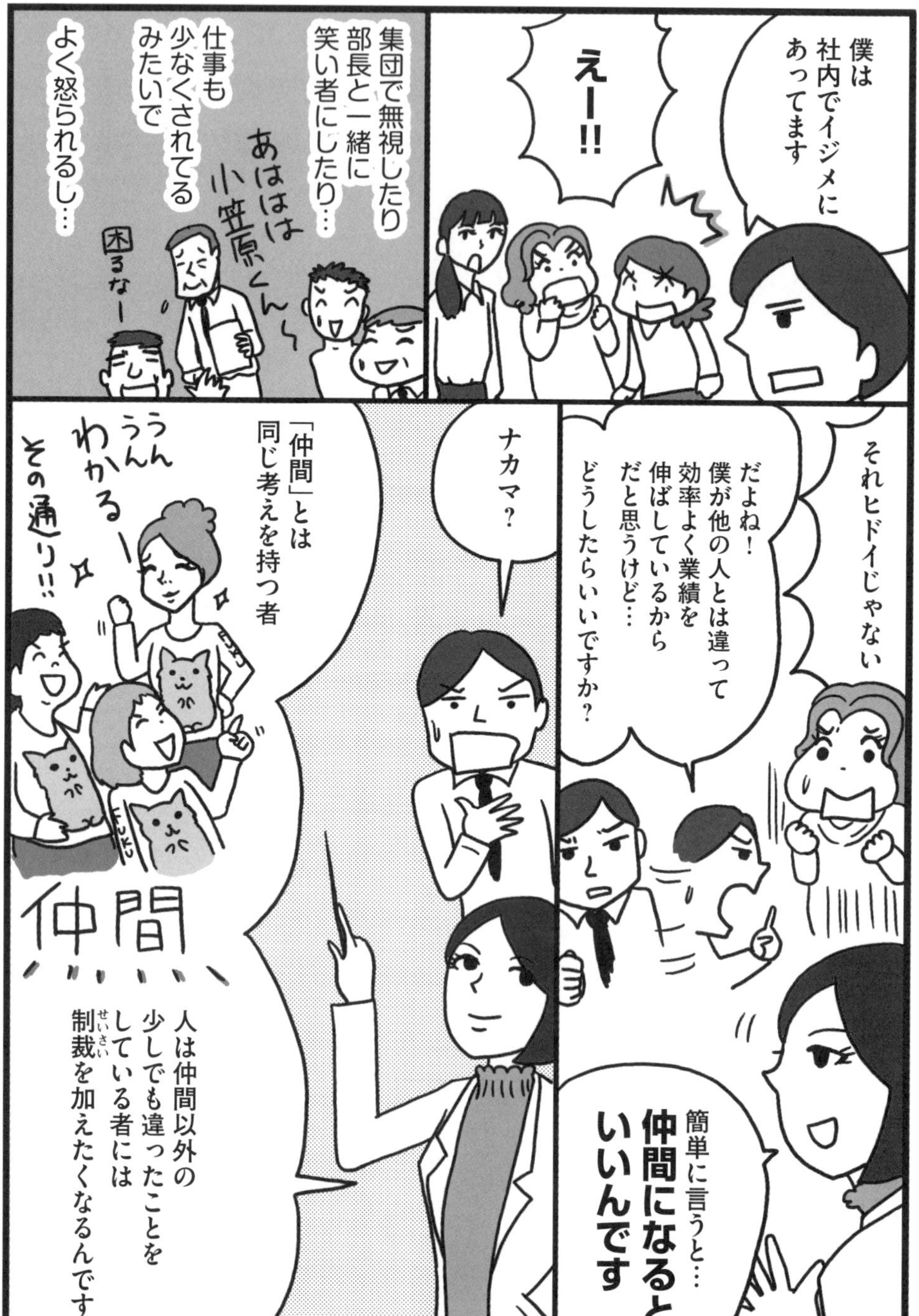

僕は社内でイジメにあってます
えー!!
集団で無視したり部長と一緒に笑い者にしたり…
仕事も少なくされてるみたいで
よく怒られるし…
あははは小笠原くん〜
困るなー
それヒドイじゃない
だよね!僕が他の人とは違って効率よく業績を伸ばしているからだと思うけど…どうしたらいいですか?
簡単に言うと…仲間になるといいんです
ナカマ?
「仲間」とは同じ考えを持つ者
うんうんわかるー
その通り!!
仲間
人は仲間以外の少しでも違ったことをしている者には制裁《せいさい》を加えたくなるんです

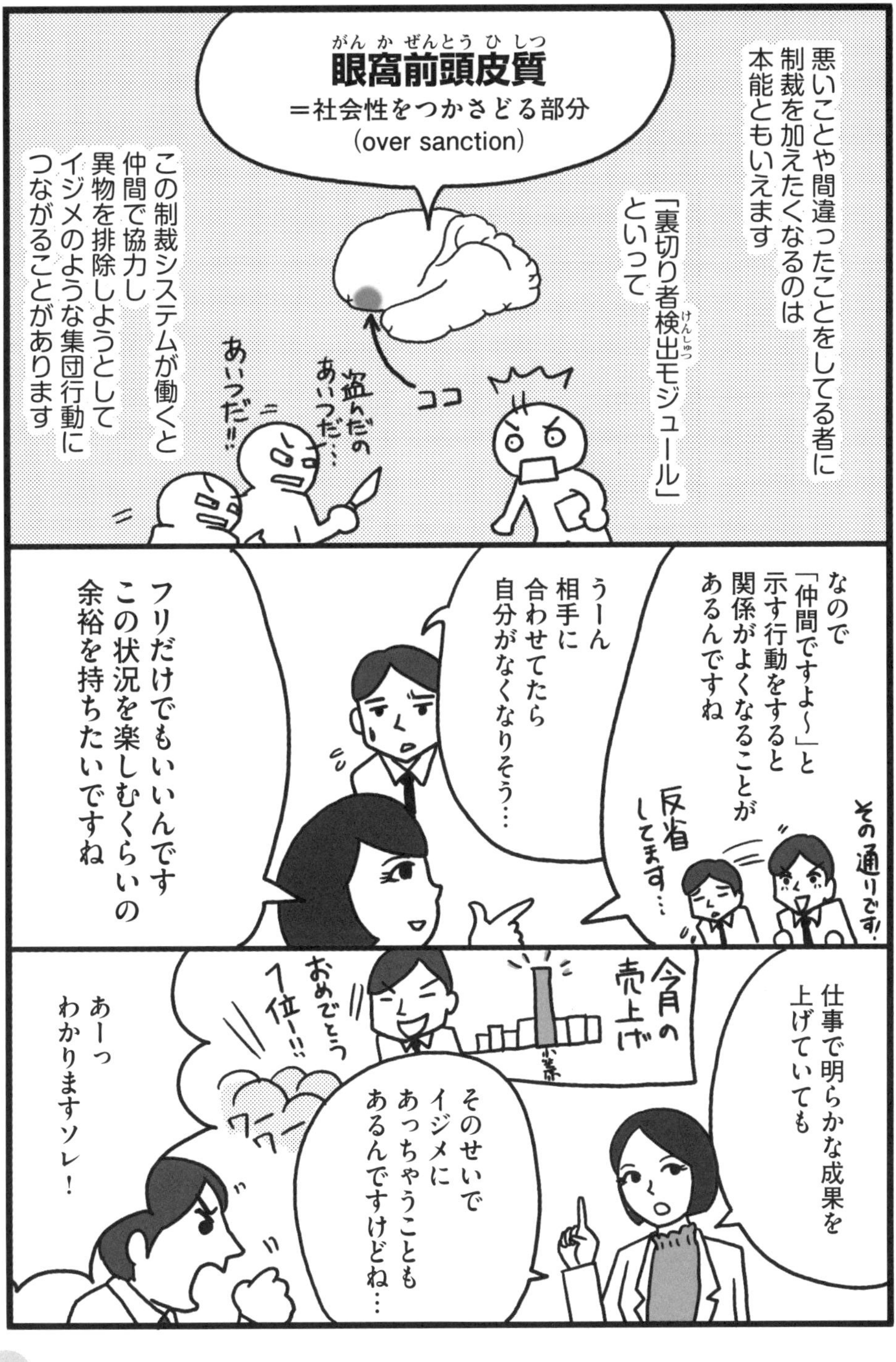
悪いことや間違ったことをしてる者に
制裁を加えたくなるのは
本能ともいえます
「裏切り者検出《けんしゅつ》モジュール」
といって
眼《がん》窩《か》前頭《ぜんとう》皮《ひ》質《しつ》
＝社会性をつかさどる部分
(over sanction)
ココ
盗んだのあいつだ…
あいつだ!!
この制裁システムが働くと
仲間で協力し
異物を排除しようとして
イジメのような集団行動に
つながることがあります
なので
「仲間ですよ～」と
示す行動をすると
関係がよくなることが
あるんですね
その通りです!
反省してます…
うーん
相手に
合わせてたら
自分がなくなりそう…
フリだけでもいいんです
この状況を楽しむくらいの
余裕を持ちたいですね
仕事で明らかな成果を
上げていても
今月の売上げ
おめでとう
1位ー!!
ワーワー
そのせいで
イジメに
あっちゃうことも
あるんですけどね…
あーっ
わかりますソレ!

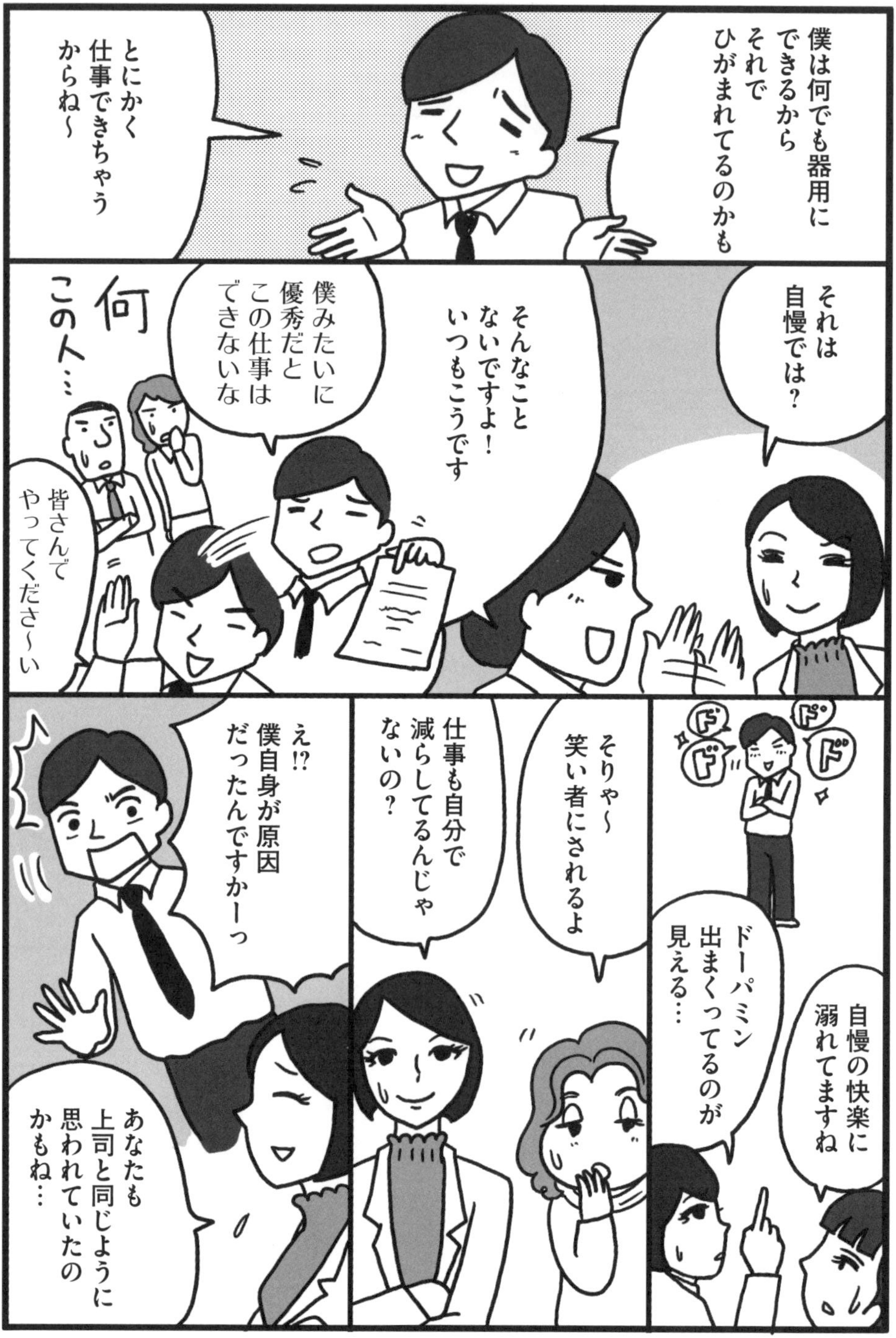

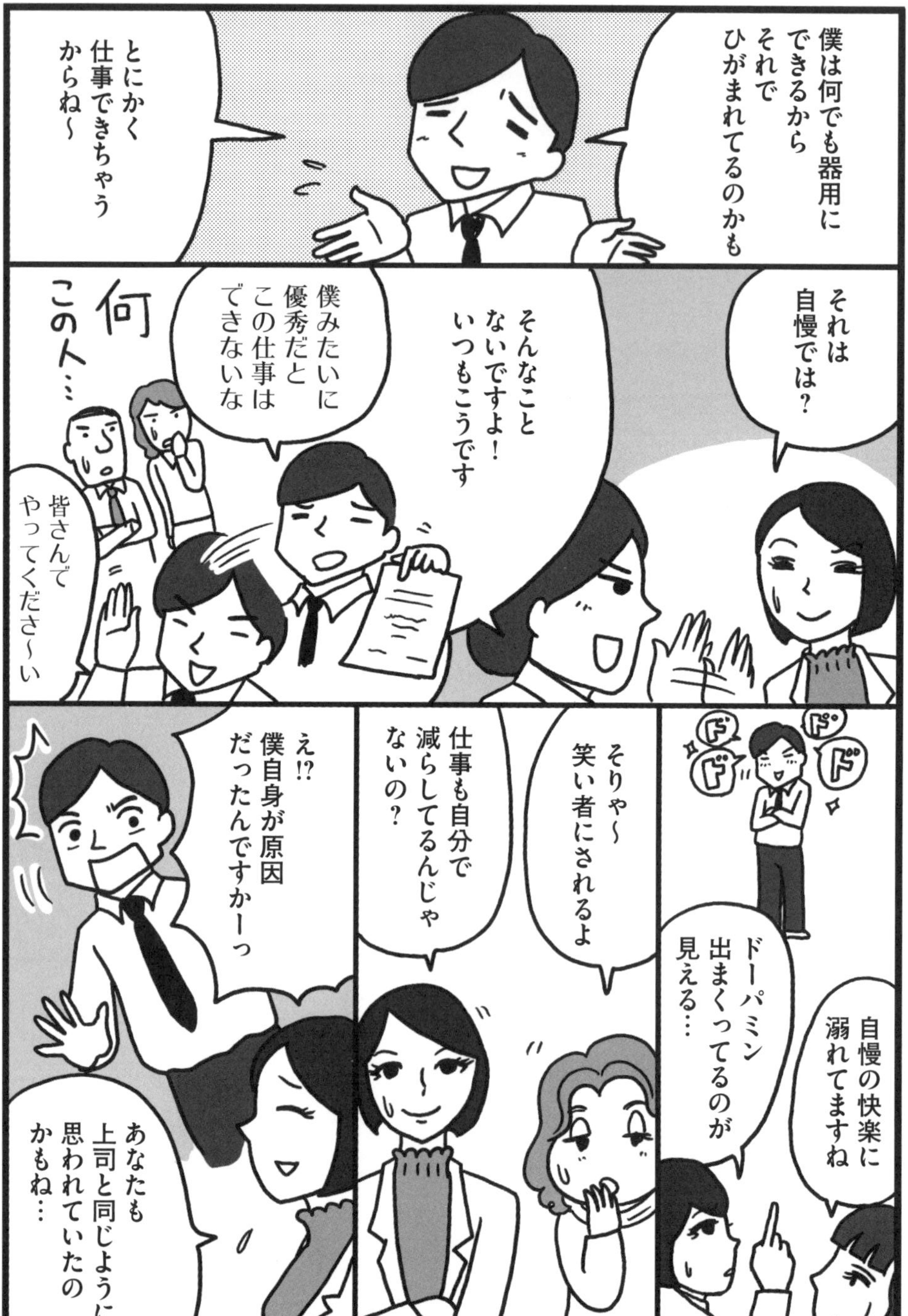

僕は何でも器用にできるから それで ひがまれてるのかも
とにかく仕事できちゃうからね〜
それは自慢では？
そんなことないですよ！いつもこうです
僕みたいに優秀だとこの仕事はできないな
何この人…
皆さんでやってくださ〜い
ドドドド
自慢の快楽に溺れてますね
ドーパミン出まくってるのが見える…
そりゃ〜笑い者にされるよ
仕事も自分で減らしてるんじゃないの？
え!? 僕自身が原因だったんですかーっ
あなたも上司と同じように思われていたのかもね…

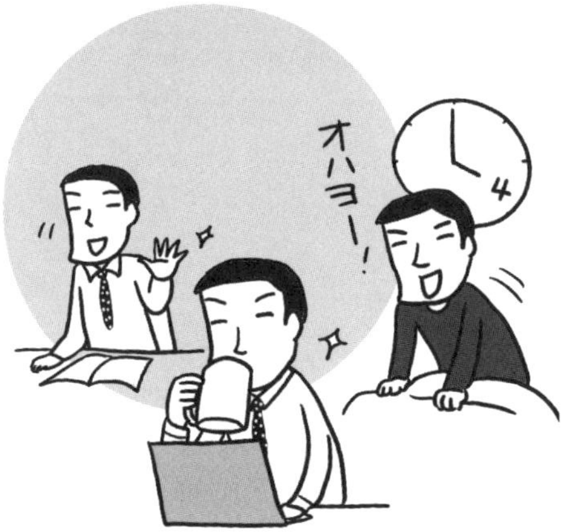
オハヨー!

Column 4

好きな音楽を質問すれば、その人の性格が予測できる

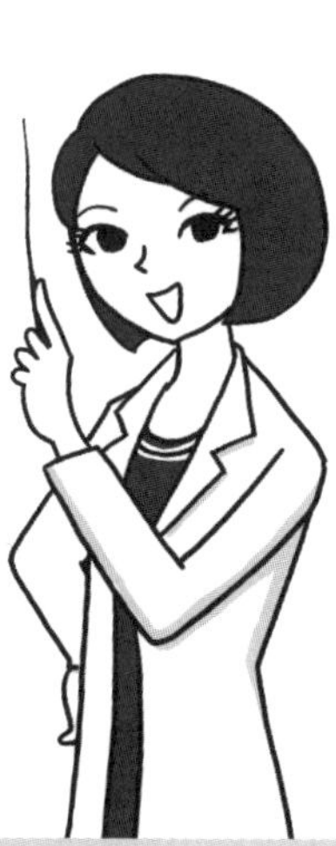

好きな音楽が違えば脳のタイプも違う

耳に入った音楽は、脳のさまざまな領域《りょういき》で処理されます。音楽の処理に関わる領域をざっと挙げるだけでも、聴覚野《ちょうかくや》（耳で電気信号に変換された音刺激を分析して、音楽の形に処理する）、側坐核《そくざかく》（音楽を聴くことによる快感を生む）、扁桃体《へんとうたい》（音楽を聴くことによる感情的な反応に関わる）、前頭前皮質《ぜんとうぜんひしつ》（音楽が象徴する内容の高次な分析をする）、運動野《うんどうや》（足踏《あしぶ》みをしたり、踊ったり、楽器を弾くときに活動する）、体性感覚野《たいせいかんかくや》（運動野とほぼ同様の活動をする）、海馬《かいば》（音楽にまつわる記憶を処理する）、視覚野《しかくや》（楽譜《がくふ》を読む、自分の動きを確認するなど）、小脳《しょうのう》（運動野とほぼ同様の活動をする）など、多くの部分がリストアップされてきます。

これほど多くの領域が関わるのですから、**なんとなく聴いている音楽でも、気がつかない間に、脳にも身体にもさまざまな影響を及ぼしている**ことがおわかりいただけるでしょう。

また、その仕組みはまだ詳細にはわかっていないものの、顔に個性があるように、「脳にも個性があり、その人の好きな音楽と性格にはある程度の関係性がある」ということが近年の研究で明らかになってきています。

ヘビメタ好きは落ち着いている。レゲエ好きは自己評価が高い

エジンバラのヘリオット＝ワット大学の研究チームによる、全世界の３万６０００人を対象にした研究では、１０４のジャンルに分けられた音楽の中から、好きなものを順に挙げてもらい、さらに自分の性格についての質問に答えてもらうという方法で調査が行われました。

その結果、なんと、**クラシックのファンとヘビーメタルのファンがよく似ている**ということがわかりました。どちらも創造的で、落ち着いているが、外向的ではなく、音楽を聴く基本的な動機として「劇的、舞台的なものを聴きたい」という点が共通です。異なる点は、年齢。このグループに属する若い層はヘビーメタルを好み、比較的高齢の人はクラシックを好むとのこと。

さらに、オペラが好きな人とヒップホップが好きな人はともに自尊心が非常に強い。カ

ントリー＆ウェスタンが好きな人は、勤勉で外交的。レゲエが好きな人は勤勉ではないが、外交的で優しく気楽、創造的で自己評価が高い。インディーズ系が好きな人は、勤勉でもなく優しくもなく自己評価は低いが、独創的。以上のような傾向も明らかになりました。

これらの傾向がどのような仕組みで起こっているのか、まだまだ研究途上ですが、これからの研究結果を楽しみに待ちたいところです。

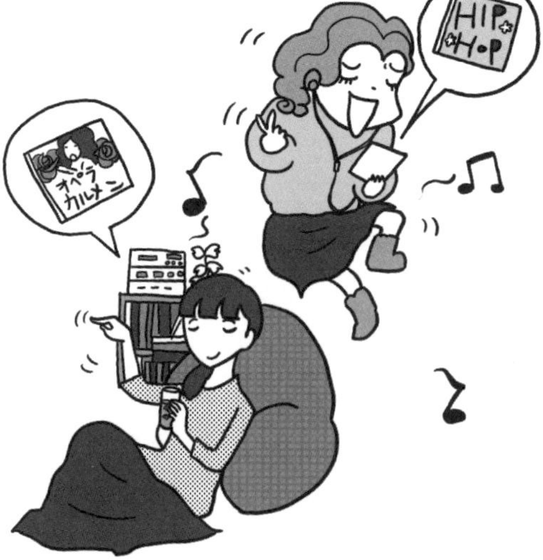

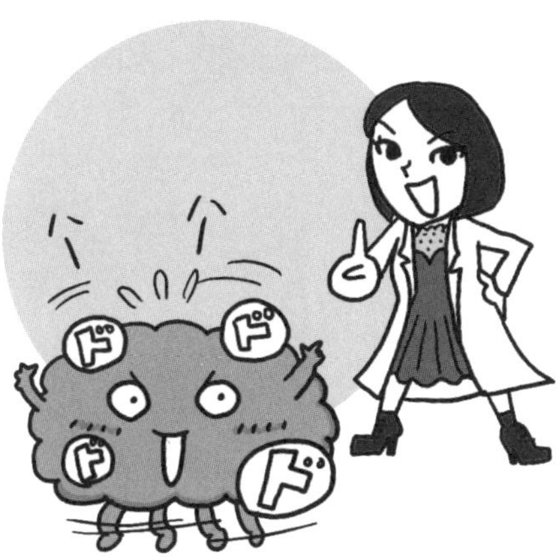
ド
ド
ド
ド

短所も立派な才能！

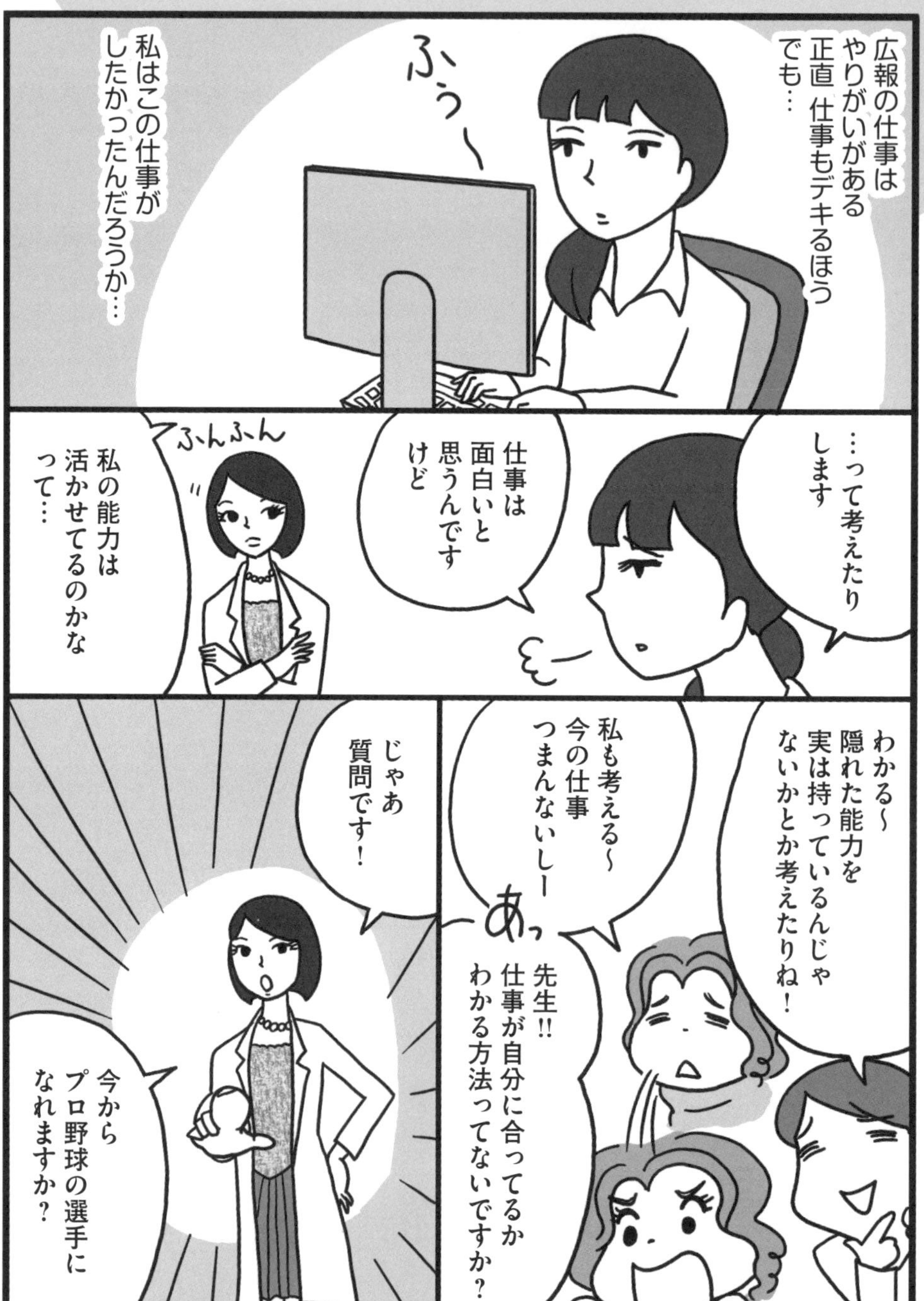
広報の仕事はやりがいがある正直 仕事もデキるほうでも…
ふぅ〜
私はこの仕事がしたかったんだろうか…
…って考えたりします
仕事は面白いと思うんですけど
ふんふん
私の能力は活かせてるのかなって…
わかる〜隠れた能力を実は持っているんじゃないかとか考えたりね！
私も考える〜今の仕事つまんないしー
あっ
先生!!仕事が自分に合ってるかわかる方法ってないですか？
じゃあ質問です！
今からプロ野球の選手になれますか？

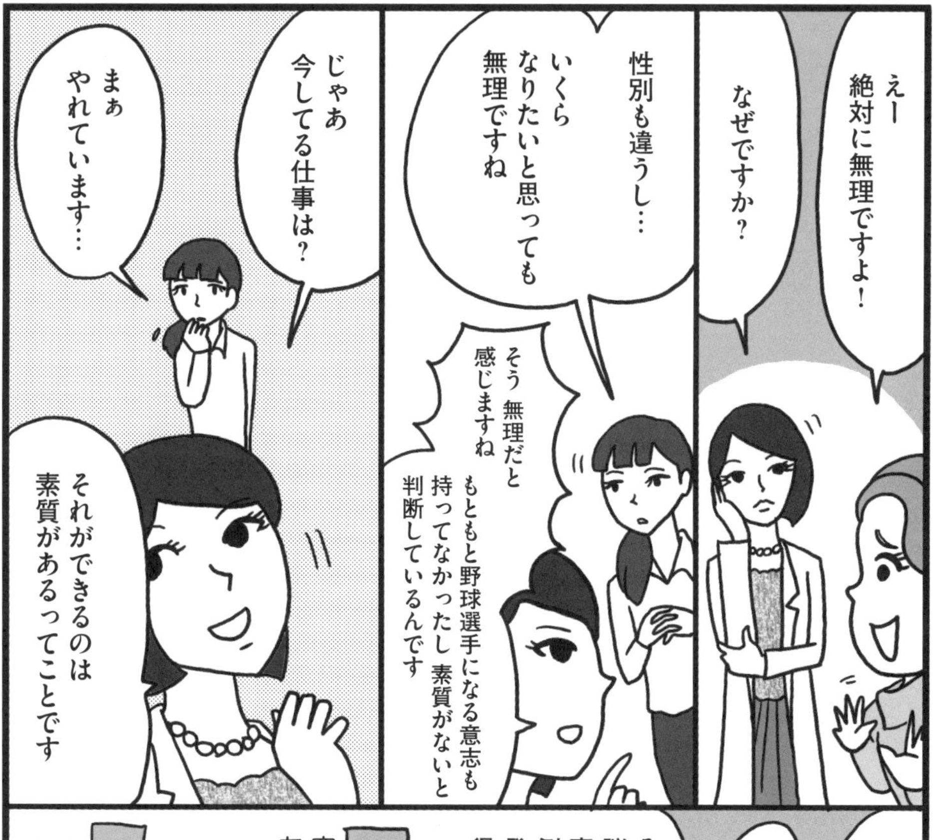
えー 絶対に無理ですよ！
なぜですか？
性別も違うし… いくら なりたいと思っても 無理ですね
そう 無理だと 感じますね
もともと野球選手になる意志も 持ってなかったし 素質がないと 判断しているんです
じゃあ 今してる仕事は？
まぁ やれています…
それができるのは 素質があるってことです
では 素質とは何でしょう？
身体や脳とか？
そうですね 脳のつくりの違いで 素質も変わってきます 例えば 発達してる場所によって 得意なことが違いますよ
下頭頂小葉《かとうちょうしょうよう》
空間認知力がある
前頭前野《ぜんとうぜんや》
自分をコントロールする力が高い！
上側頭回《じょうそくとうかい》
人間関係が上手

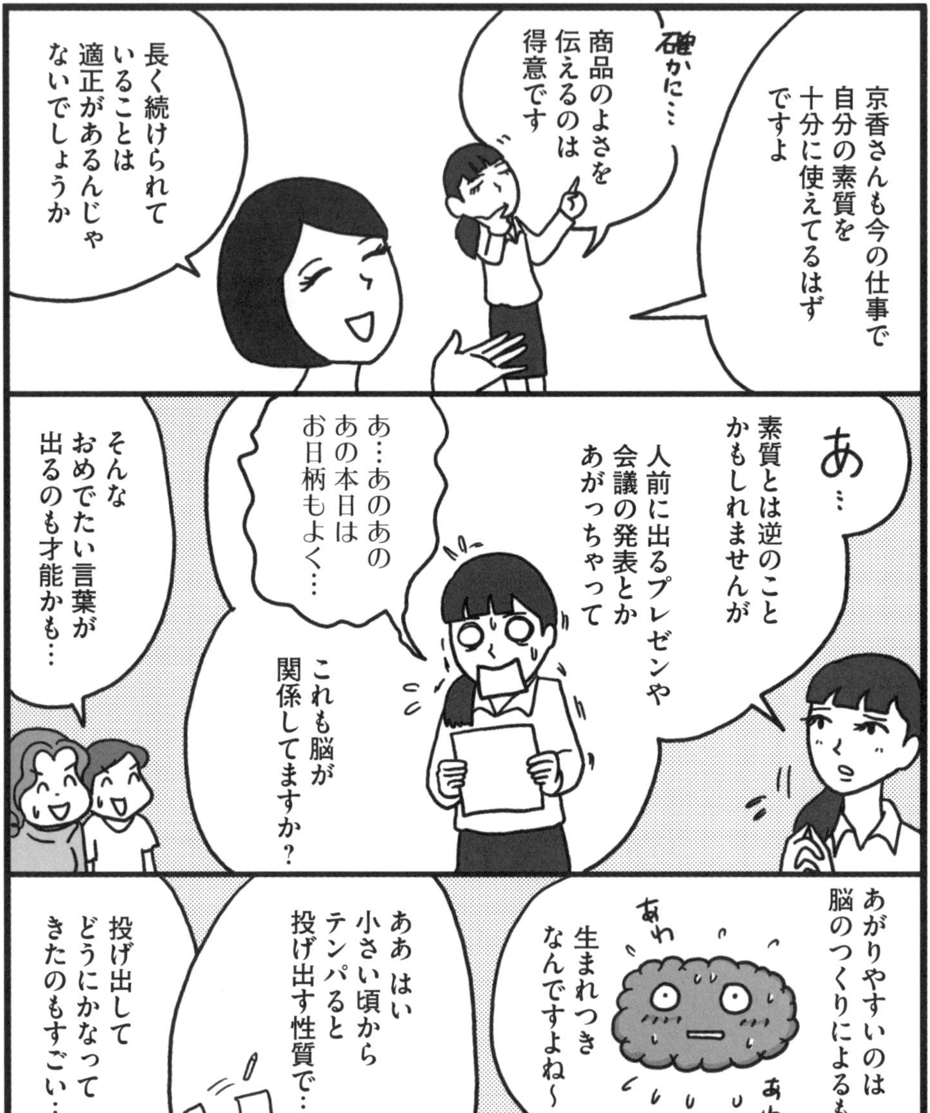
京香さんも今の仕事で自分の素質を十分に使えてるはずですよ
確かに…商品のよさを伝えるのは得意です
長く続けられていることは適正があるんじゃないでしょうか
あ…
素質とは逆のことかもしれませんが人前に出るプレゼンや会議の発表とかあがっちゃって
あ…あのあのあの本日はお日柄もよく…
これも脳が関係してますか?
そんなおめでたい言葉が出るのも才能かも…
あがりやすいのは脳のつくりによるもので生まれつきなんですよね～
あわ
あわ
あわ
ああ はい小さい頃からテンパると投げ出す性質で…
投げ出してどうにかなってきたのもすごい…

※人前であがらないようにしようと努力すればするほどあがってしまうような皮肉な現象を「努力逆転の法則」(エミール・クーエの法則)と言います。

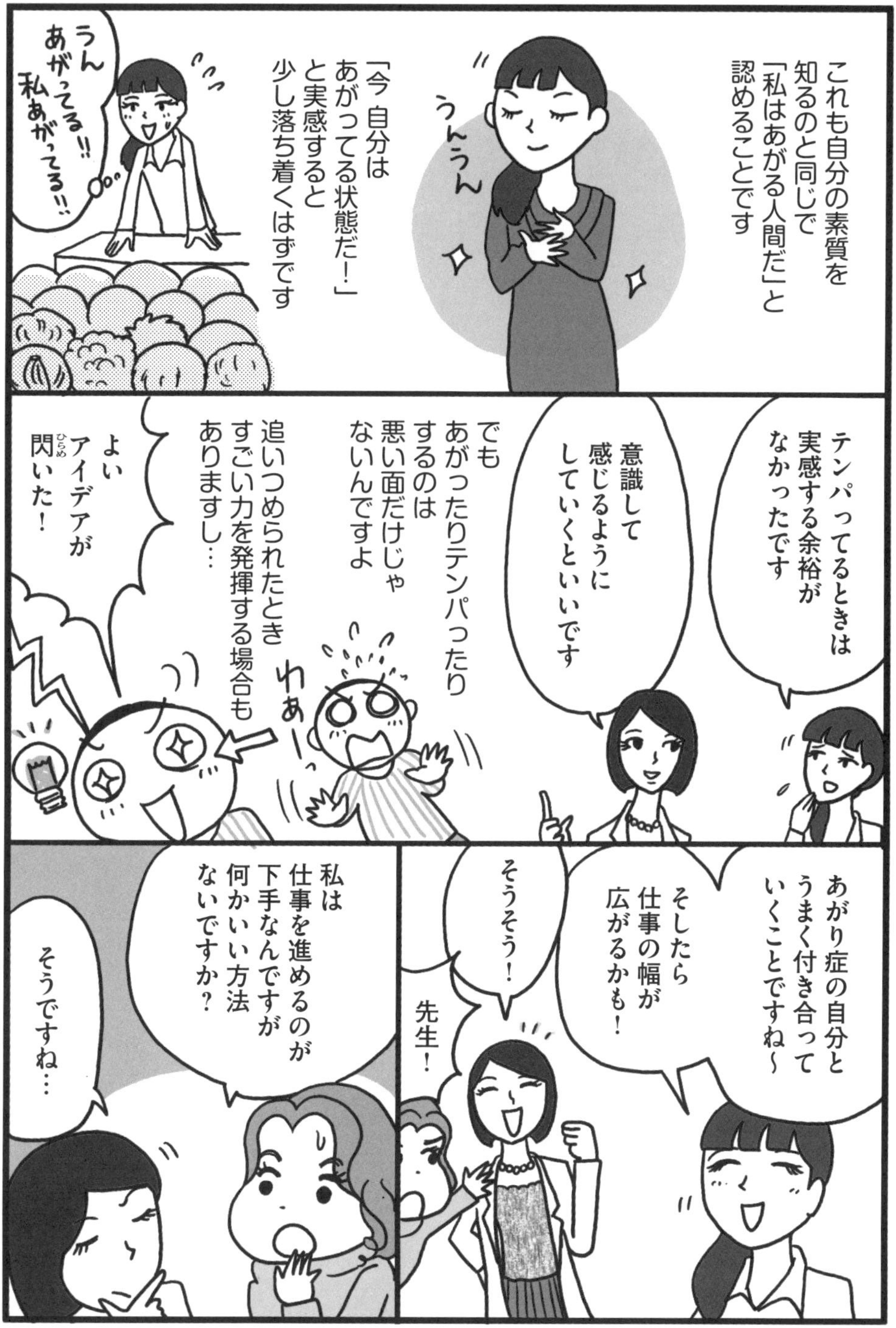
これも自分の素質を知るのと同じで「私はあがる人間だ」と認めることです
うんうん
「今自分はあがってる状態だ！」と実感すると少し落ち着くはずです
うん あがってる 私あがってる!!
テンパってるときは実感する余裕がなかったです
意識して感じるようにしていくといいです
でもあがったりテンパったりするのは悪い面だけじゃないんですよ
追いつめられたときすごい力を発揮する場合もありますし…
わぁー！
よいアイデアが閃《ひらめ》いた！
あがり症の自分とうまく付き合っていくことですね～
そしたら仕事の幅が広がるかも！
そうそう！
先生！
私は仕事を進めるのが下手なんですが何かいい方法ないですか？
そうですね…

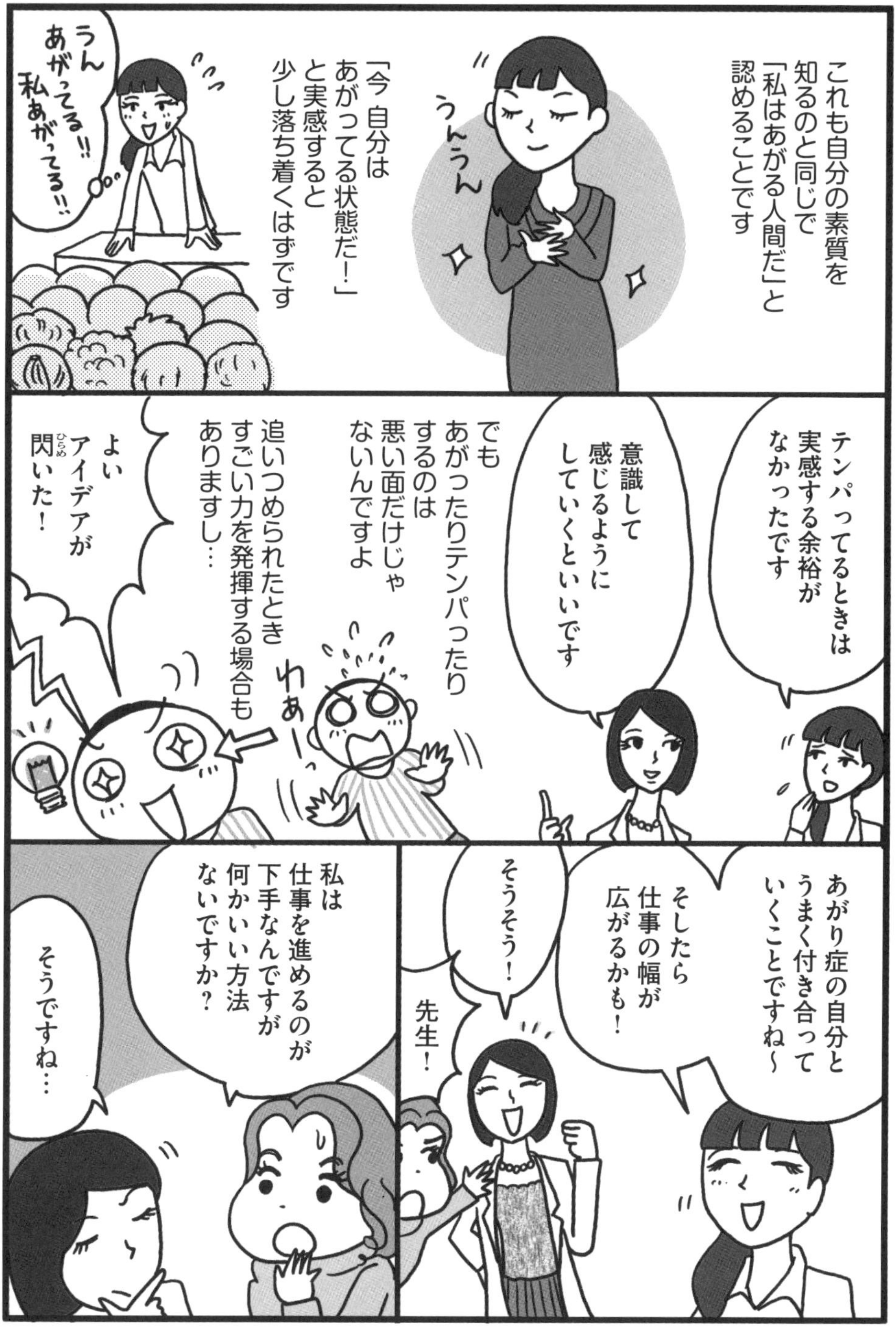

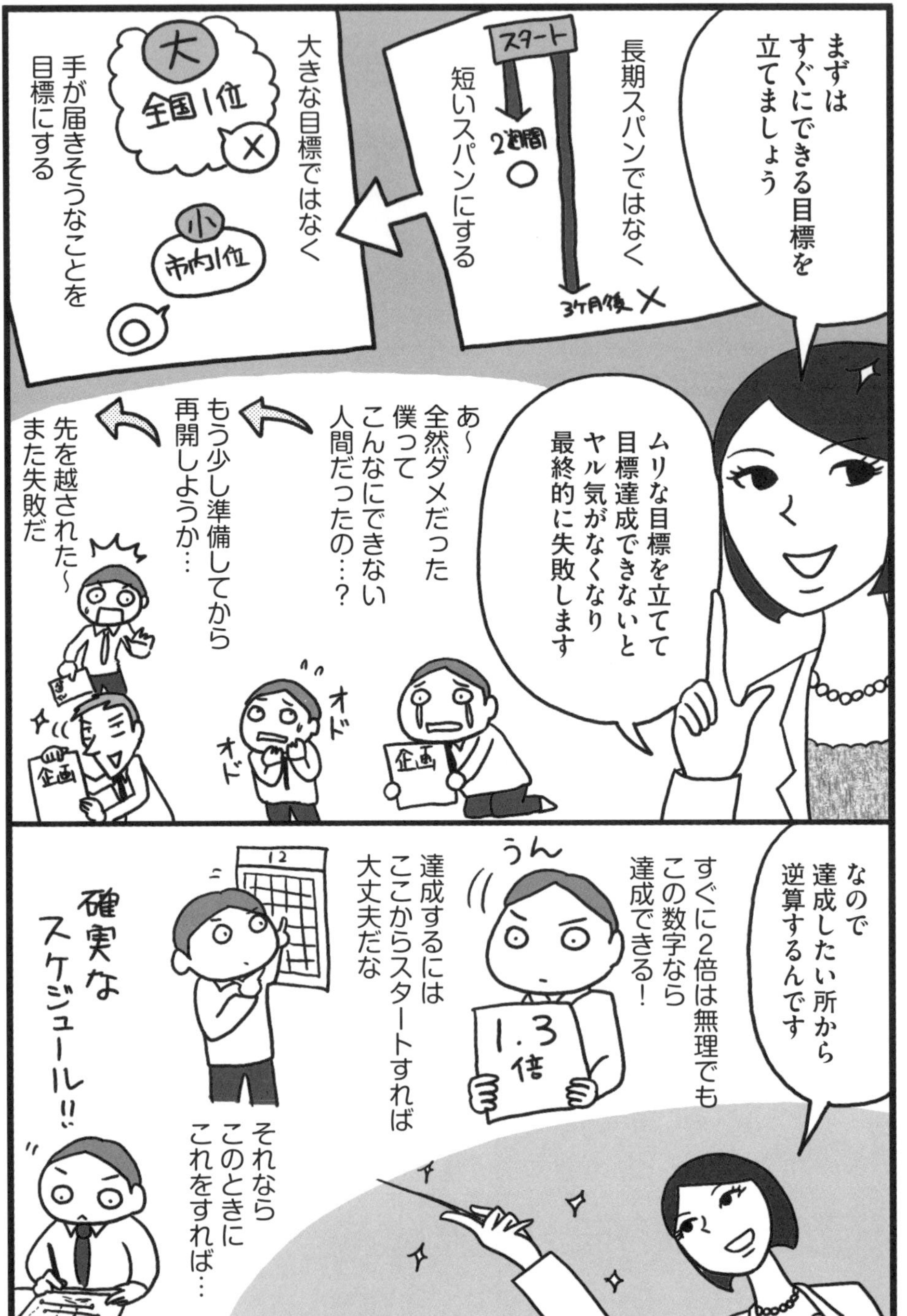
まずは
すぐにできる目標を
立てましょう
長期スパンではなく
短いスパンにする
スタート
2週間
3ケ月後
大きな目標ではなく
手が届きそうなことを
目標にする
大
全国1位
小
市内1位
ムリな目標を立てて
目標達成できないと
ヤル気がなくなり
最終的に失敗します
あ～
全然ダメだった
僕って
こんなにできない
人間だったの…？
企画
オド
オド
もう少し準備してから
再開しようか…
先を越された～
また失敗だ
企画
なので
達成したい所から
逆算するんです
すぐに2倍は無理でも
この数字なら
達成できる！
うん
1.3倍
達成するには
ここからスタートすれば
大丈夫だな
12
それなら
このときに
これをすれば…
確実なスケジュール!!

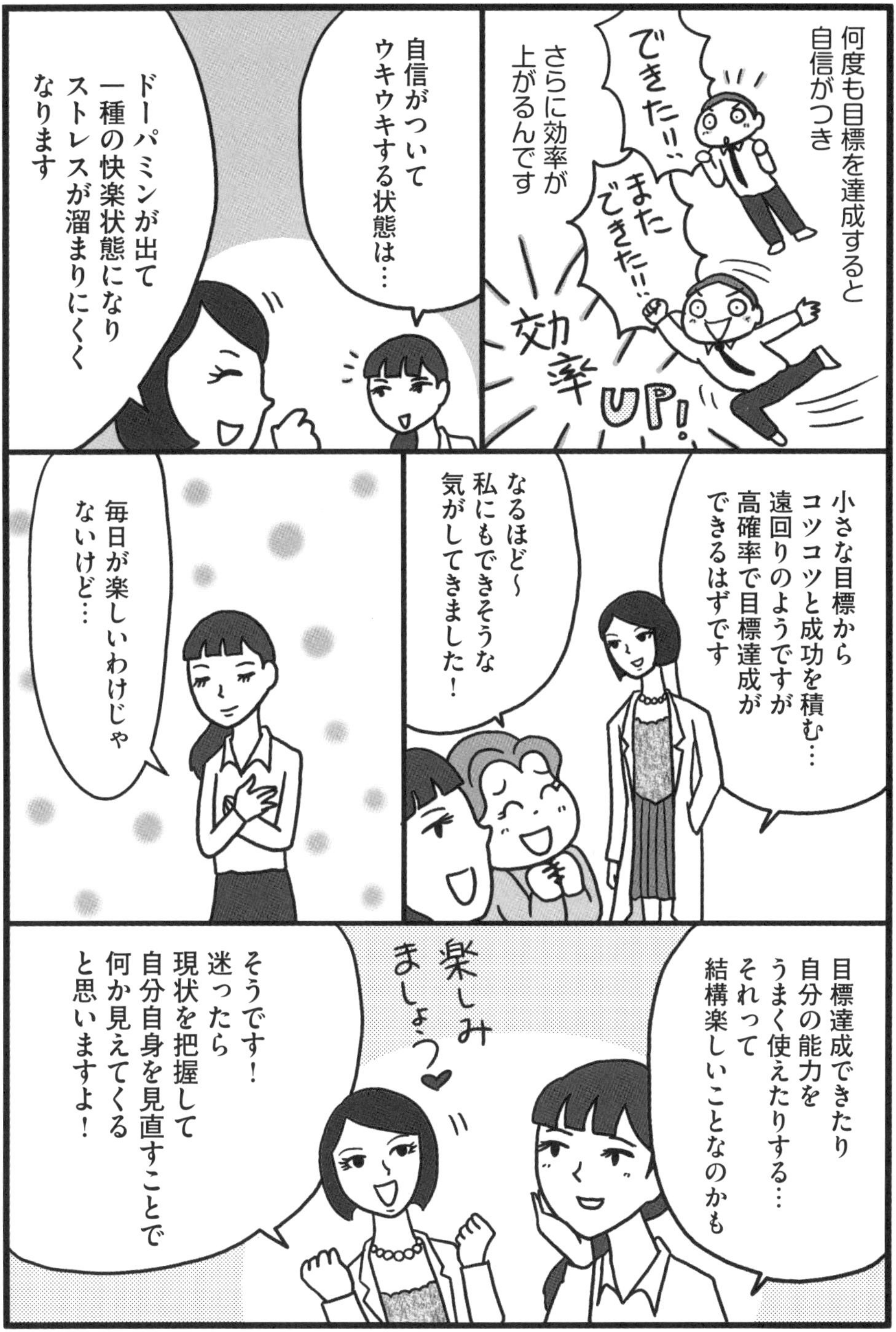
何度も目標を達成すると自信がつき
できた!!
またできた!!
さらに効率が上がるんです
効率UP!
自信がついてウキウキする状態は…
ドーパミンが出て一種の快楽状態になりストレスが溜まりにくくなります
小さな目標からコツコツと成功を積む…遠回りのようですが高確率で目標達成ができるはずです
なるほど～私にもできそうな気がしてきました!
毎日が楽しいわけじゃないけど…
目標達成できたり自分の能力をうまく使えたりする…それって結構楽しいことなのかも
楽しみましょう♥
そうです!迷ったら現状を把握して自分自身を見直すことで何か見えてくると思いますよ!

脳は死ぬまで成長する

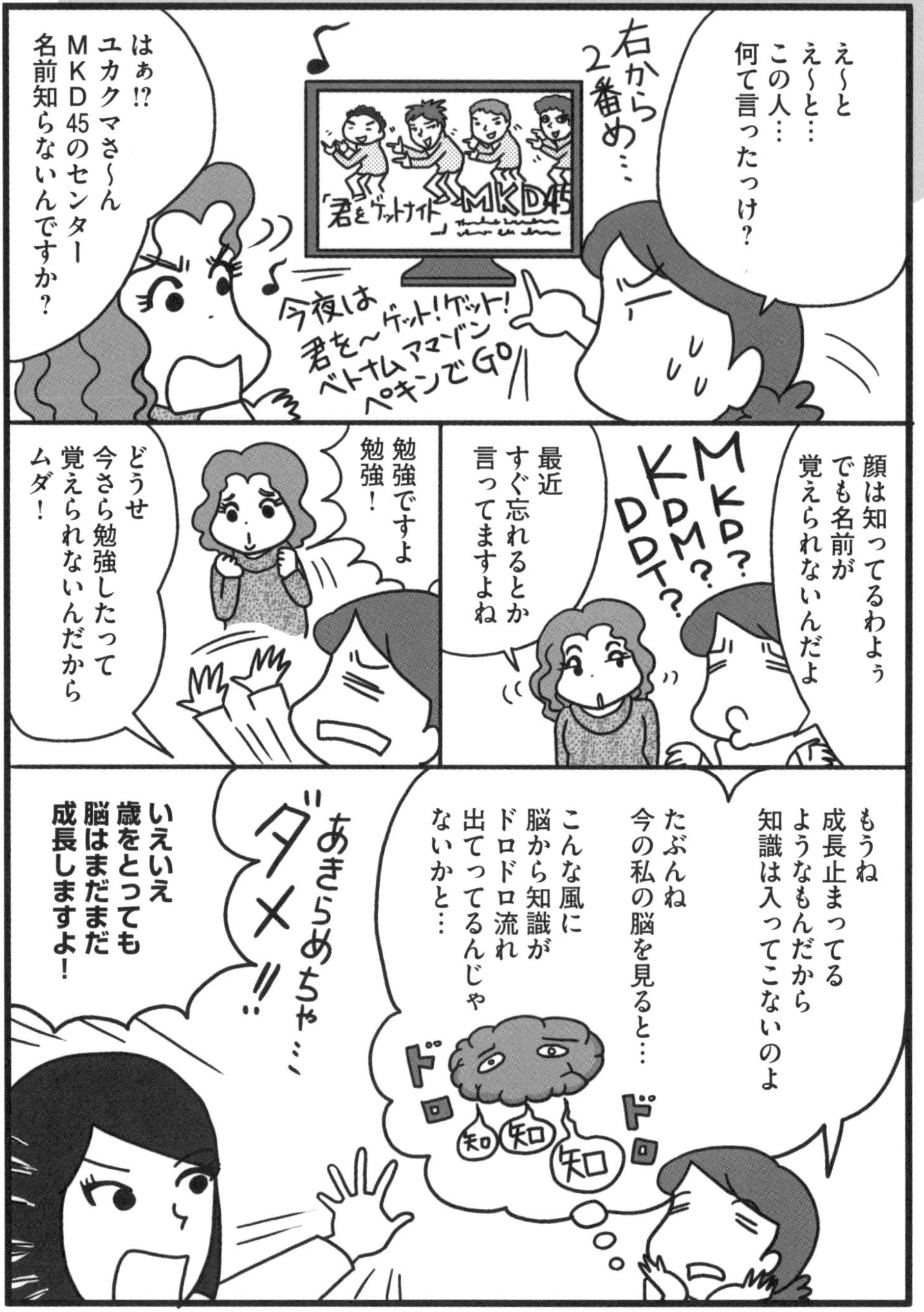

え〜と
え〜と…
この人…
何て言ったっけ？
右から2番め…
「君をゲットナイト」
MKD45
今夜は
君を〜ゲット！ゲット！
ベトナムアマゾン
ペキンでGO
はぁ!?
ユカクマさ〜ん
MKD45のセンター
名前知らないんですか？
顔は知ってるわよぅ
でも名前が
覚えられないんだよ
MKD?
KDM?
DDT?
最近
すぐ忘れるとか
言ってますよね
勉強ですよ
勉強！
どうせ
今さら勉強したって
覚えられないんだから
ムダ！
もうね
成長止まってる
ようなもんだから
知識は入ってこないのよ
たぶんね
今の私の脳を見ると…
こんな風に
脳から知識が
ドロドロ流れ
出てってるんじゃ
ないかと…
ドロ
ドロ
知
知
知
あきらめちゃ…
ダメ!!
いえいえ
歳をとっても
脳はまだまだ
成長しますよ！

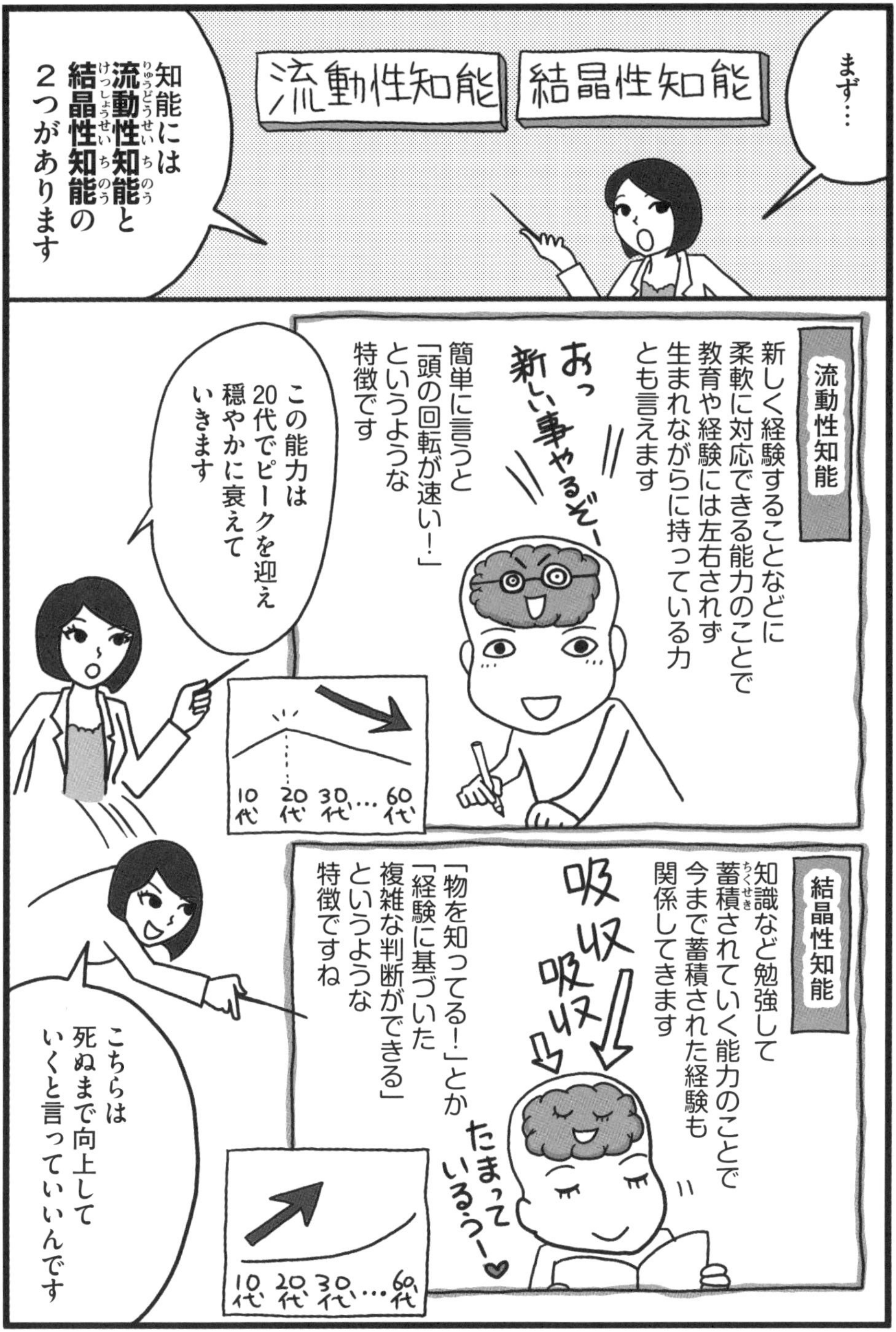
まず…
流動性知能
結晶性知能
知能には流動性知能《りゅうどうせいちのう》と結晶性知能《けっしょうせいちのう》の2つがあります
流動性知能
新しく経験することなどに柔軟に対応できる能力のことで教育や経験には左右されず生まれながらに持っている力とも言えます
おっ新しい事やるぞ-
簡単に言うと「頭の回転が速い!」というような特徴です
この能力は20代でピークを迎え穏やかに衰えていきます
10代 20代 30代…60代
結晶性知能
知識など勉強して蓄積《ちくせき》されていく能力のことで今まで蓄積された経験も関係してきます
吸収吸収
「物を知ってる!」とか「経験に基づいた複雑な判断ができる」というような特徴ですね
たまっているぅ-
こちらは死ぬまで向上していくと言っていいんです
10代 20代 30代…60代

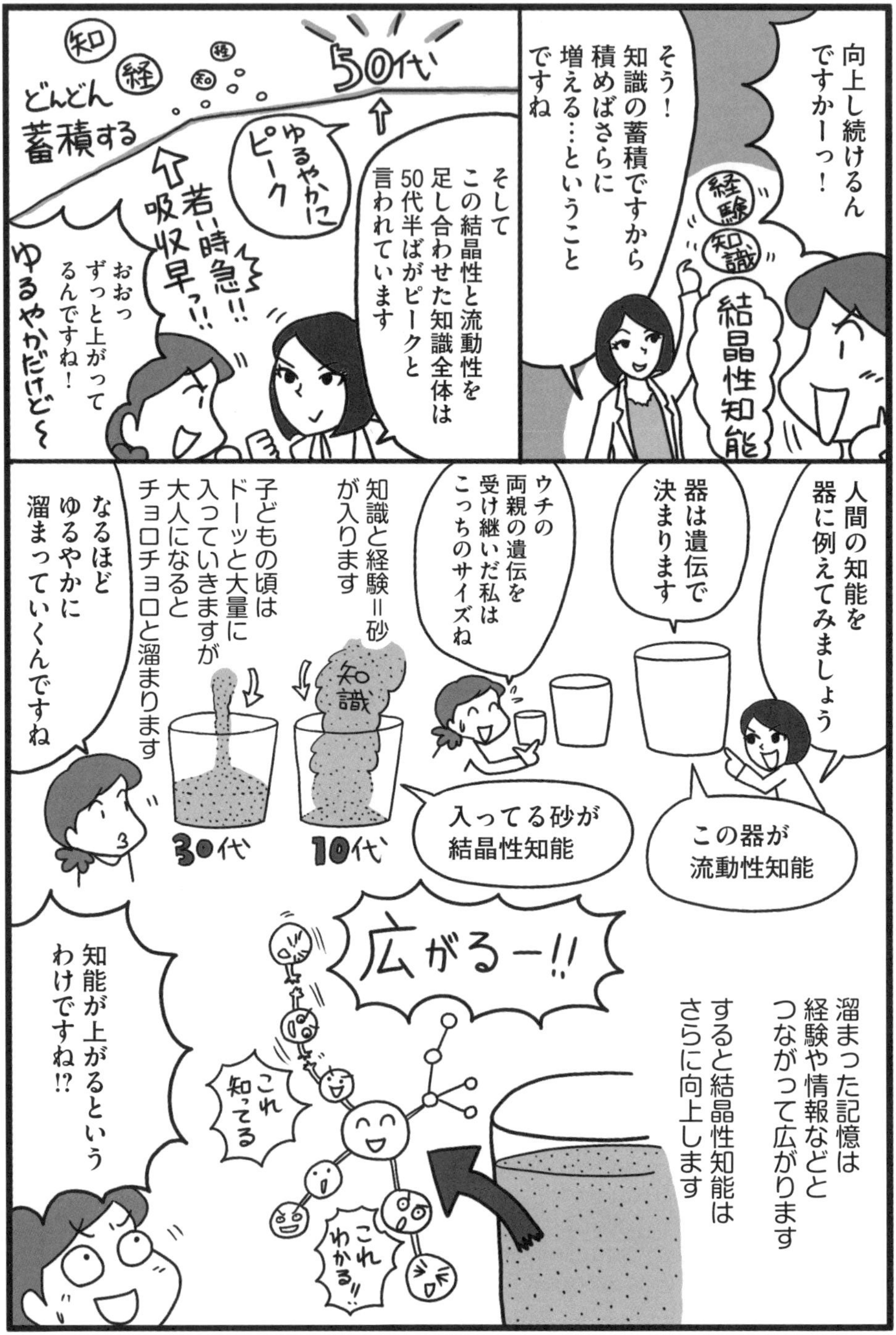
向上し続けるんですかーっ！
そう！知識の蓄積ですから積めばさらに増える…ということですね
経験
知識
結晶性知能
そしてこの結晶性と流動性を足し合わせた知識全体は50代半ばがピークと言われています
ゆるやかにピーク
50代
知
経
どんどん蓄積する
若い時急!!
吸収早っ!!
おおっずっと上がってるんですね！
ゆるやかだけど〜
人間の知能を器に例えてみましょう
器は遺伝で決まります
この器が流動性知能
ウチの両親の遺伝を受け継いだ私はこっちのサイズね
知識と経験＝砂が入ります
知識
入ってる砂が結晶性知能
10代
子どもの頃はドーッと大量に入っていきますが大人になるとチョロチョロと溜まります
30代
なるほどゆるやかに溜まっていくんですね
溜まった記憶は経験や情報などとつながって広がります
するとさらに結晶性知能は向上します
広がるー!!
これ知ってる
これわかる!!
知能が上がるというわけですね!?

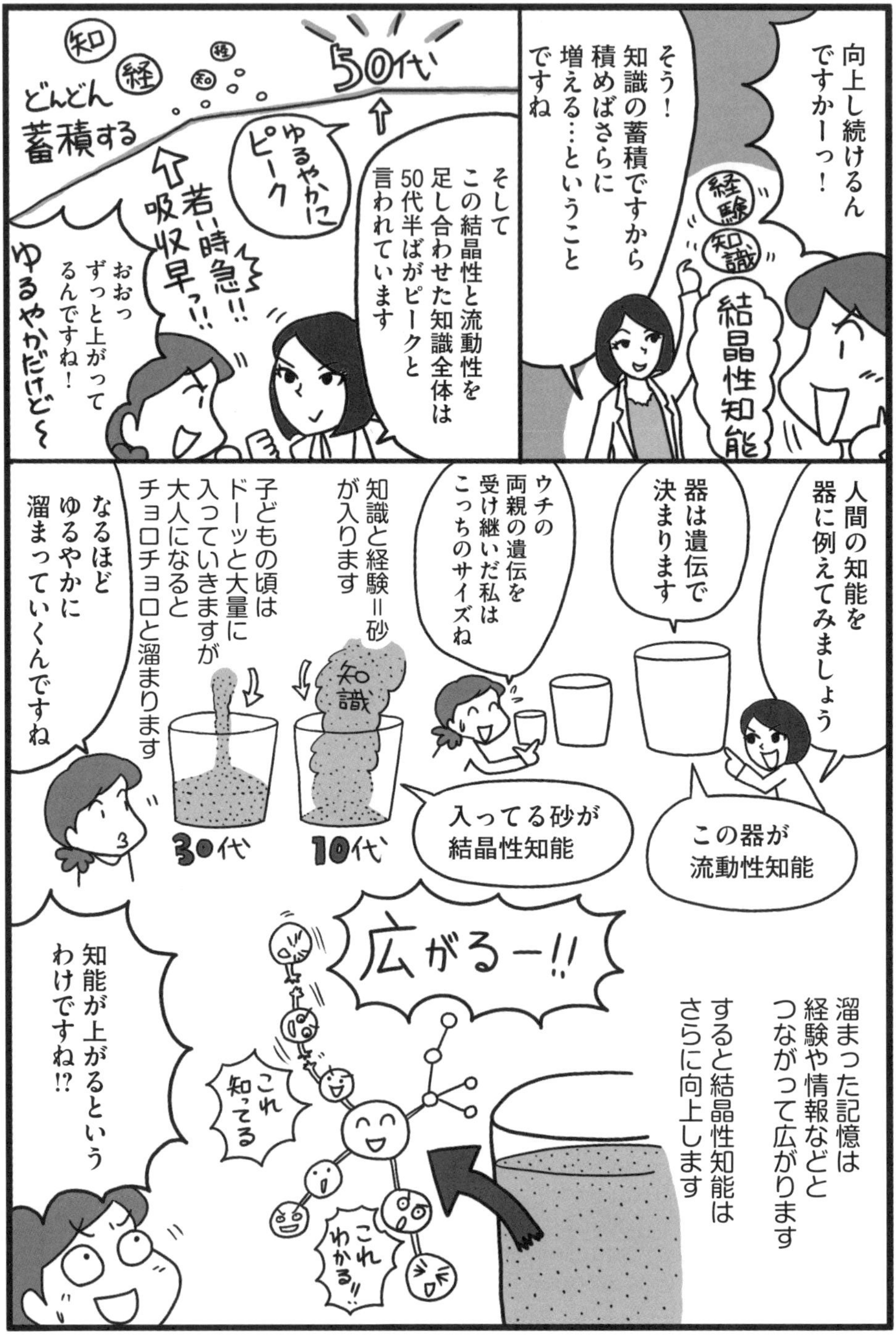

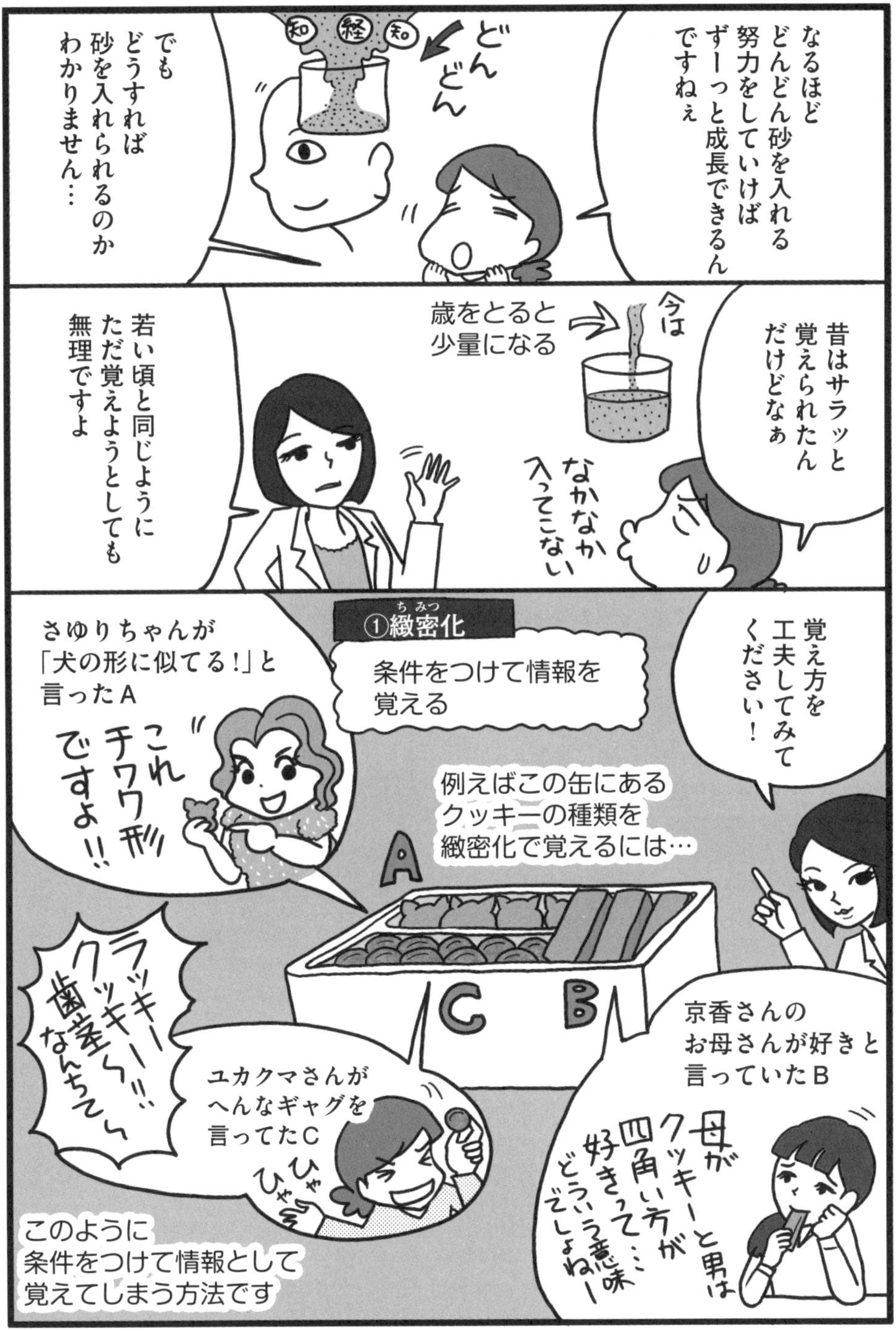
なるほど どんどん砂を入れる努力をしていけば ずーっと成長できるんですねぇ
どんどん
知
経
知
でも どうすれば砂を入れられるのか わかりません…
昔はサラッと覚えられたんだけどなぁ
なかなか入ってこない
今は
歳をとると少量になる
若い頃と同じようにただ覚えようとしても無理ですよ
覚え方を工夫してみてください!
①緻密《ちみつ》化
条件をつけて情報を覚える
例えばこの缶にあるクッキーの種類を緻密化で覚えるには…
さゆりちゃんが「犬の形に似てる!」と言ったA
これチワワ形ですよ!!
A
C
B
京香さんのお母さんが好きと言っていたB
母がクッキーと男は四角い方が好きって… どういう意味でしょねー
ユカクマさんがへんなギャグを言ってたC
ラッキークッキー!! 歯茎〜なんちて〜
ひゃひゃ
このように条件をつけて情報として覚えてしまう方法です

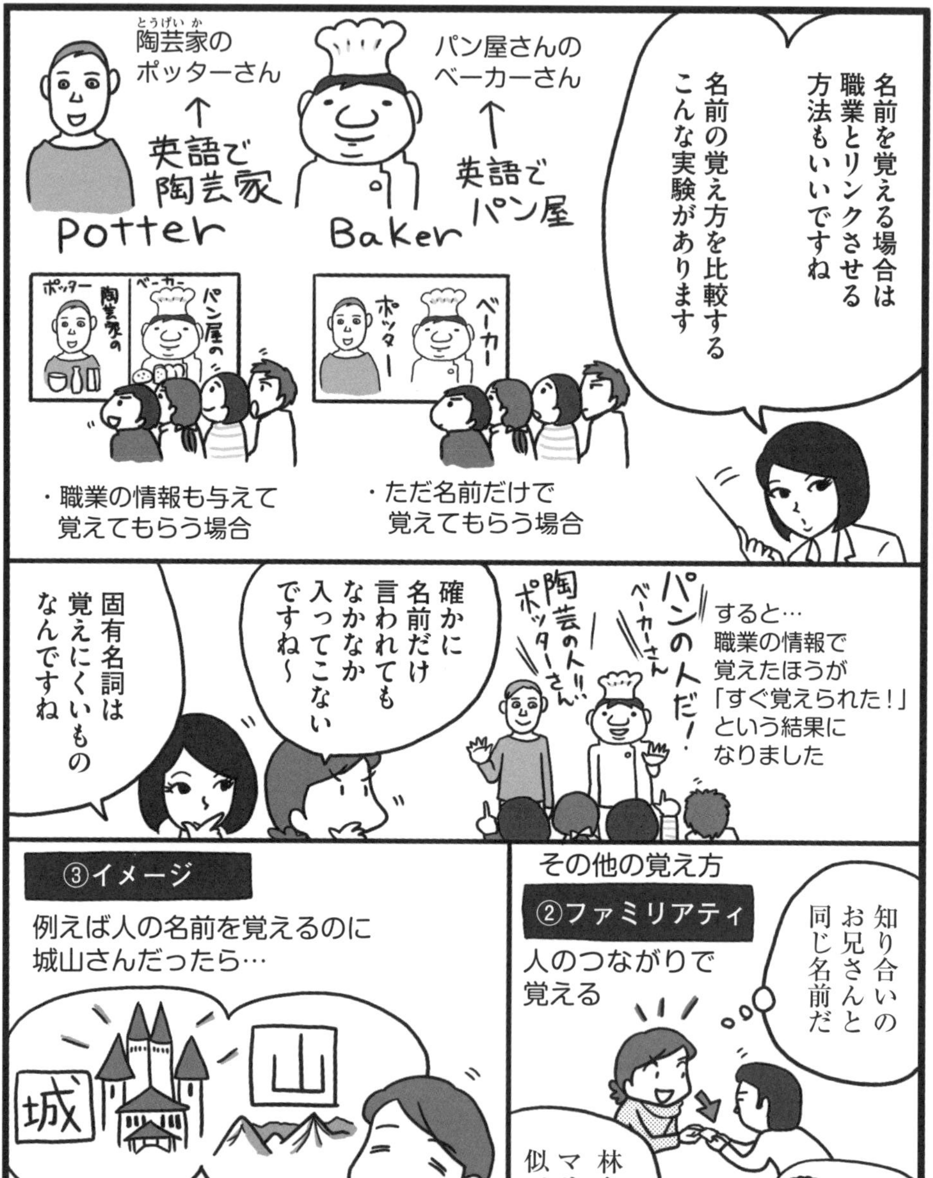

名前を覚える場合は職業とリンクさせる方法もいいですね
名前の覚え方を比較するこんな実験があります
陶芸家《とうげいか》のポッターさん
↑
英語で陶芸家
Potter
パン屋さんのベーカーさん
↑
英語でパン屋
Baker
ポッター
陶芸家の
ベーカー
パン屋の
ポッター
ベーカー
・職業の情報も与えて覚えてもらう場合
・ただ名前だけで覚えてもらう場合
すると…職業の情報で覚えたほうが「すぐ覚えられた！」という結果になりました
パンの人だ！
ベーカーさん
陶芸の人!!
ポッターさん
確かに名前だけ言われてもなかなか入ってこないですね～
固有名詞は覚えにくいものなんですね
その他の覚え方
②ファミリアティ
人のつながりで覚える
知り合いのお兄さんと同じ名前だ
友人マサル
林さんはマサルの眉毛《まゆげ》に似てるのが特徴
③イメージ
例えば人の名前を覚えるのに城山さんだったら…
城
山
このようにイメージした絵と一緒に情報として覚える方法です

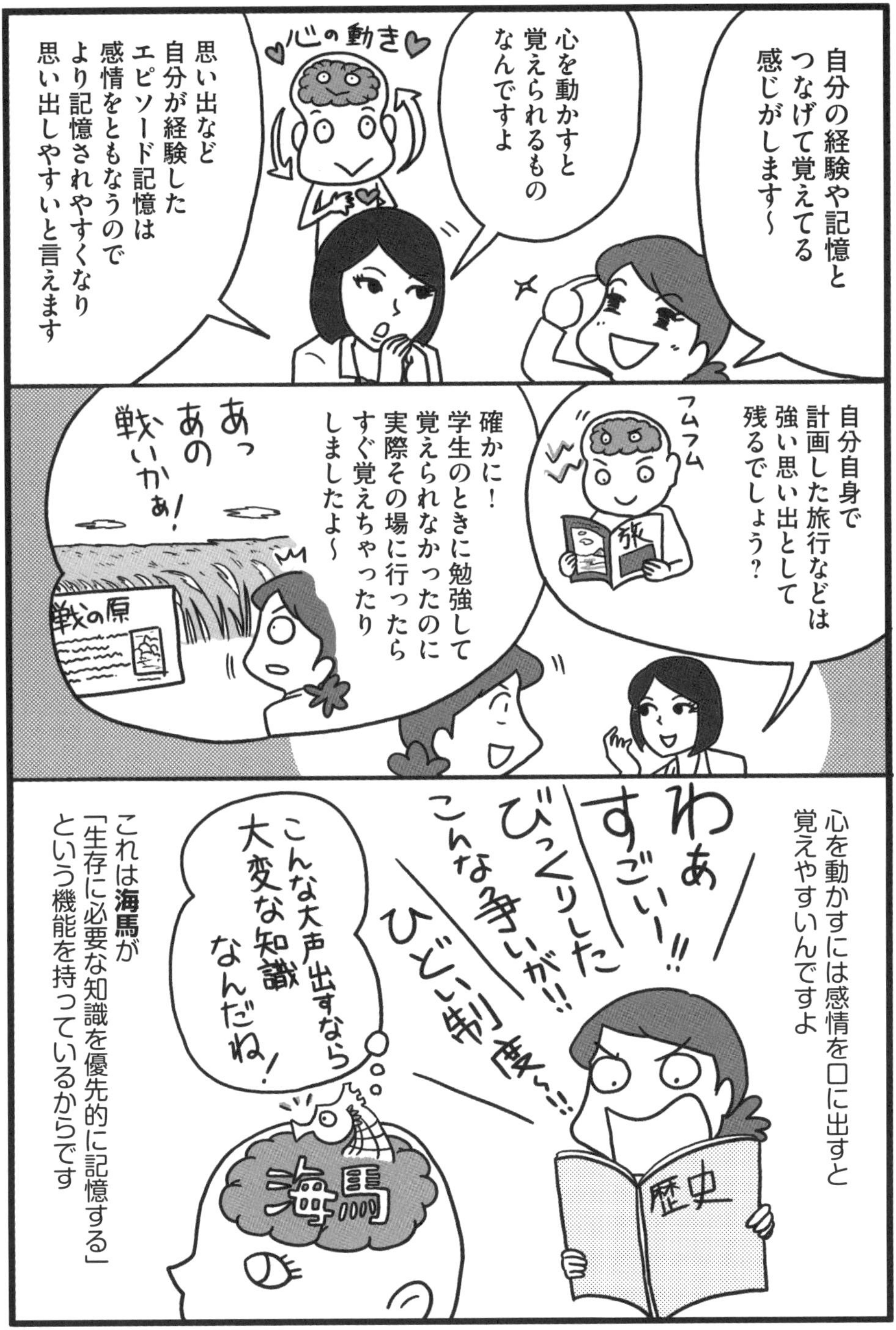

自分の経験や記憶とつなげて覚えてる感じがします〜
心を動かすと覚えられるものなんですよ
心の動き
思い出など自分が経験したエピソード記憶は感情をともなうのでより記憶されやすくなり思い出しやすいと言えます
自分自身で計画した旅行などは強い思い出として残るでしょう？
フムフム
旅
確かに！学生のときに勉強して覚えられなかったのに実際その場に行ったらすぐ覚えちゃったりしましたよ〜
あっ あの 戦いかぁ！
戦の原
心を動かすには感情を口に出すと覚えやすいんですよ
わぁ すごい‼
びっくりした こんな争いが‼
ひどい制度〜‼
こんな大声出すなら大変な知識なんだね！
海馬
歴史
これは**海馬**が「生存に必要な知識を優先的に記憶する」という機能を持っているからです

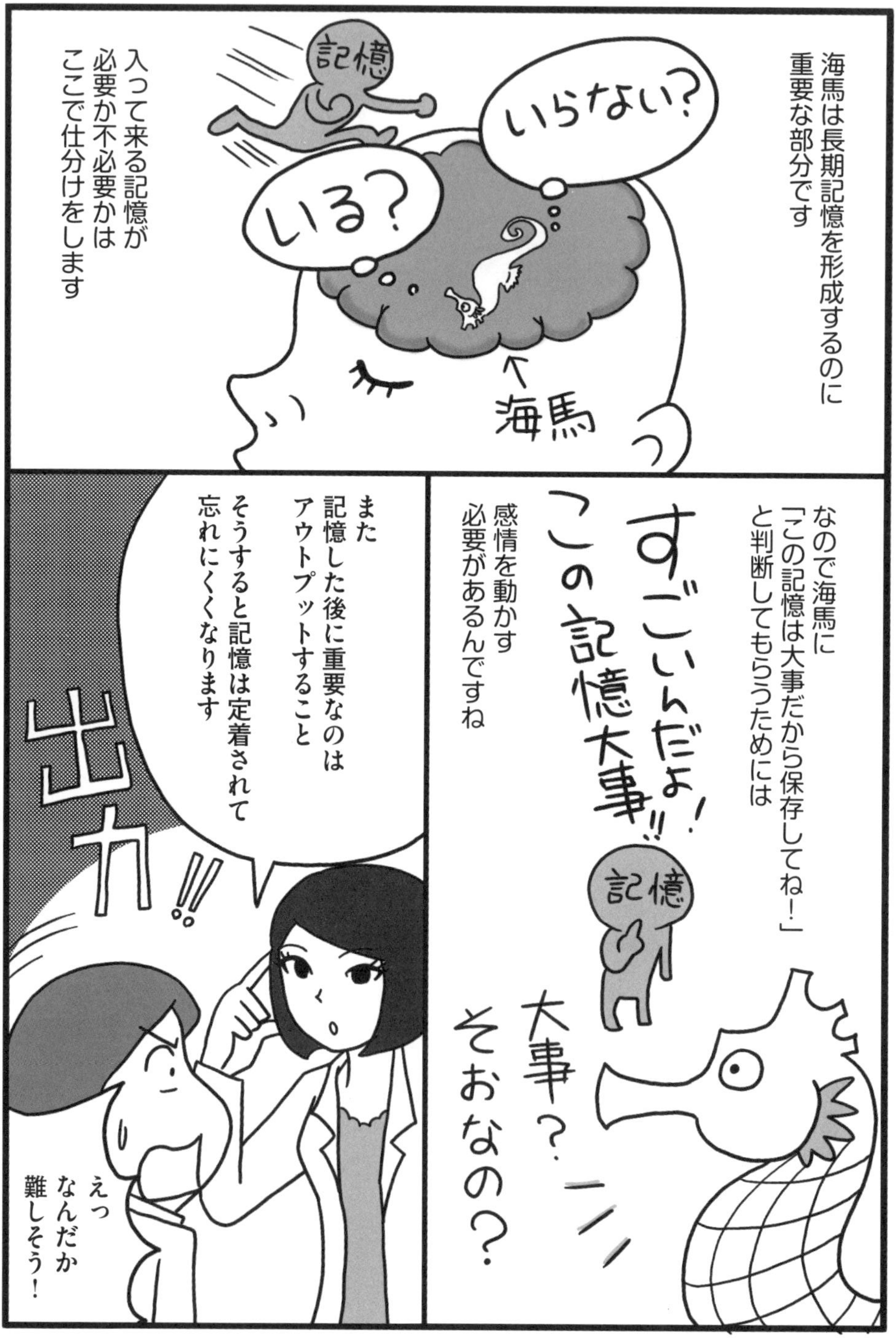
海馬は長期記憶を形成するのに
重要な部分です
いらない？
いる？
記憶
海馬
入って来る記憶が
必要か不必要かは
ここで仕分けをします
なので海馬に
「この記憶は大事だから保存してね！」
と判断してもらうためには
すごいんだよ！
この記憶大事!!
感情を動かす
必要があるんですね
記憶
大事？
そおなの？
また
記憶した後に重要なのは
アウトプットすること
そうすると記憶は定着されて
忘れにくくなります
出力!!
えっ
なんだか
難しそう！

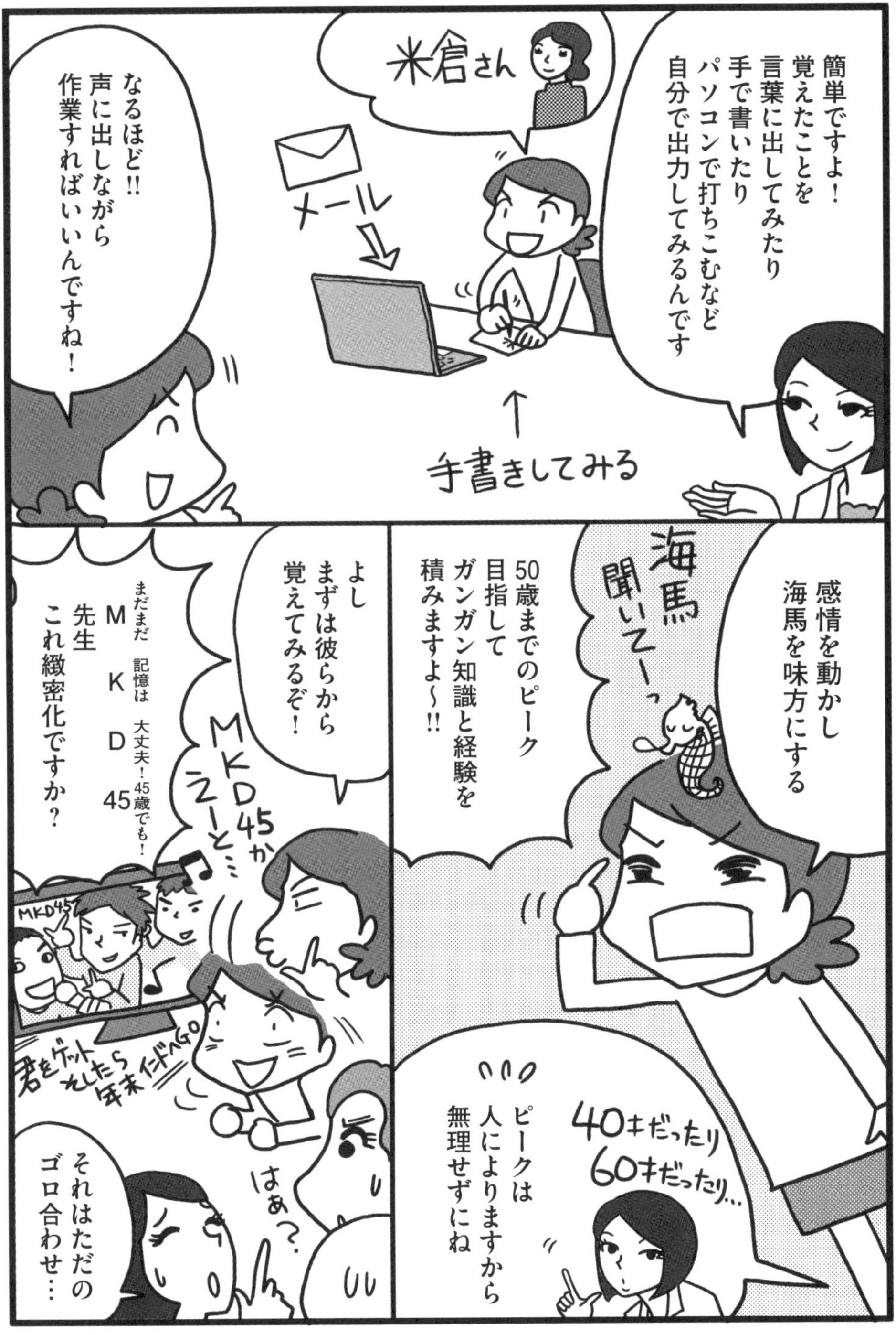
簡単ですよ！覚えたことを言葉に出してみたり手で書いたりパソコンで打ちこむなど自分で出力してみるんです
米倉さん
メール
手書きしてみる
なるほど!!声に出しながら作業すればいいんですね！
感情を動かし海馬を味方にする
海馬聞いてーっ
50歳までのピーク目指してガンガン知識と経験を積みますよ〜!!
40才だったり60才だったり…
ピークは人によりますから無理せずにね
よしまずは彼らから覚えてみるぞ！
MKD45かえーと…
MKD45
君をゲットえしたら年末イドへGO
まだまだ 記憶は 大丈夫！45歳でも！
M K D 45
先生これ緻密化ですか？
はぁ？
それはただのゴロ合わせ…

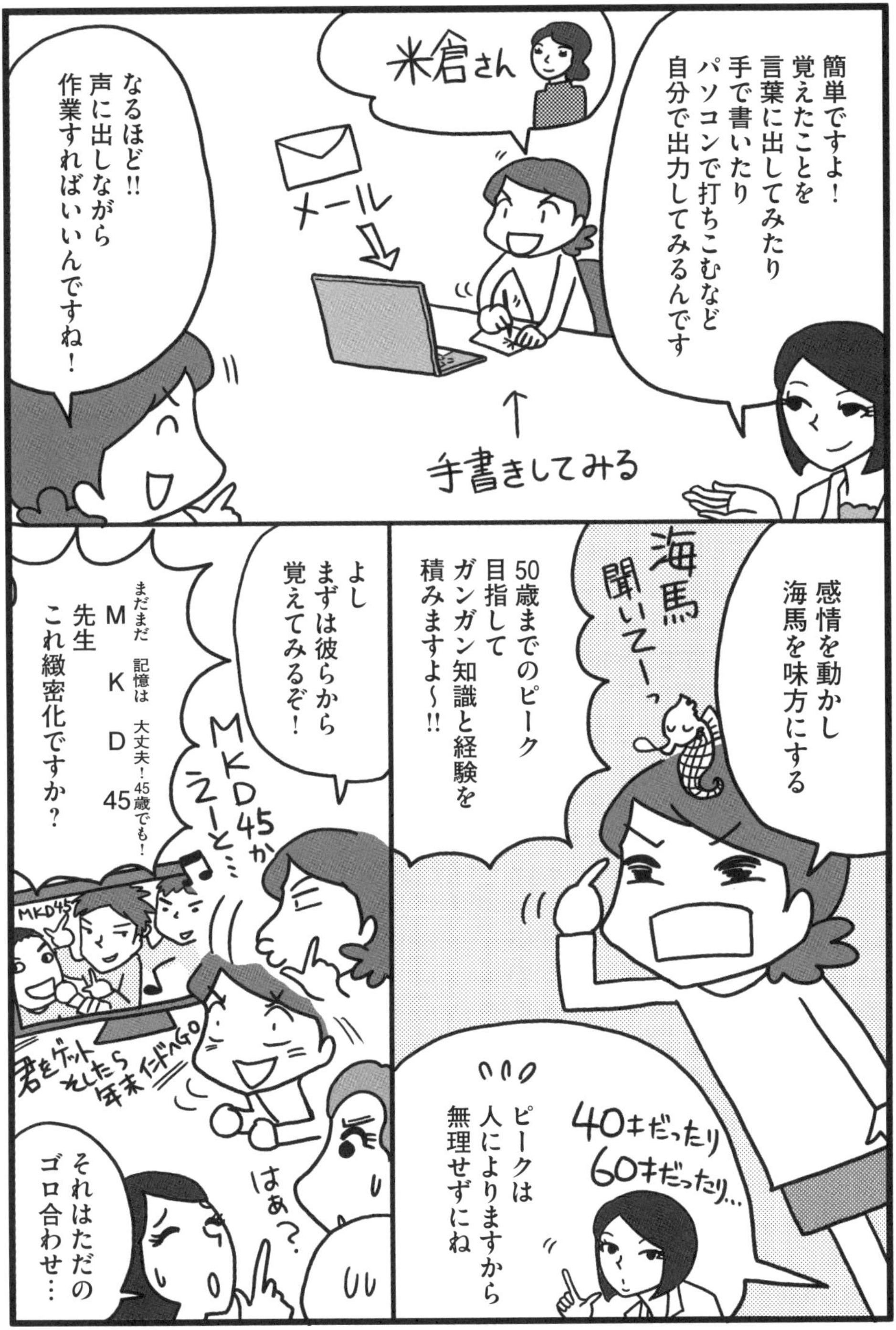

Column 5

音楽や楽器が、能力を高める！

適度なノイズがあるほうが、想像力が発揮される

音楽は私たちの生活の中で大きな役割を担《にな》っていて、気がつかない間に、身体や脳はさまざまな反応を見せています。

音楽が私たちの身体や脳に及ぼす影響については、長い間、詳しいことはほとんどわかっていませんでした。しかし近年、脳の機能を測定する方法が発達してきたことで、いろいろなことが少しずつわかってきました。

たとえば、**創造力が試される仕事に一番適しているのは、適度なレベルのノイズがある環境**。ノイズの音量が大きすぎると、かえって集中が妨げられてしまうのですが、あまりにシ～ンとしているよりも、適度なノイズがある場所のほうが、創造力を発揮しやすいのです。

また、適度なレベルのノイズには、課題の難度を上げる作用があります。どういうことか

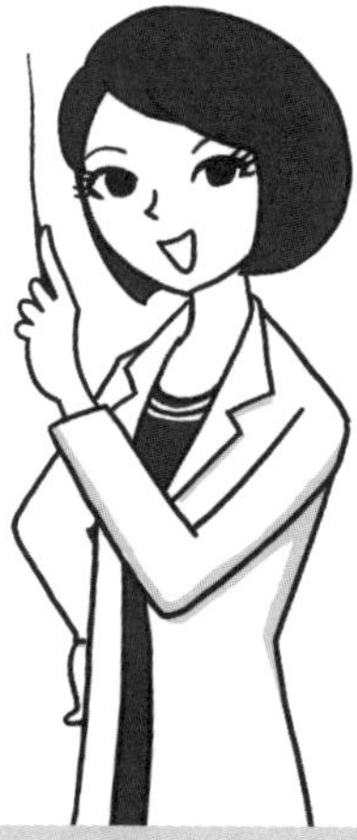

というと、適度のノイズといったある程度のじゃまが、より想像力を働かせるためのスイッチになるということです。この流れによって、脳にさらに高次の処理を促進させ、創造力をアップさせる効果につながっていくというわけです。

楽器を習わせることは子どもの教育にうってつけ！

さらに、**子どもに楽器を習わせると、子どもの教育によい効果があるという研究も報告されています。**

楽器を習った子どもは、ボキャブラリー数を測定するような言語性のテストでも、非言語性の推理力テストでも、楽器を習っていない子どもより高得点をマークしました。非言語性の推理力テストというのは、図形や数字など、さまざまなパターンの関係性や類似性、違いを見つけ出すというテストで、目で見た情報を理解し分析する能力を判定するものです。

こうした能力は、音楽教育とは関係ないように見えるのですが、意外な相関関係があったのです。面白い結果であるといえるでしょう。楽器を学ぶことは、幅広く、子どもの能力の発達に役立っているのです。

また、楽器を習ったり、音楽を聴いたりすることによって良い効果が期待できるのは、子どもの脳だけではありません。脳卒中《のうそっちゅう》の患者を対象にした研究によると、クラシック音楽を聴いているときには、視覚的注意力が向上するというデータがあります。

音楽を賢く活用して、私たちの生活をより楽しく、豊かにしていきたいものです。

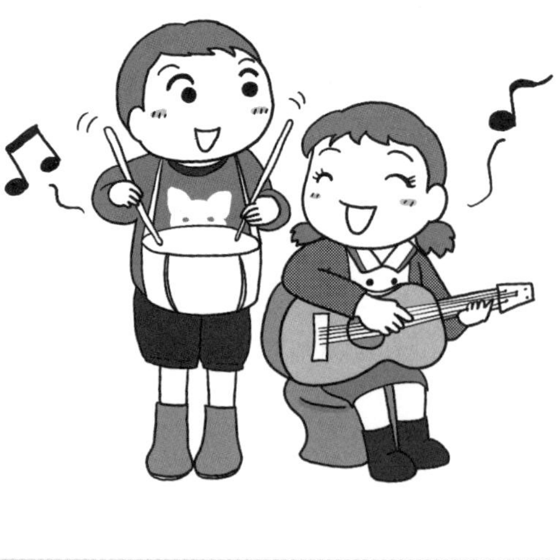

第5章

脳から美しく、脳から幸せに

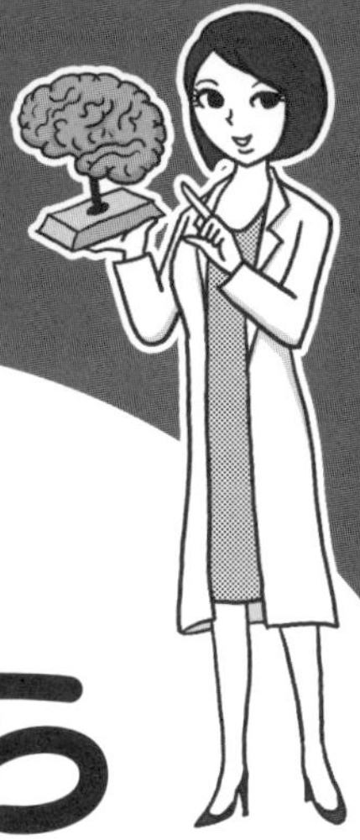

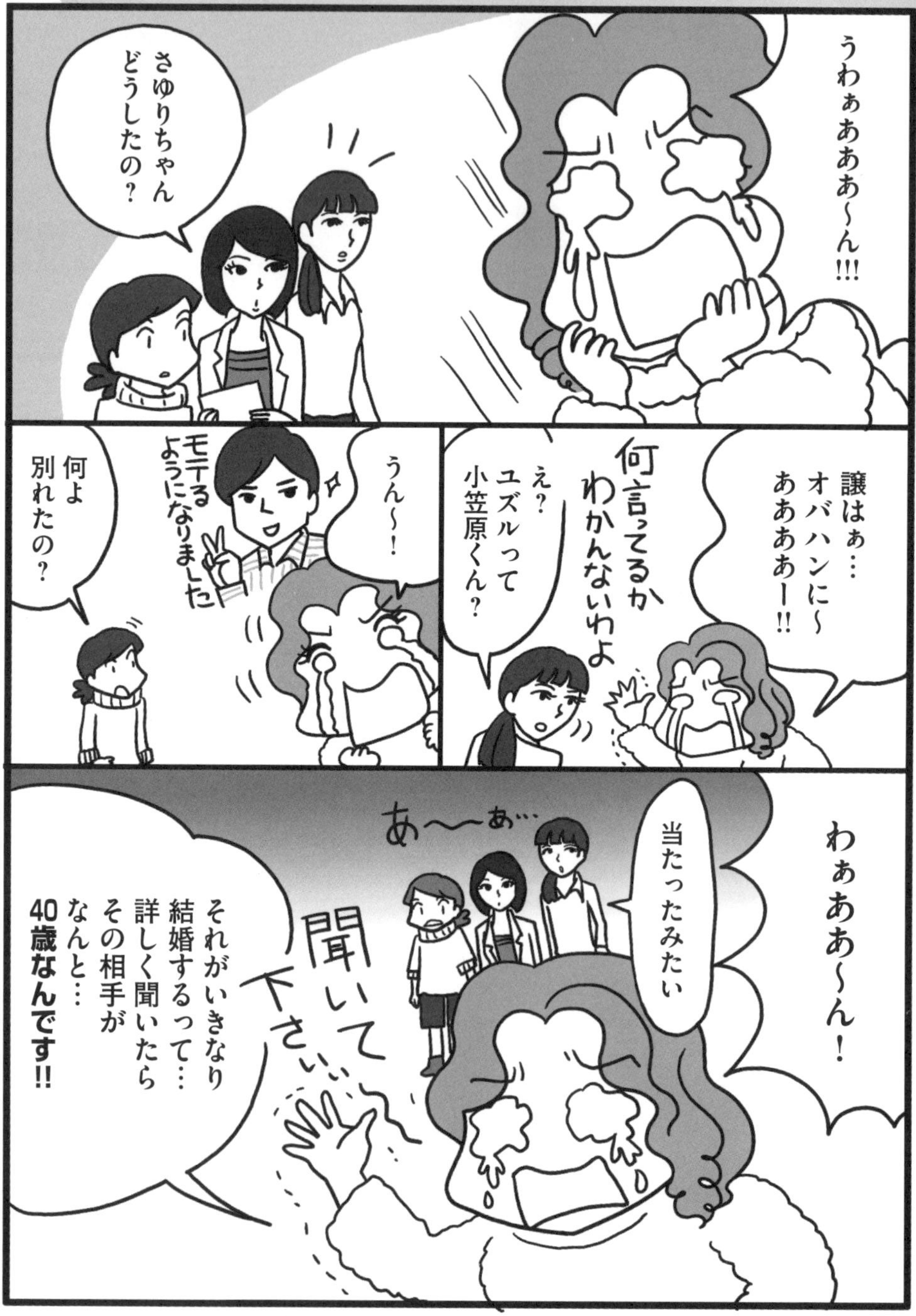
うわぁあああ〜ん!!!
さゆりちゃん どうしたの?
譲はぁ… オバハンに〜 ああああー!!
え? ユズルって 小笠原くん?
何言ってるか わかんないわよ
うん〜!
モテる ようになりました
何よ 別れたの?
わぁあああ〜ん!
当たったみたい
あ〜〜ぁ…
聞いて下さい…
それがいきなり 結婚するって… 詳しく聞いたら その相手が なんと… 40歳なんです!!

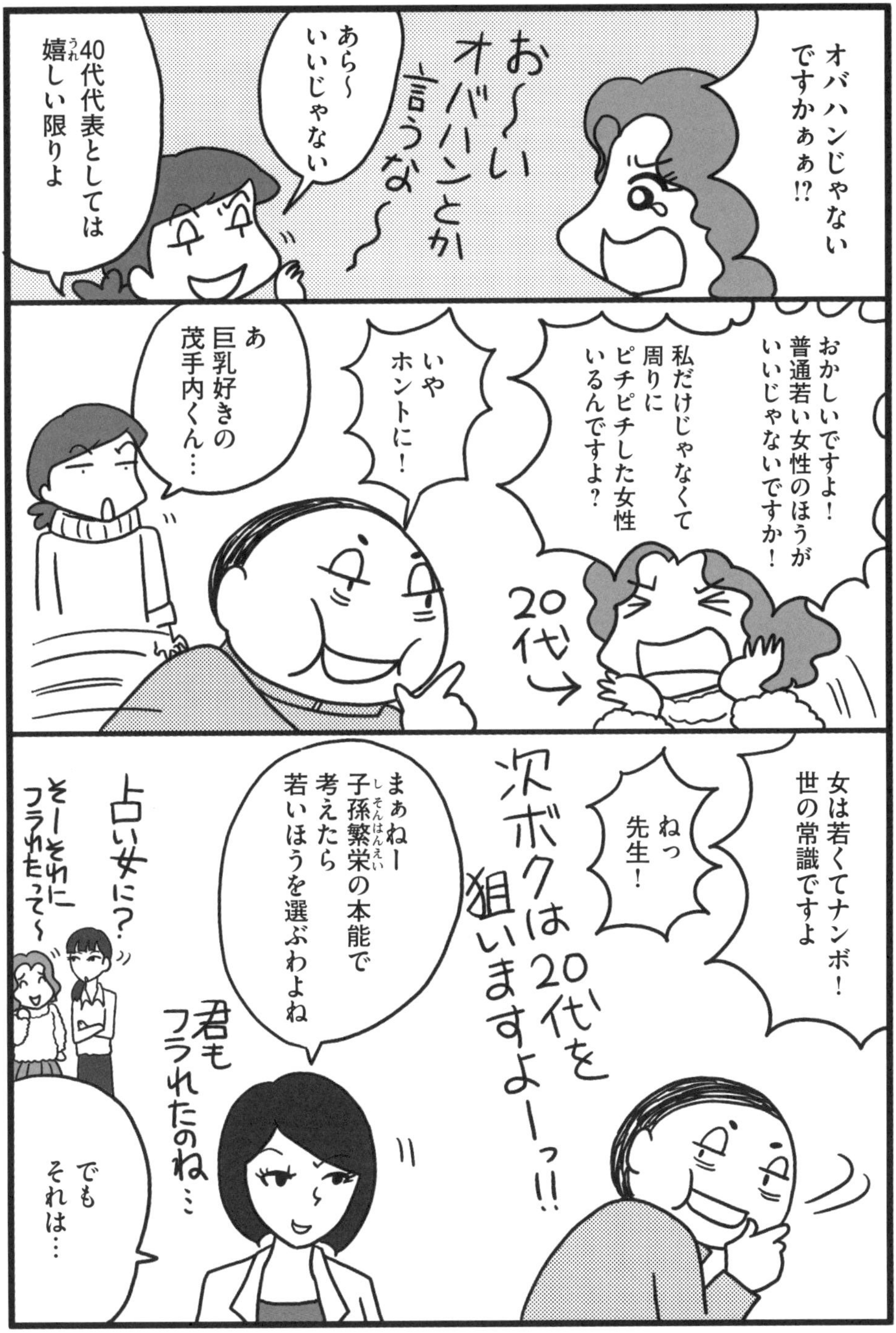
オバハンじゃないですかぁぁ!?
お〜い オバハンとか 言うな〜
あら〜 いいじゃない
40代代表としては嬉《うれ》しい限りよ
おかしいですよ！ 普通若い女性のほうがいいじゃないですか！ 私だけじゃなくて周りにピチピチした女性いるんですよ？
20代→
いや ホントに！
ぁ 巨乳好きの茂手内くん…
女は若くてナンボ！ 世の常識ですよ
ねっ 先生！
次ボクは20代を狙いますよーっ!!
まぁねー 子孫繁栄《しそんはんえい》の本能で考えたら若いほうを選ぶわよね
君もフラれたのね
占い女に？
そーそれにフラれたって〜
でも それは…

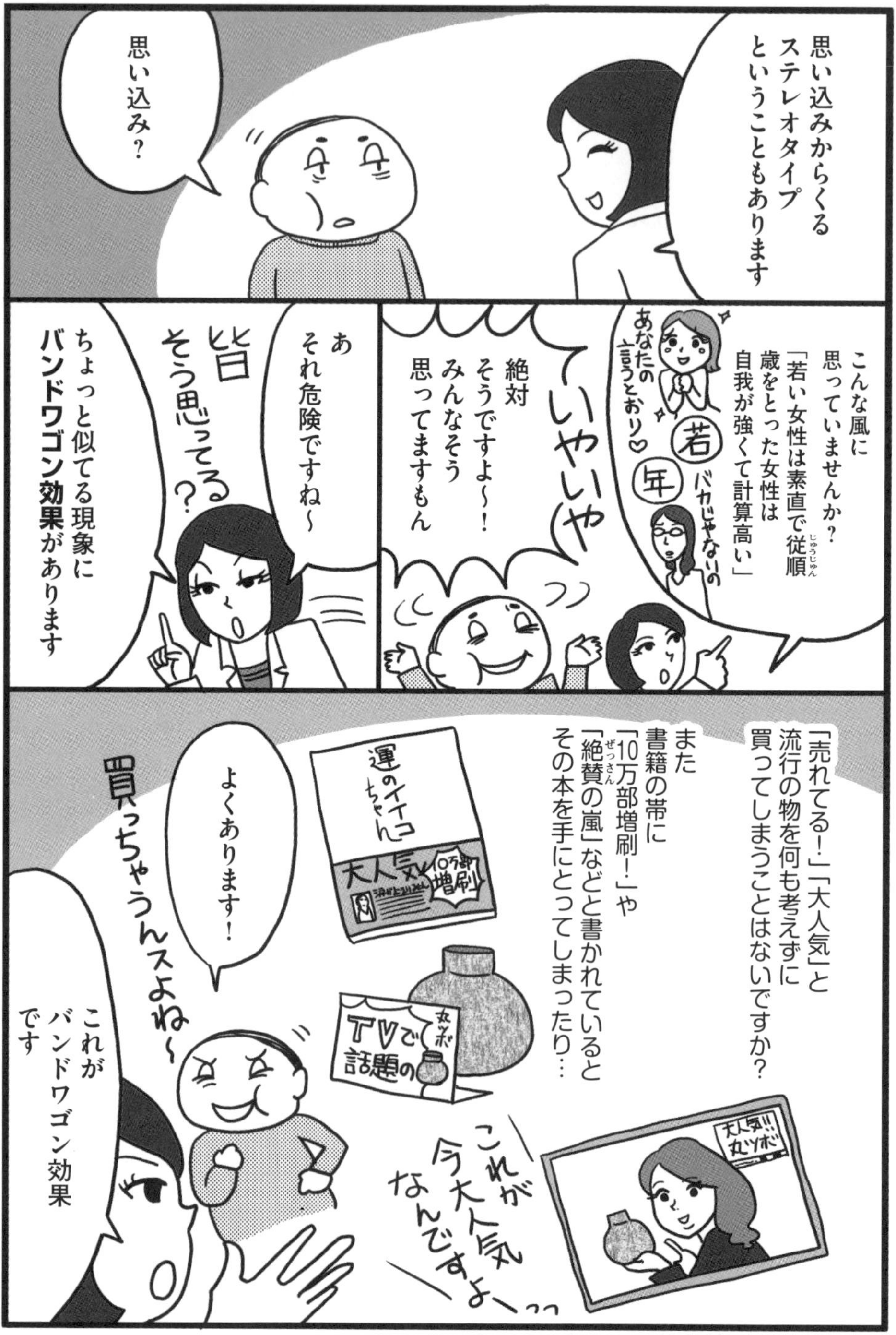
思い込みからくるステレオタイプということもあります
思い込み？
こんな風に思っていませんか？
「若い女性は素直で従順《じゅうじゅん》
歳をとった女性は自我が強くて計算高い」
若
あなたの言うとおり♡
年
バカじゃないの
いやいや
絶対そうですよ～！みんなそう思ってますもん
あ それ危険ですね～
皆そう思ってる？
ちょっと似てる現象に**バンドワゴン効果**があります
「売れてる！」「大人気」と流行の物を何も考えずに買ってしまうことはないですか？
また書籍の帯に「10万部増刷！」や「絶賛《ぜっさん》の嵐」などと書かれているとその本を手にとってしまったり…
運のイイコちゃん
大人気
10万部増刷
よくあります！
買っちゃうんスよね～
TVで話題の
丸ツボ
これがバンドワゴン効果です
大人気!! 丸ツボ
これが今大人気なんですよ～

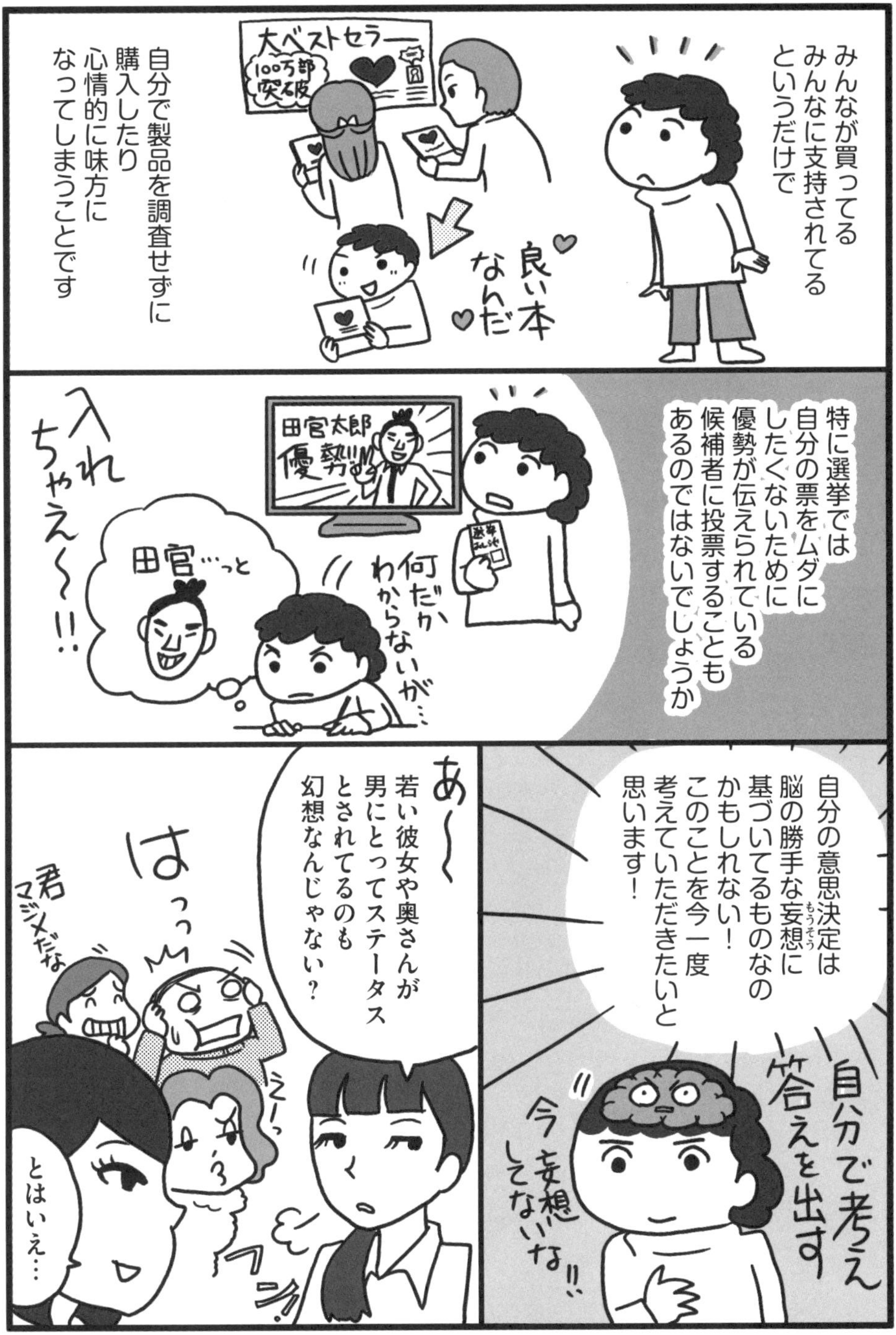
みんなが買ってる
みんなに支持されてる
というだけで
大ベストセラー
100万部突破
良い本なんだ
自分で製品を調査せずに
購入したり
心情的に味方に
なってしまうことです
特に選挙では
自分の票をムダに
したくないために
優勢が伝えられている
候補者に投票することも
あるのではないでしょうか
田官太郎
優勢!!
何だかわからないが…
田官…っと
入れちゃえ〜!!
自分の意思決定は
脳の勝手な妄想《もうそう》に
基づいてるものなの
かもしれない！
このことを今一度
考えていただきたいと
思います！
自分で考え
答えを出す
今妄想してないな!!
あ〜
若い彼女や奥さんが
男にとってステータス
とされてるのも
幻想なんじゃない？
はっっ
君マジメだな
えーっ
フン
とはいえ…

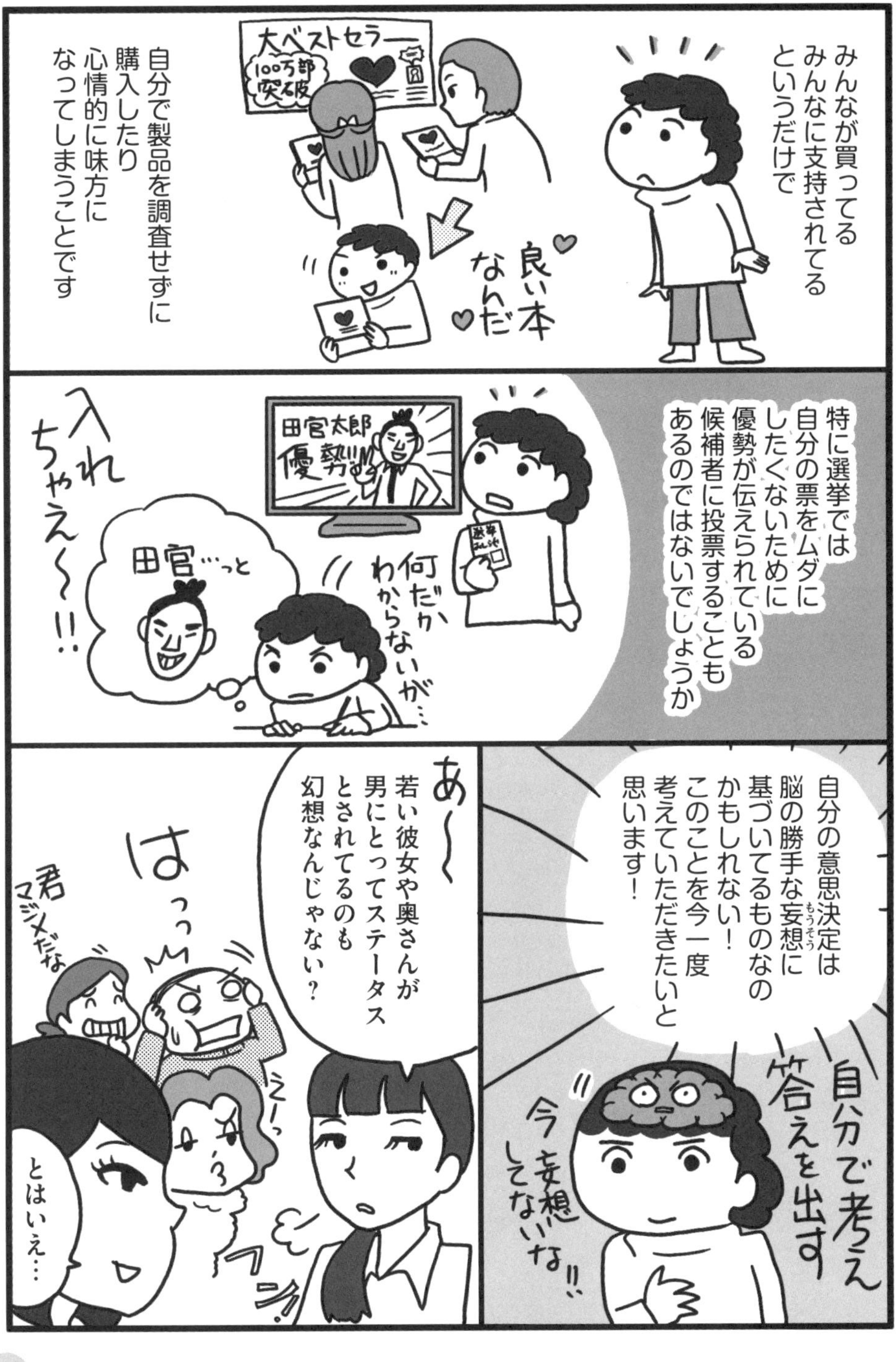

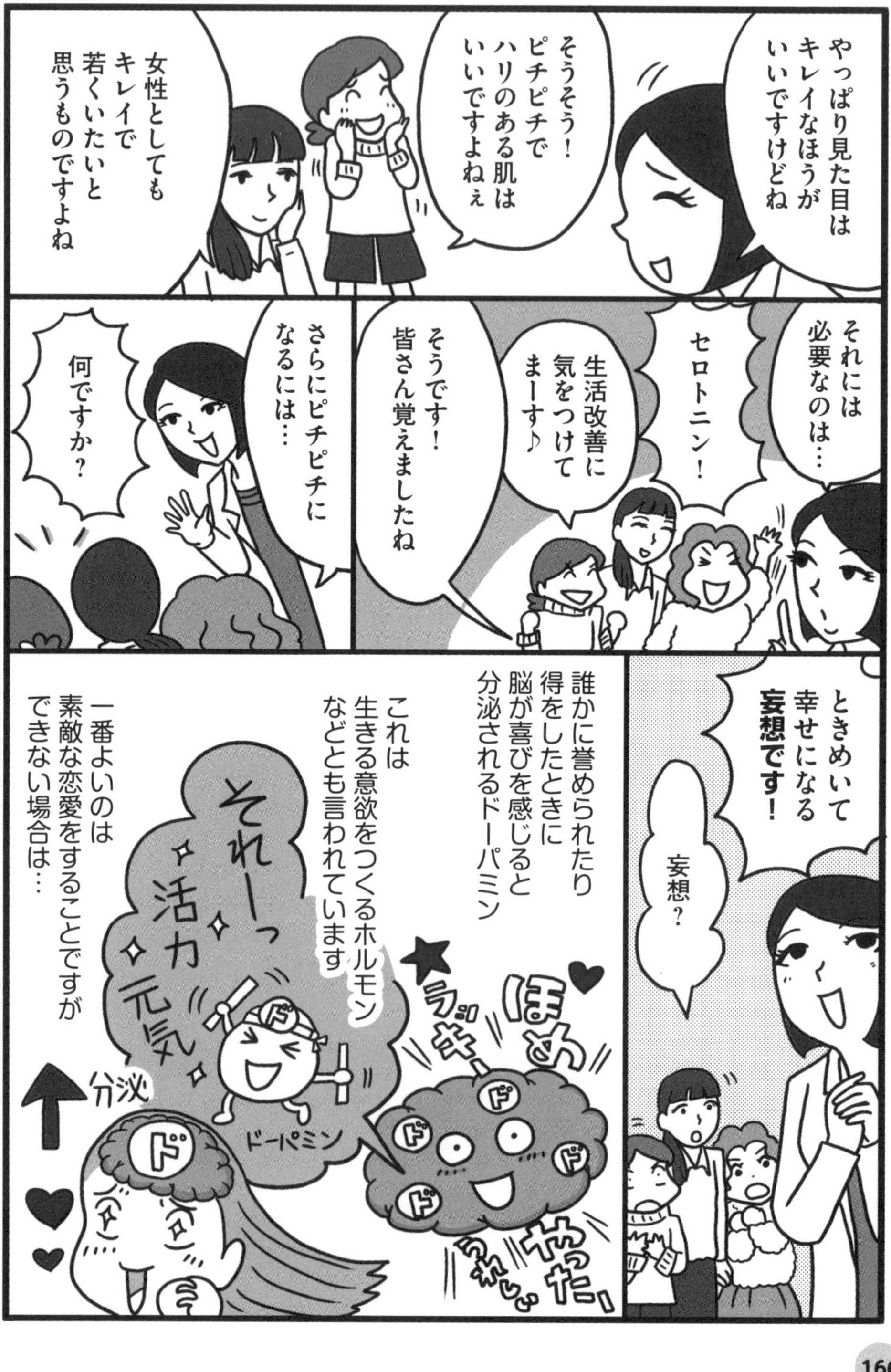
やっぱり見た目はキレイなほうがいいですけどね
そうそう！ピチピチでハリのある肌はいいですよねぇ
女性としてもキレイで若くいたいと思うものですよね
それには必要なのは…
セロトニン！
生活改善に気をつけてまーす♪
そうです！皆さん覚えましたね
さらにピチピチになるには…
何ですか？
ときめいて幸せになる**妄想です！**
妄想？
誰かに誉められたり得をしたときに脳が喜びを感じると分泌されるドーパミン
これは生きる意欲をつくるホルモンなどとも言われています
ほめ
ラッキー
やった
うれしい
それーっ
活力
元気
分泌
ドーパミン
ド
一番よいのは素敵な恋愛をすることですができない場合は…

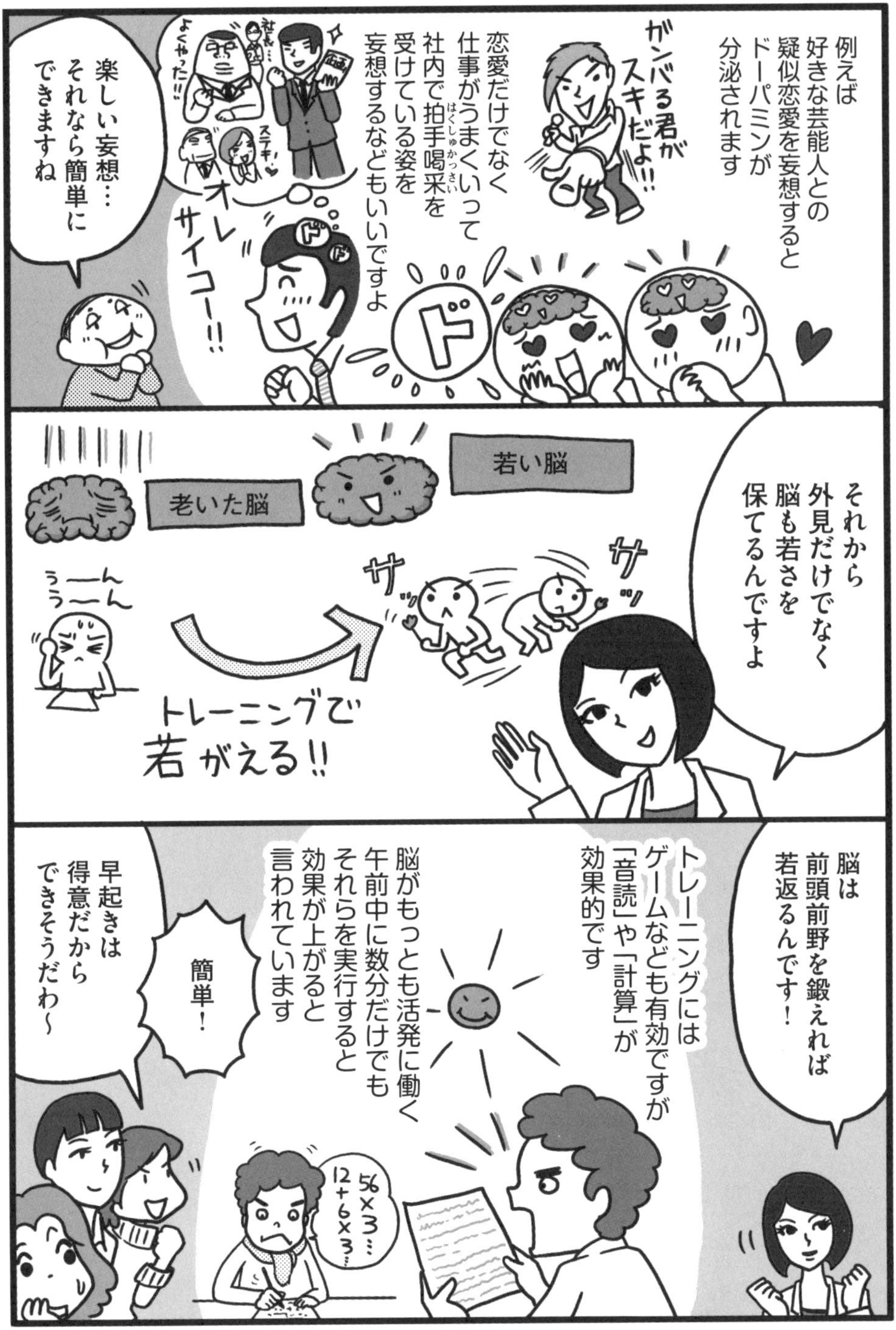
例えば好きな芸能人との疑似恋愛を妄想するとドーパミンが分泌されます
ガンバる君がスキだよ!!
恋愛だけでなく仕事がうまくいって社内で拍手喝采《はくしゅかっさい》を受けている姿を妄想するなどもいいですよ
社長…
よくやった!!
ステキ!
オレサイコー!!
ド
楽しい妄想…それなら簡単にできますね
それから外見だけでなく脳も若さを保てるんですよ
若い脳
老いた脳
うーん うーん
サッ
サッ
トレーニングで若がえる!!
脳は前頭前野を鍛えれば若返るんです!
トレーニングにはゲームなども有効ですが「音読」や「計算」が効果的です
脳がもっとも活発に働く午前中に数分だけでもそれらを実行すると効果が上がると言われています
56×3…
12+6×3…
簡単!
早起きは得意だからできそうだわ~

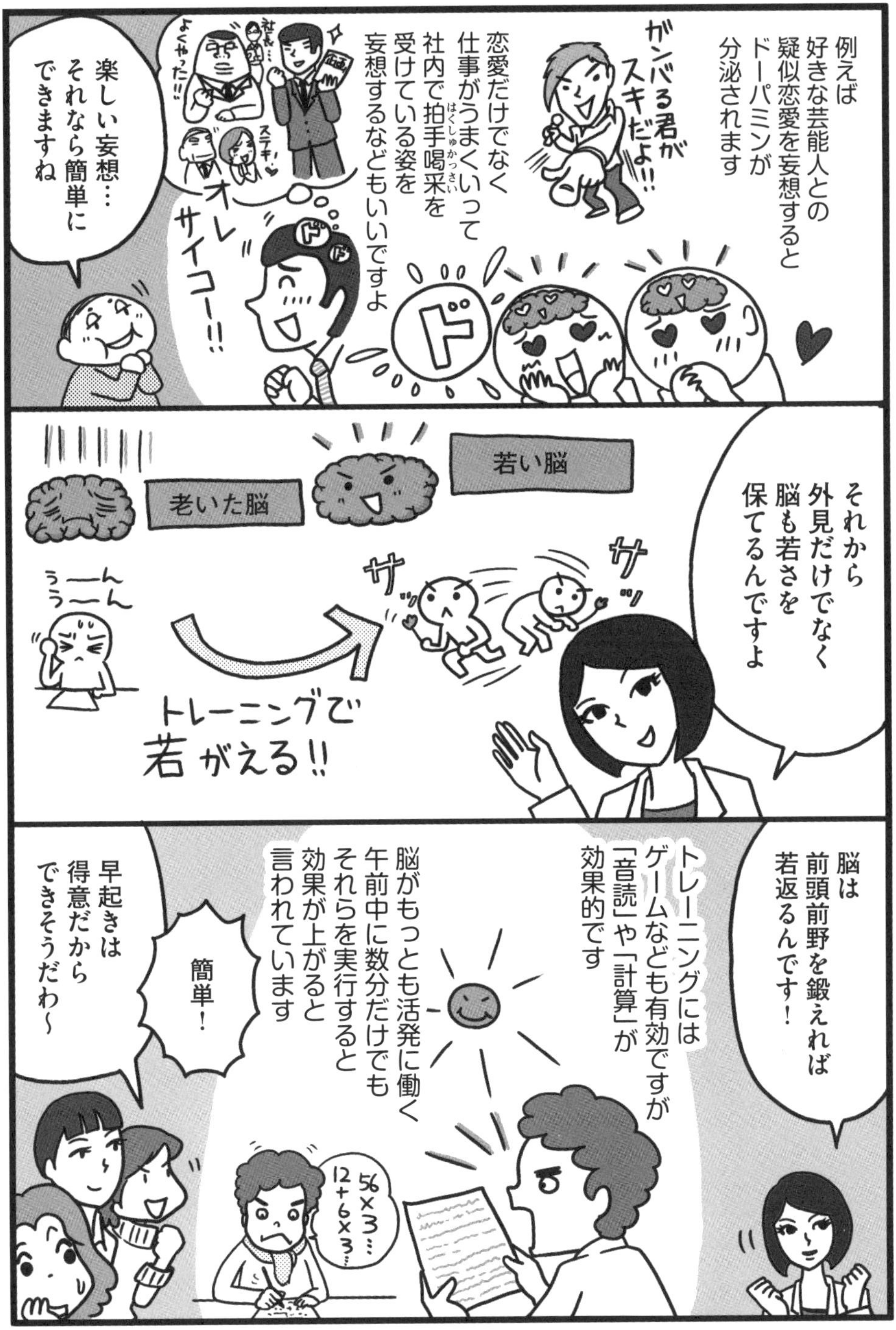

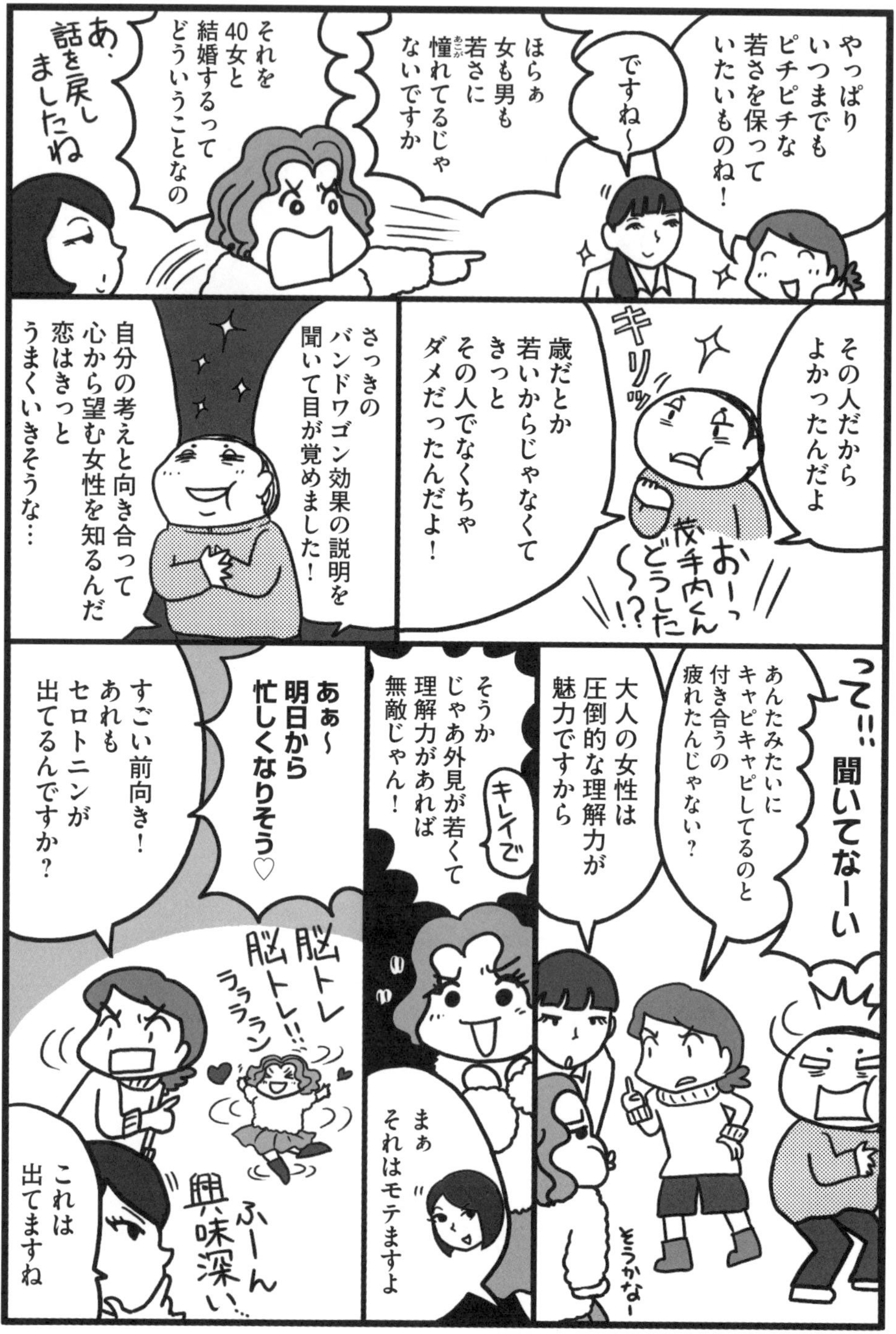

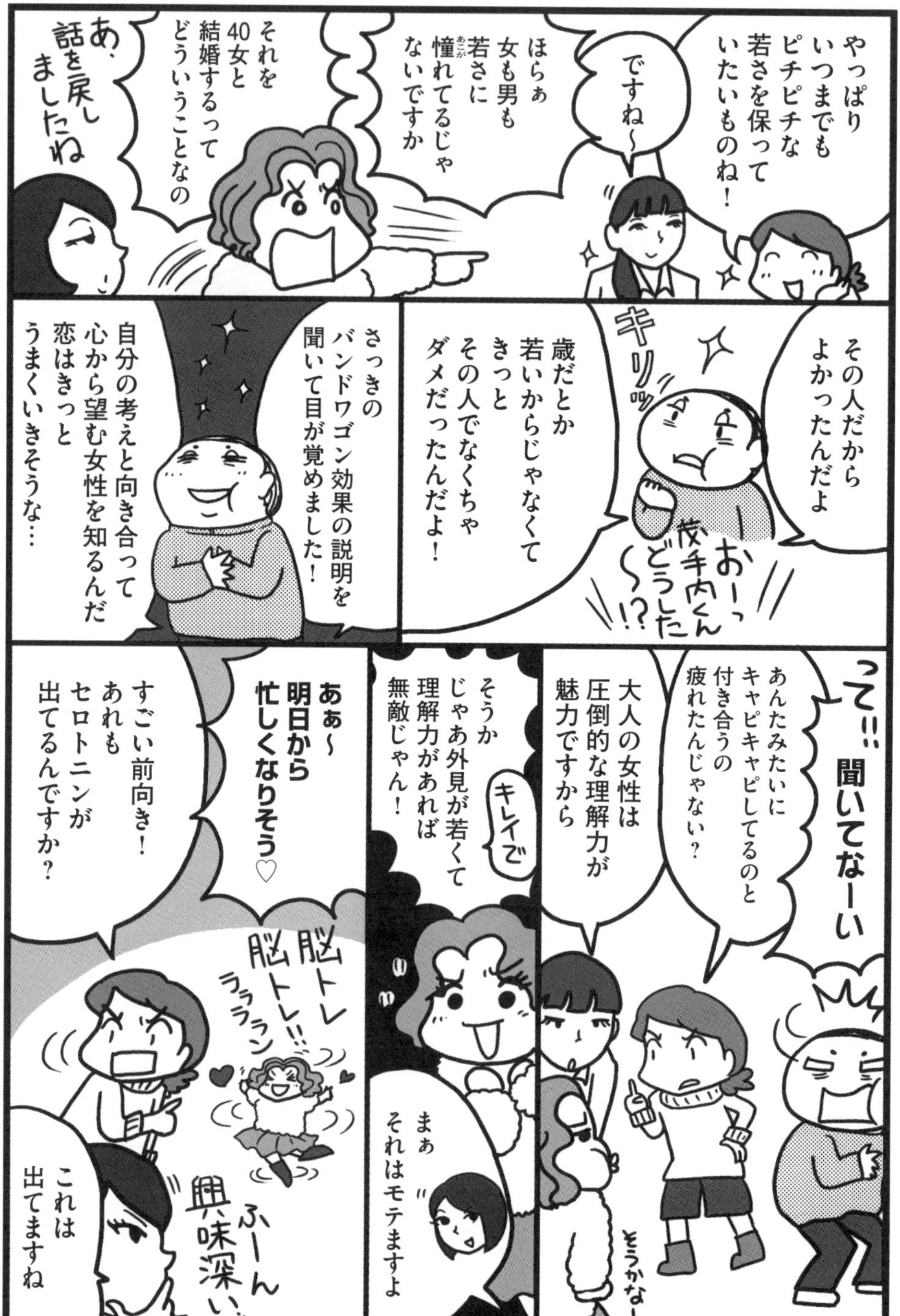

やっぱり いつまでも ピチピチな 若さを保って いたいものね！
ですね～
ほらぁ 女も男も 若さに 憧《あこが》れてるじゃ ないですか
それを 40女と 結婚するって どういうことなの
あ、話を戻しましたね
その人だから よかったんだよ
キリッ
歳だとか 若いからじゃなくて きっと その人でなくちゃ ダメだったんだよ！
おーっ 茂手内くん どうした～!?
さっきの バンドワゴン効果の説明を 聞いて目が覚めました！
自分の考えと向き合って 心から望む女性を知るんだ 恋はきっと うまくいきそうな…
って!! 聞いてなーい
あんたみたいに キャピキャピしてるのと 付き合うの 疲れたんじゃない？
大人の女性は 圧倒的な理解力が 魅力ですから
そうかなー
そうか じゃあ外見が若くて 理解力があれば 無敵じゃん！
キレイで
まぁ それはモテますよ
あぁ～ 明日から 忙しくなりそう♡
すごい前向き！ あれも セロトニンが 出てるんですか？
脳トレ 脳トレ!!
ラララン
ふーん 興味深い…
これは 出てますね

エイジングストレス度チェック

自分よりも若い人と比べたり、歳をとることに対して強いストレスがある…など、年齢を重ねるごとに感じる不安やアセリによって生じるエイジングストレス。
最近、以下のようなことが増えたと感じませんか？

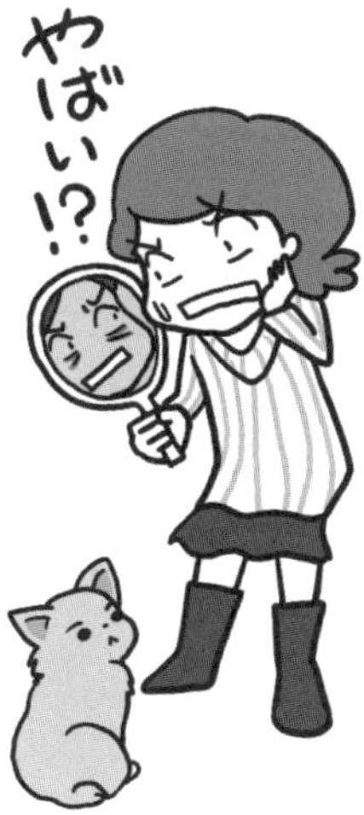

□ 1．涙ぐむことが多くなった。

□ 2．新しい友達が増えていない。

□ 3．休日は自分だけの楽しみに浸《ひた》り、
一日中部屋で過ごすことが多い。

□ 4．自分で企画してレジャーに
誘うことは、ほとんどない。

□ 5．怒りっぽくなった。

□ 6．異性への興味がなくなってきた。

□ 7．家族や職場以外の人と
話をする機会が少なくなった。

□ 8．新しいことを覚えるのが苦痛になってきた。

□ 9．今までのやり方や、習慣にこだわることが多い。

□ 10．他人の意見や話を聞くより、自分が話をしたい。

いくつあてはまりましたか？

0個

ストレスを感じることなく、
上手に年齢を重ねているようです。

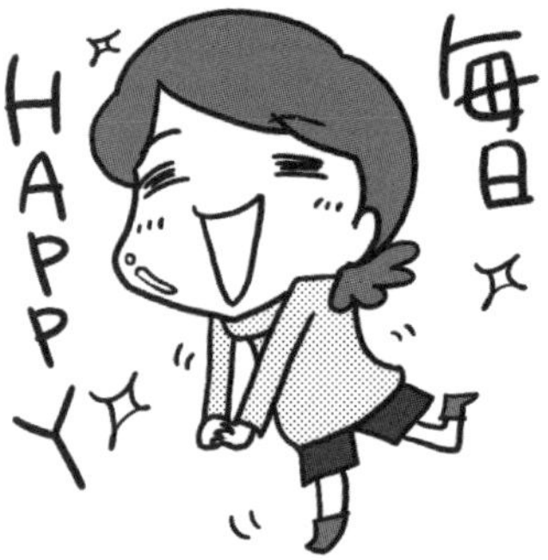
毎日
HAPPY

1~4個

たまにストレスを感じることがあっても、うまく対処できているようです。

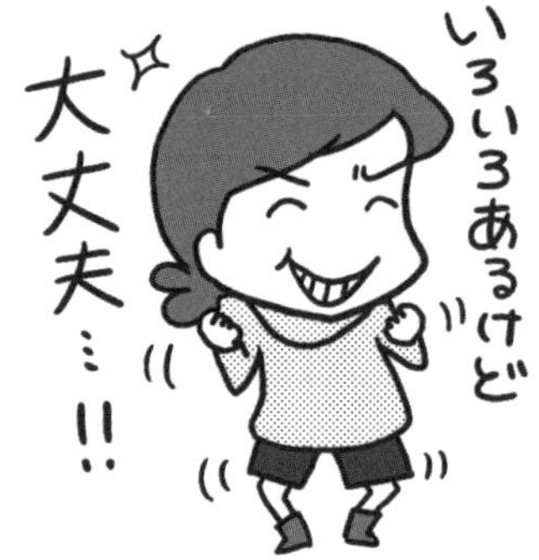
いろいろあるけど
大丈夫…!!

5~7個

エイジングストレスを
感じ始めています。

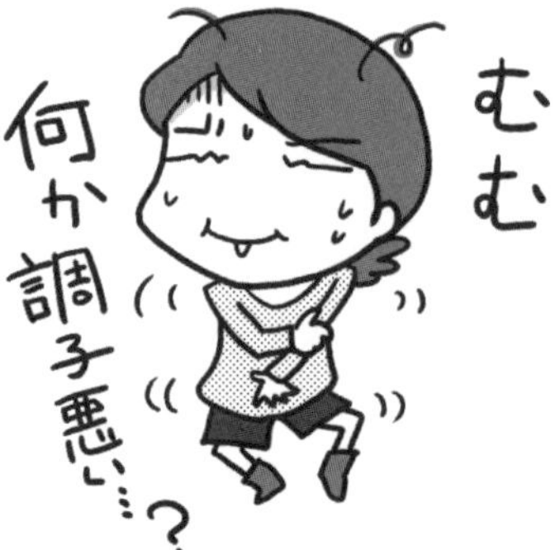
むむ
何か調子悪い…?

8~10個

常に年齢を考えてしまうなど、
日常的に強いストレスを感じている
傾向があります。

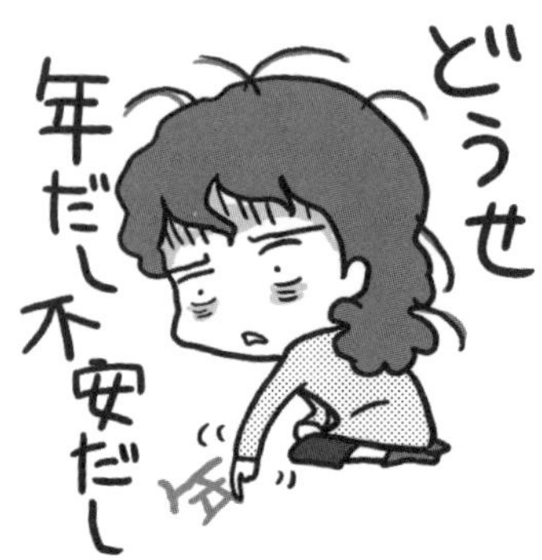
どうせ
年だし不安だし

解説

　年齢を重ねると、ドーパミンもセロトニンも若い頃と比べると分泌量が少なくなり、また、分解も速まります。不安になったりやる気が薄れたりするのも、そのためです。そのほか、脳に起因する変化としては、忘れっぽくなったり、細かなことを見落としがちになったりします。

　ただ、望ましくないと思われがちなこうした変化にも、よい側面がありますよ。実は、忘れっぽくなるのは、大事なことだけを覚えようと脳が効率よく働くようになった結果です。あまりときめかなくなったり、将来のリスクを大きくとらえがちになるというのも、脳が情動に左右されず、落ち着いて理性的に物事を判断できるようになった証《あかし》ともいえるのです。脳は、老いるのではないのです。むしろ、成熟していくというほうが正確でしょう。

　ですが、現代の文明は若さを重んじ、年齢を経たことを軽視する傾向にあります。これは、非常にもったいないことだと思います。

　年齢を重ねただけのことを、せっかくやれる脳になったのです。その成熟した脳でできることを十分に楽しみ、豊かな実りの年代を悠々《ゆうゆう》と送ってほしいと思います。

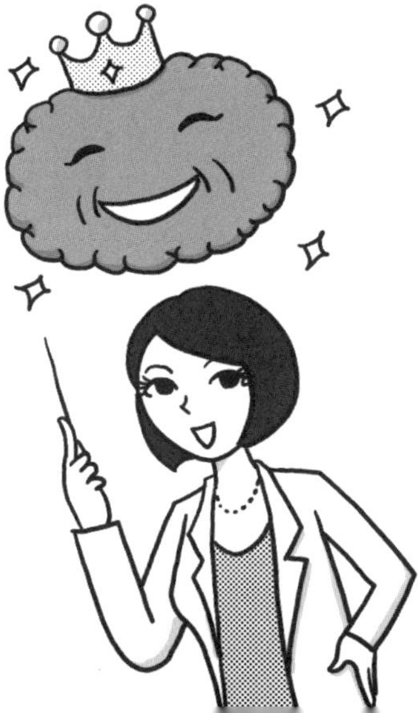

スキンシップはいいことだらけ！

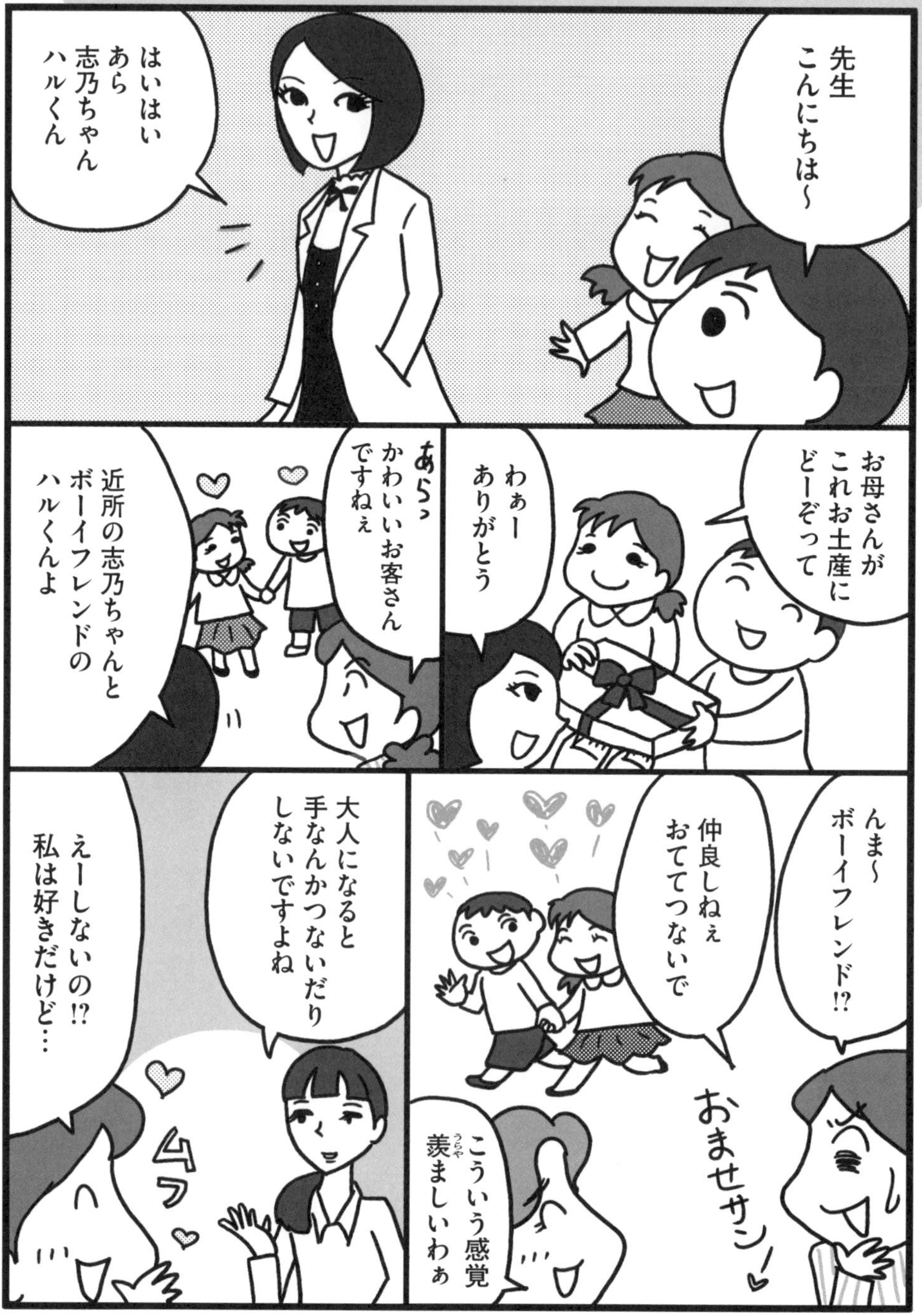
先生
こんにちは～
はいはい
あら
志乃ちゃん
ハルくん
お母さんが
これお土産に
どーぞって
わぁー
ありがとう
あらっ
かわいいお客さん
ですねぇ
近所の志乃ちゃんと
ボーイフレンドの
ハルくんよ
んま～
ボーイフレンド!?
仲良しねぇ
おててつないで
おませサン
こういう感覚
羨《うらや》ましいわぁ
大人になると
手なんかつないだり
しないですよね
えーしないの!?
私は好きだけど…
ムフ

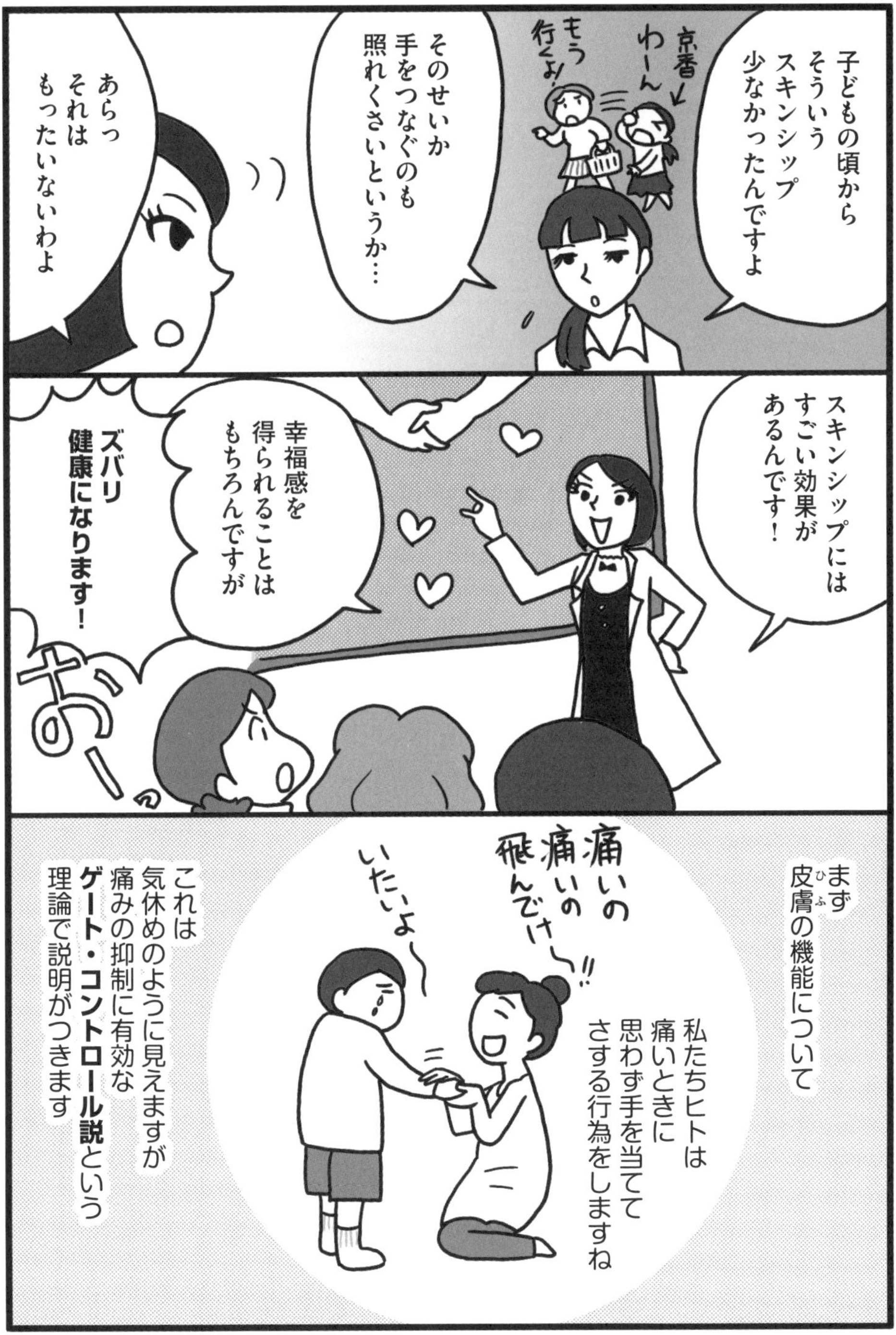
子どもの頃から
そういう
スキンシップ
少なかったんですよ
京香
わーん
もう行くよ!
そのせいか
手をつなぐのも
照れくさいというか…
あらっ
それは
もったいないわよ
スキンシップには
すごい効果が
あるんです!
幸福感を
得られることは
もちろんですが
ズバリ
健康になります!
おー
まず
皮膚《ひふ》の機能について
私たちヒトは
痛いときに
思わず手を当てて
さする行為をしますね
痛いの
痛いの
飛んでけ〜!!
いたいよ〜
これは
気休めのように見えますが
痛みの抑制に有効な
ゲート・コントロール説という
理論で説明がつきます

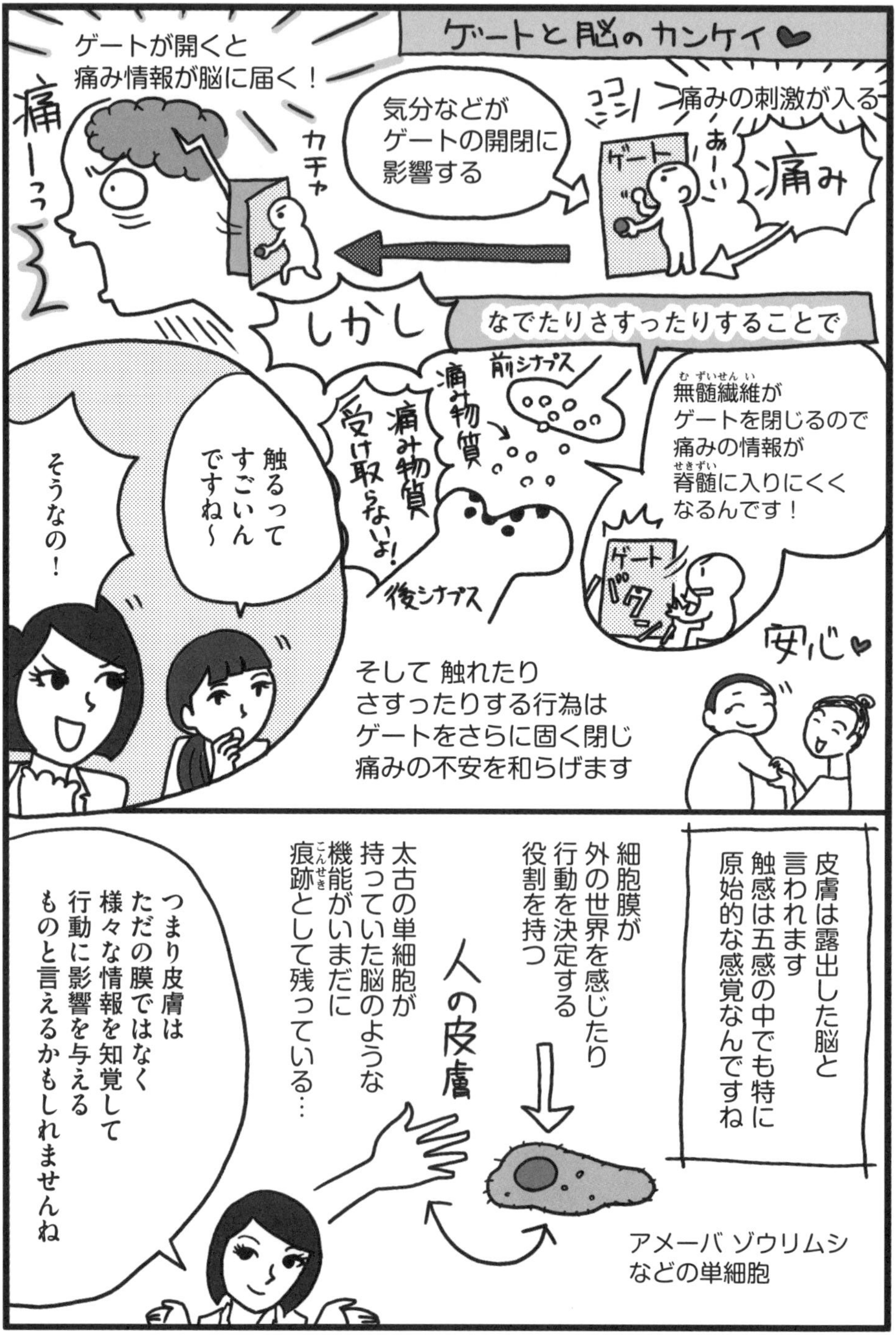

ゲートと脳のカンケイ♥
痛みの刺激が入る
ココ
痛み
あーい
ゲート
気分などがゲートの開閉に影響する
カチャ
ゲートが開くと痛み情報が脳に届く！
痛ーっっ
しかし
なでたりさすったりすることで
無髄繊維《むずいせんい》がゲートを閉じるので痛みの情報が脊髄《せきずい》に入りにくくなるんです！
ゲート
バターン
安心♥
前シナプス
痛み物質
痛み物質受け取らないよ!
後シナプス
触るってすごいんですね〜
そうなの！
そして 触れたりさすったりする行為はゲートをさらに固く閉じ痛みの不安を和らげます
皮膚は露出した脳と言われます 触感は五感の中でも特に原始的な感覚なんですね
細胞膜が外の世界を感じたり行動を決定する役割を持つ
太古の単細胞が持っていた脳のような機能がいまだに痕跡《こんせき》として残っている…
人の皮膚
アメーバ ゾウリムシなどの単細胞
つまり皮膚はただの膜ではなく様々な情報を知覚して行動に影響を与えるものと言えるかもしれませんね

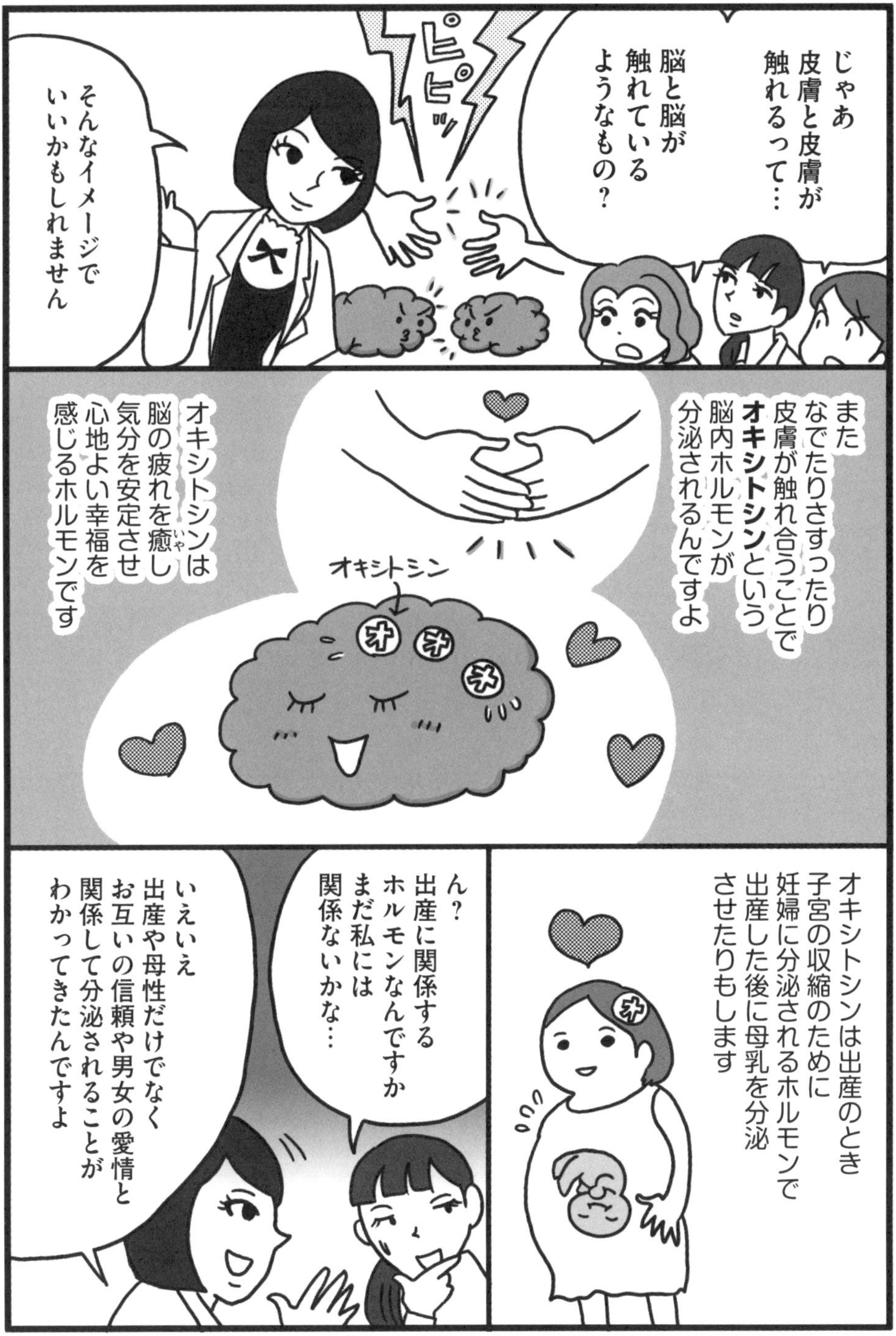
じゃあ皮膚と皮膚が触れるって…脳と脳が触れているようなもの？
ピピッ
そんなイメージでいいかもしれません
またなでたりさすったり皮膚が触れ合うことで**オキシトシン**という脳内ホルモンが分泌されるんですよ
オキシトシン
オキシトシンは脳の疲れを癒《いや》し気分を安定させ心地よい幸福を感じるホルモンです
オキシトシンは出産のとき子宮の収縮のために妊婦に分泌されるホルモンで出産した後に母乳を分泌させたりもします
ん？出産に関係するホルモンなんですかまだ私には関係ないかな…
いえいえ出産や母性だけでなくお互いの信頼や男女の愛情と関係して分泌されることがわかってきたんですよ

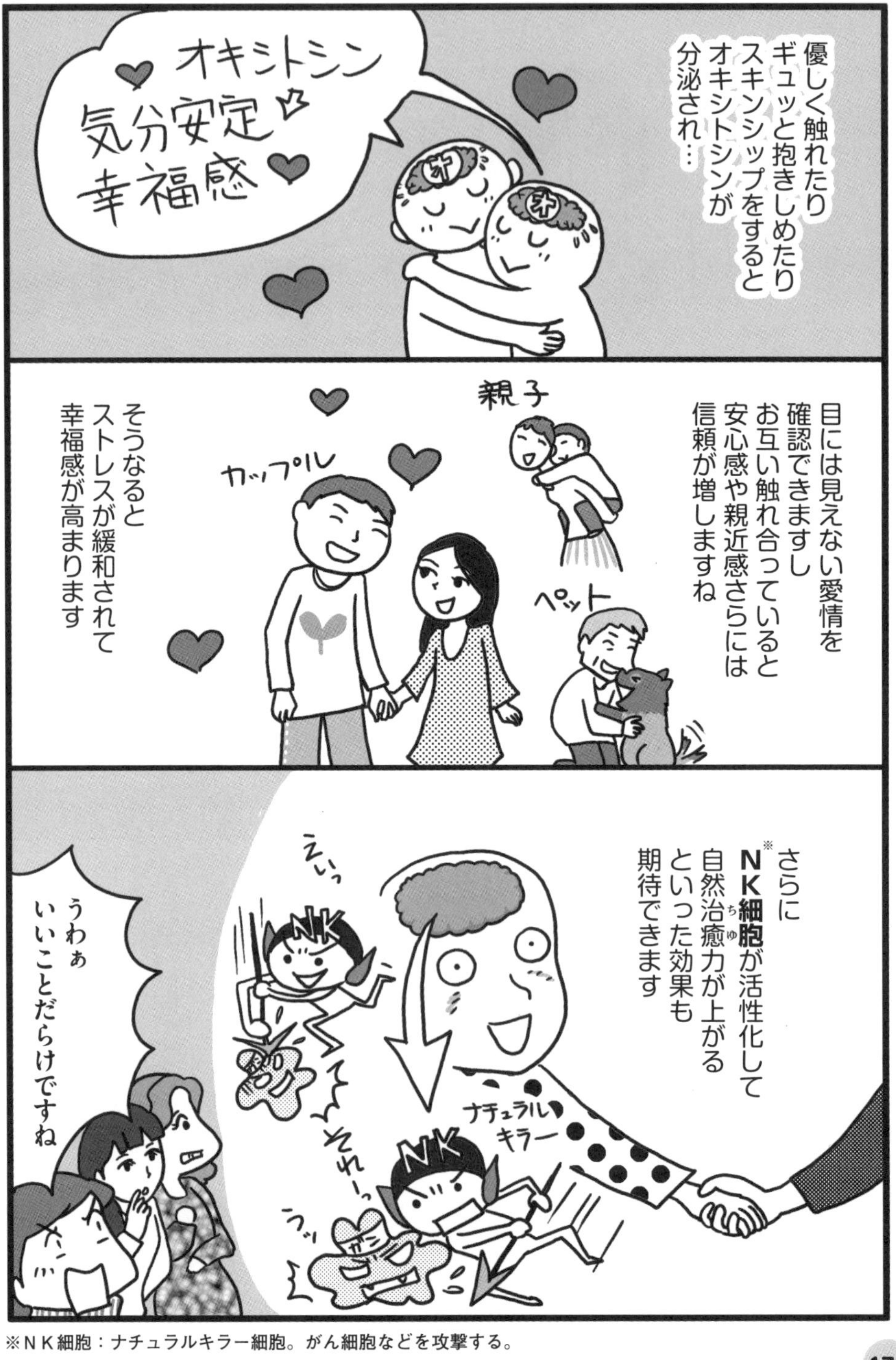

優しく触れたり
ギュッと抱きしめたり
スキンシップをすると
オキシトシンが
分泌され…
オキシトシン
気分安定
幸福感
目には見えない愛情を
確認できますし
お互い触れ合っていると
安心感や親近感さらには
信頼が増しますね
親子
ペット
カップル
そうなると
ストレスが緩和されて
幸福感が高まります
※さらに
NK細胞が活性化して
自然治癒《ちゆ》力が上がる
といった効果も
期待できます
えいっ
NK
ナチュラルキラー
NK
それーっ
ウッ
うわぁ
いいことだらけですね

※ＮＫ細胞：ナチュラルキラー細胞。がん細胞などを攻撃する。

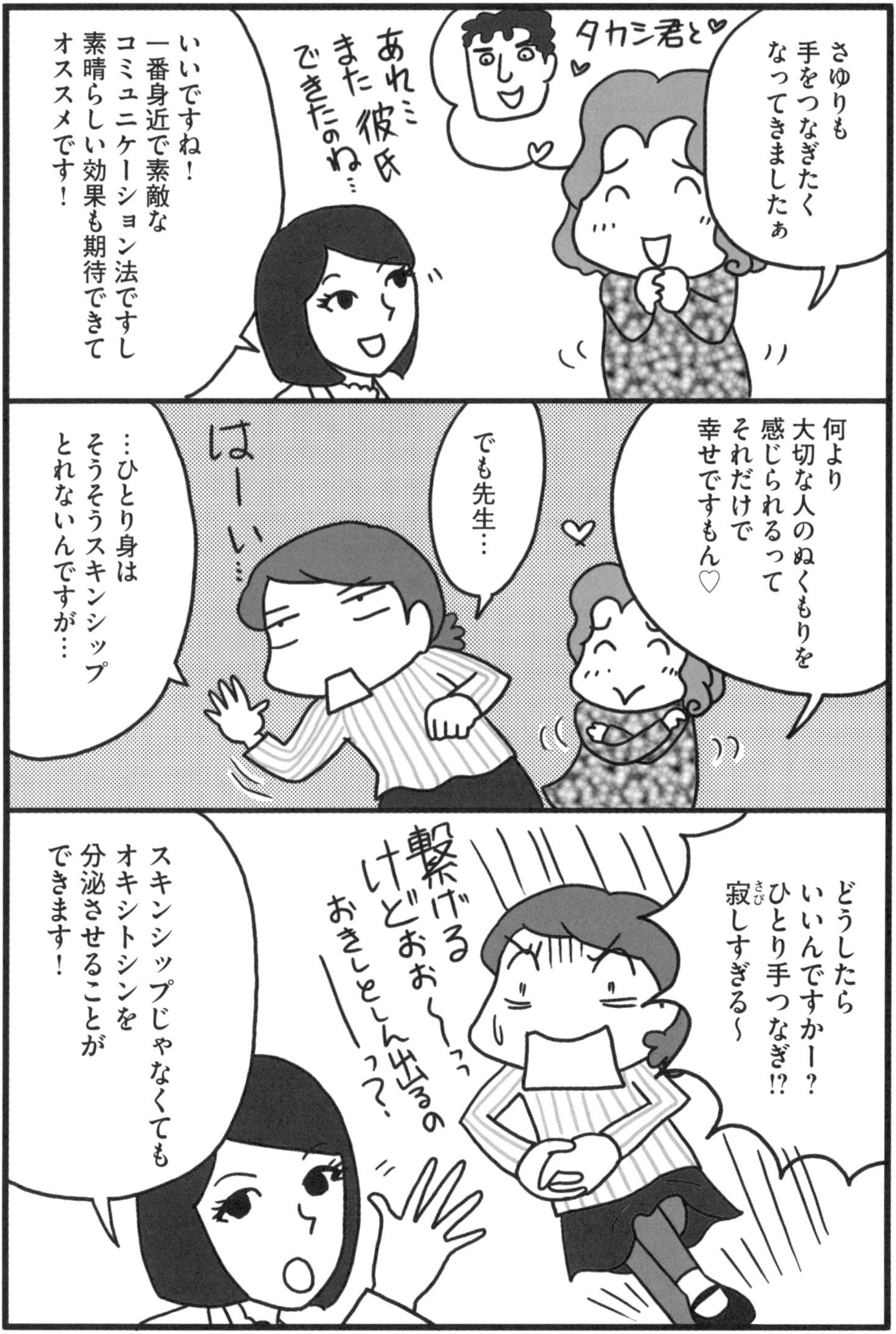
さゆりも手をつなぎたくなってきましたぁ
タカシ君と♡
あれ
また彼氏できたのね…
いいですね！一番身近で素敵なコミュニケーション法ですし素晴らしい効果も期待できてオススメです！
何より大切な人のぬくもりを感じられるってそれだけで幸せですもん♡
でも先生…
はーい…
…ひとり身はそうそうスキンシップとれないんですが…
どうしたらいいんですかー？ひとり手つなぎ!? 寂《さび》しすぎる～
繋げるけどおお～っっ
おきしとしん出るのっっ？
スキンシップじゃなくてもオキシトシンを分泌させることができます！

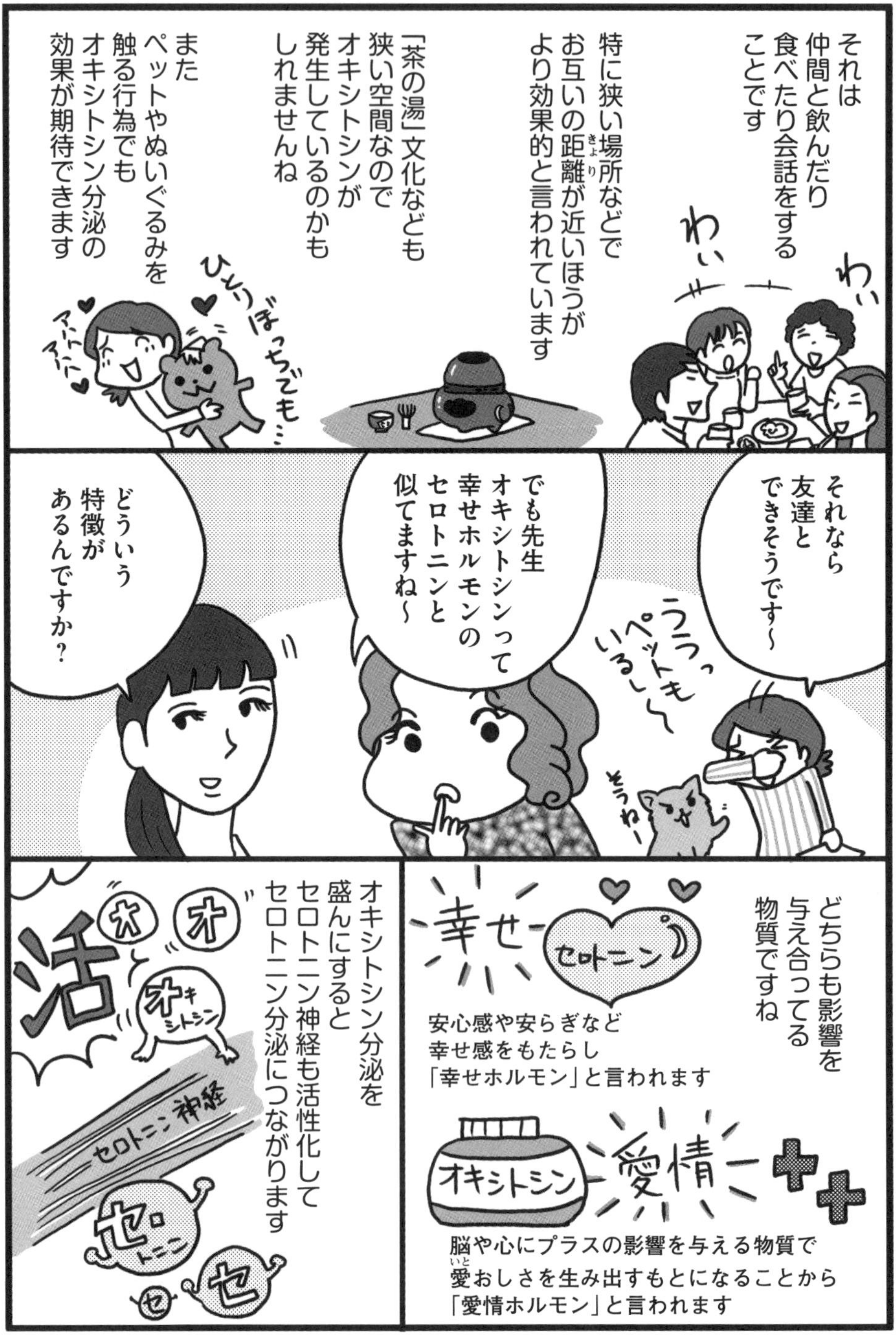

それは仲間と飲んだり食べたり会話をすることです
わいわい
わい
特に狭い場所などでお互いの距離《きょり》が近いほうがより効果的と言われています
「茶の湯」文化なども狭い空間なのでオキシトシンが発生しているのかもしれませんね
ひとりぼっちでも…
アハハ
アハハ
またペットやぬいぐるみを触る行為でもオキシトシン分泌の効果が期待できます
それなら友達とできそうです〜
ううっペットもいるし〜
そうねー
でも先生オキシトシンって幸せホルモンのセロトニンと似てますね〜
どういう特徴があるんですか？
どちらも影響を与え合ってる物質ですね
幸せ
セロトニン
安心感や安らぎなど幸せ感をもたらし「幸せホルモン」と言われます
オキシトシン
愛情
脳や心にプラスの影響を与える物質で愛《いと》おしさを生み出すもとになることから「愛情ホルモン」と言われます
オキシトシン分泌を盛んにするとセロトニン神経も活性化してセロトニン分泌につながります
活
オ
オ
オキシトシン
セロトニン神経
セロトニン
セ
セ

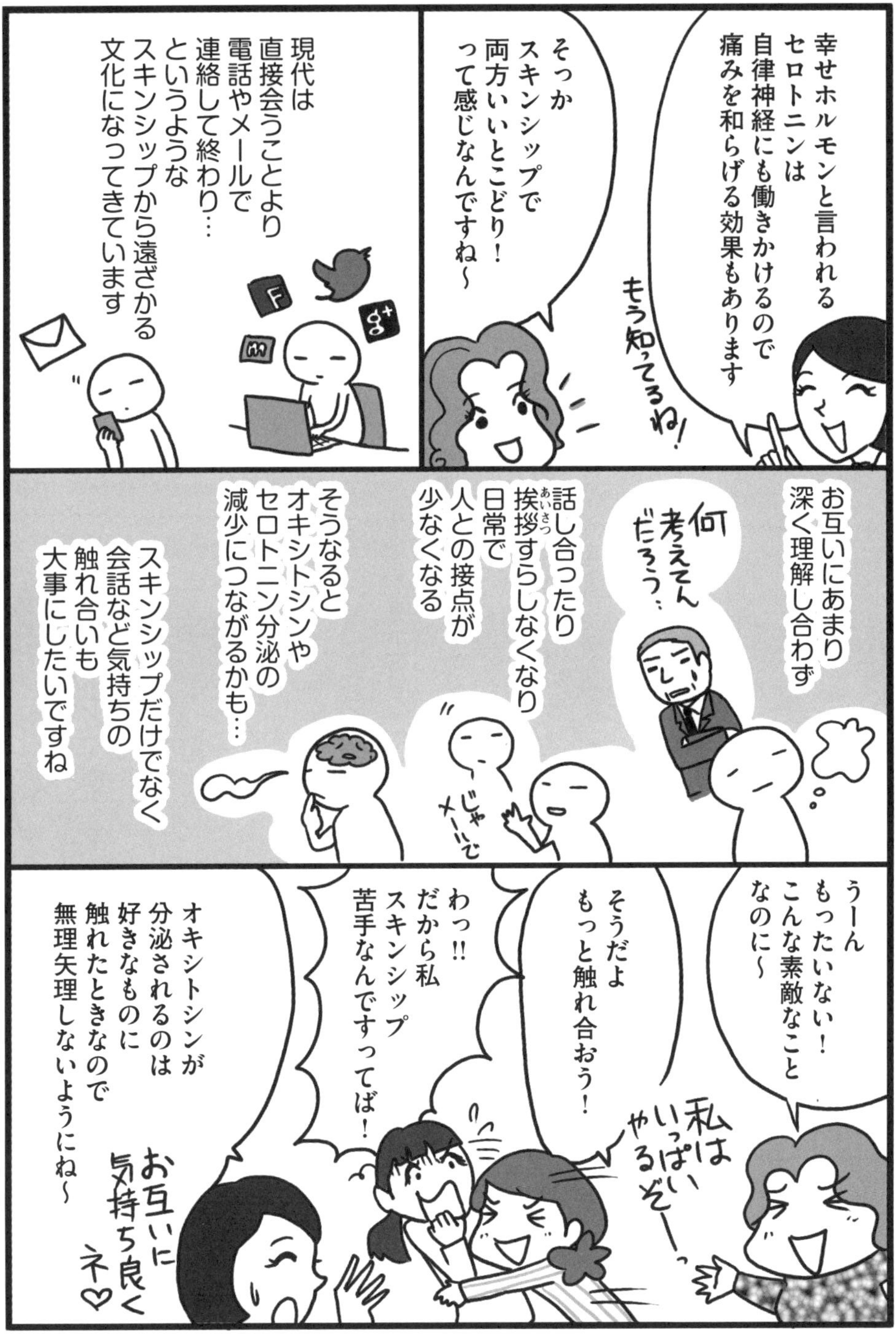
幸せホルモンと言われる セロトニンは 自律神経にも働きかけるので 痛みを和らげる効果もあります
もう知ってるね!
そっか スキンシップで 両方いいとこどり! って感じなんですね〜
現代は 直接会うことより 電話やメールで 連絡して終わり… というような スキンシップから遠ざかる 文化になってきています
お互いにあまり 深く理解し合わず
何考えてんだろう…
話し合ったり 挨拶《あいさつ》すらしなくなり 日常で 人との接点が 少なくなる
じゃメールで
そうなると オキシトシンや セロトニン分泌の 減少につながるかも…
スキンシップだけでなく 会話など気持ちの 触れ合いも 大事にしたいですね
うーん もったいない! こんな素敵なこと なのに〜
私はいっぱいやるぞー!
そうだよ もっと触れ合おう!
わっ!! だから私 スキンシップ 苦手なんですってば!
オキシトシンが 分泌されるのは 好きなものに 触れたときなので 無理矢理しないようにね〜
お互いに気持ち良くネ♡

おわりに

私が脳に興味を覚えたきっかけは何だったんだろう？　しみじみと思い返してみると、それはずっと昔、幼稚園に通っていた頃にさかのぼるように思います。

あるとき、その幼稚園で、紙粘土《かみねんど》を使って工作をするという課題が与えられました。私は、花瓶をつくりました。最後に色を塗って仕上げるのですが、私は気持ちよくオレンジ一色に塗り、それで完成としました。

何日かが過ぎ、みんなの作品が展示される日になりました。たくさんの、思い思いの作品があります。緑、赤、白、青…、文字通り、色々な色があふれるようで、ちょっとくらくらするような光景だったのを覚えています。

私は、色の洪水《こうずい》の中から、自分の作品を探しました。オレンジ色を目印に。しかし、どこにも見つかりません。オレンジ一色の花瓶は目立つはずなのに、どうしても見つからない…。

どうして私の作品だけ、ないの？

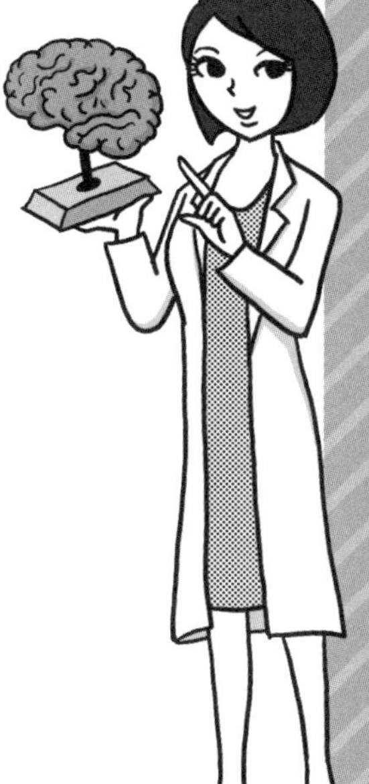

自分の年齢がもっと高かったら、「いじめられて、自分の作品を隠《かく》されたのでは？」と思ってしまうような出来事だったかもしれません。でもまだ、いじめなんて知らない歳ですから、何が起こったのか全く理解できませんでした。

そして、私が見落としたのかもしれないと、3回ほど同じコースをぐるぐるとまわりました。すると、あったのです。全く違う姿で。オレンジ一色だった花瓶は、白や緑など、別の色が加えられ、彩色されていたのでした。そりゃあ、見つからないはずです。

私はとても残念に思いました。一色ではさみしいというような感想から、きっと先生が気を利かせて加筆してくださったのでしょう。でも、大人の価値観では子どもの世界を理解することはできないのだな、とそのとき私は思いました。

幼稚園の先生というのは、相応の教育を受けた、いわば子育てのプロです。でも、その当時の教育理論では、子どもの見ているものについての理解が不十分なのだろうと考えました。子どもの脳が見ている世界というのは、完成した大人の脳の見ている世界とは違うので、大人が日常使っている基準で子どもの世界のことを判断するのは適切とはいえません。

このことを踏まえて、私は大人になったら、今の人々よりももっと子どもの見ている世界を伝えられるようにならなくちゃ、そして本を書いたりして発信していかなくちゃ、と思ったものです。

小学校、中学校と進んでいくごとに、自分の見ている世界と、同級生たちの見ている世界、先生たちの見ている世界がどうやら同じではないらしい、ということをより頻繁《ひんぱん》に感じるようになりました。詳しいエピソードは省きますが、自分の脳と、同級生たちの脳はきっと違うのだろうということを考え、脳の勉強をしたいなと思い、なけなしのお小《こ》遣《づか》いで『ニューロン』という分厚い本を買ったのもこの頃でした。

多くの人が脳に興味を持つのは、人間のあらゆる振る舞いの源、自分が見ている世界の根元にあるものが、脳であると思うから。私は、そのように考えています。

ありがちな悩みも、解決できなそうな悩みも、脳の仕組みからもう一度その問題を考え直してみると、別の解決策が見つかることがあります。すると、よく見知っている日常のありふれたシーンですら、違った風景に見えてきます。自分の内面を探る、知的な冒険旅行といってもいいでしょう。誰もが行くような観光地にわざわざお金と時間をかけて旅行するよりもずっと新鮮で、刺激と感動に満ちた世界が、そこには広がっていきます。

この本を出版するに当たってお世話になった皆さんへ、心から感謝申し上げたいと思います。

主要参考文献

Bancroft, J. (2005). The endocrinology of sexual arousal. Journal of Endocrinology, 186(3), 411-427.

Bartels, A., & Zeki, S. (2004). The neural correlates of maternal and romantic love. Neuroimage, 21(3), 1155-1166.

Diener, E., & Chan, M. Y. (2011). Happy People Live Longer: Subjective Well-Being Contributes to Health and Longevity. Applied Psychology: Health and Well-Being, 3(1), 1-43.

Fiorillo, C. D., Tobler, P. N., & Schultz, W. (2003). Discrete coding of reward probability and uncertainty by dopamine neurons. Science, 299(5614), 1898-1902.

Garcia, J. R., MacKillop, J., Aller, E. L., Merriwether, A. M., Wilson, D. S., & Lum, J. K. (2010). Associations between dopamine D4 receptor gene variation with both infidelity and sexual promiscuity. PLoS One, 5(11), e14162.

Grön, G., Wunderlich, A. P., Spitzer, M., Tomczak, R., & Riepe, M. W. (2000). Brain activation during human navigation: gender-different neural networks as substrate of performance. Nature Neuroscience, 3(4), 404-408.

Havlicek, J., & Roberts, S. C. (2009). MHC-correlated mate choice in humans: a review. Psychoneuroendocrinology, 34(4), 497-512.

Nyberg, L., Habib, R., & Herlitz, A. (2000). Brain activation during episodic memory retrieval: Sex differences. Acta Psychologica, 105, 181-194.

Perrett, D.I., Penton-Voak, I. S., Little, A. C., Tiddeman, B. P., Burt, D. M., Schmidt, N., ... & Barrett, L. (2002). Facial attractiveness judgements reflect learning of parental age characteristics. Proceedings of the Royal Society of London. Series B: Biological Sciences, 269(1494), 873-880.

Rupp, H. A., & Wallen, K. (2008). Sex differences in response to visual sexual stimuli: A review. Archives of Sexual Behavior, 37(2), 206-218.

コミックエッセイ

脳はなんで気持ちいいことをやめられないの？

発行日　2014 年 4 月 24 日　第 1 刷
発行日　2020 年 7 月 6 日　第 7 刷

原案　中野信子
漫画　ユカクマ

本書プロジェクトチーム
編集統括　柿内尚文
編集担当　村上芳子
デザイン　長谷川有香（ムシカゴグラフィクス）
DTP　有限会社ウィッチ・プロジェクト
製作協力　羽地健、浅田護（ビッグベン）
編集協力　熊谷早苗
校正　南本由加子

営業統括　丸山敏生
営業推進　増尾友裕、藤野茉友、綱脇愛、渋谷香、大原桂子、桐山敦子、矢部愛、寺内未来子
販売促進　池田孝一郎、石井耕平、熊切絵理、菊山清佳、櫻井恵子、吉村寿美子、矢橋寛子、遠藤真知子、森田真紀、大村かおり、高垣真美、高垣知子、柏原由美
プロモーション　山田美恵、林屋成一郎

編集　小林英史、舘瑞恵、栗田亘、大住兼正、菊地貴広
講演・マネジメント事業　斎藤和佳、高間裕子、志水公美
メディア開発　池田剛、中山景、中村悟志、長野太介、多湖元毅
総務　生越こずえ、名児耶美咲
マネジメント　坂下毅
発行人　高橋克佳

発行所　株式会社アスコム

〒105-0003
東京都港区西新橋 2-23-1　3東洋海事ビル
編集部　TEL：03-5425-6627
営業部　TEL：03-5425-6626　FAX：03-5425-6770

印刷・製本　中央精版印刷株式会社

Printed in Japan ISBN 978-4-7762-0828-0